COSMETOLOGIA APLICADA I

Revisão técnica:

Mônica Magdalena Descalzo Kuplich
Graduada em Fisioterapia
Especialista em Fisioterapia Dermatofuncional
Especialista em Acupuntura
Mestra em Genética e Toxicologia Aplicada

Eliane Sempé Obach
Graduada em Farmácia
Especialista em Farmácia Industrial
Mestra em Ciências Farmacêuticas

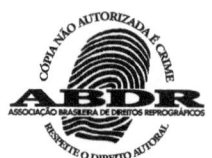

C834   Cosmetologia aplicada I / Daniele Simão... [et al.] ; revisão técnica: Mônica Magdalena Descalzo Kuplich e Eliane Sempé Obach. – Porto Alegre : SAGAH, 2023.

ISBN 978-65-5690-457-3

1. Estética – Cosméticos. I. Simão, Daniele.

CDU 665.5

Catalogação na publicação: Mônica Ballejo Canto – CRB 10/1023

COSMETOLOGIA APLICADA I

Daniele Simão
Técnica em Estética
Graduada em Publicidade e Propaganda
Especialista em Planejamento Educacional e Docência em Ensino Superior
Especialista em Estética Integral

Patricia Viana da Rosa
Graduada em Fisioterapia
Especialista em Disfunções Musculoesqueléticas
Mestra e Doutora em Gerontologia Biomédica

Viviane Cecilia Kessler Nunes Deuschle
Graduada em Farmácia – Análises Clínicas
Especialista em Farmácia Magistral Alopática
Mestra em Ciências Farmacêuticas
Doutora em Ciências Farmacêuticas

Alexandra Gomes da Silva Allemand
Graduada em Farmácia
Graduada em Bioquímica
Especialista em Farmácia Clínica – Farmacologia
Especialista em Produtos Naturais – Fitoquímica
Mestra em Farmacologia
Doutora em Ciências Farmacêuticas

Aline Andressa Matiello
Graduada em Fisioterapia
Especialista em Saúde Coletiva
Especialista em Saúde da Família (Multiprofissional)

Celio Takashi Higuchi
Graduado em Ciências Farmacêuticas
Especialista em Gestão Empreendedora
Mestre em Ciências Farmacêuticas

Miquela Marcuzzo
Graduada em Fisioterapia
Pós-graduada em Fisioterapia Dermatofuncional
Especialista – MBA Executivo em Estratégias Empresariais
Mestra em Saúde e Gestão do Trabalho

Porto Alegre, 2023

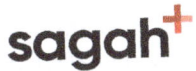

© SAGAH EDUCAÇÃO S.A., 2023

Gerente editorial: *Arysinha Affonso*

Colaboraram nesta edição:
Editora: *Adriana Lehmann Haubert*
Assistente editorial: *Cecília Jabs Eger*
Preparação de originais: *Marquieli de Oliveira*
Editoração: *Matriz Visual*
Capa: *Paola Manica | Brand&Book*

> **Importante**
>
> Os *links* para *sites* da Web fornecidos neste livro foram todos testados, e seu funcionamento foi comprovado no momento da publicação do material. No entanto, a rede é extremamente dinâmica; suas páginas estão constantemente mudando de local e conteúdo. Assim, os editores declaram não ter qualquer responsabilidade sobre qualidade, precisão ou integralidade das informações referidas em tais *links*.

Reservados todos os direitos de publicação à
SAGAH EDUCAÇÃO S.A., uma empresa do GRUPO A EDUCAÇÃO S.A.

Rua Ernesto Alves, 150 – Bairro Floresta
90220-190 – Porto Alegre – RS
Fone: (51) 3027-7000

SAC 0800 703-3444 — www.grupoa.com.br

É proibida a duplicação ou reprodução deste volume, no todo ou em parte, sob quaisquer formas ou por quaisquer meios (eletrônico, mecânico, gravação, fotocópia, distribuição na Web e outros), sem permissão expressa da Editora.

APRESENTAÇÃO

A recente evolução das tecnologias digitais e a consolidação da internet modificaram tanto as relações na sociedade quanto as noções de espaço e tempo. Se antes levávamos dias ou até semanas para saber de acontecimentos e eventos distantes, hoje temos a informação de maneira quase instantânea. Essa realidade possibilita a ampliação do conhecimento. No entanto, é necessário pensar cada vez mais em formas de aproximar os estudantes de conteúdos relevantes e de qualidade. Assim, para atender às necessidades tanto dos alunos de graduação quanto das instituições de ensino, desenvolvemos livros que buscam essa aproximação por meio de uma linguagem dialógica e de uma abordagem didática e funcional, e que apresentam os principais conceitos dos temas propostos em cada capítulo de maneira simples e concisa.

Nestes livros, foram desenvolvidas seções de discussão para reflexão, de maneira a complementar o aprendizado do aluno, além de exemplos e dicas que facilitam o entendimento sobre o tema a ser estudado.

Ao iniciar um capítulo, você, leitor, será apresentado aos objetivos de aprendizagem e às habilidades a serem desenvolvidas no capítulo, seguidos da introdução e dos conceitos básicos para que você possa dar continuidade à leitura.

Ao longo do livro, você vai encontrar hipertextos que lhe auxiliarão no processo de compreensão do tema. Esses hipertextos estão classificados como:

Saiba mais

Traz dicas e informações extras sobre o assunto tratado na seção.

 **Fique atento**

Alerta sobre alguma informação não explicitada no texto ou acrescenta dados sobre determinado assunto.

 **Exemplo**

Mostra um exemplo sobre o tema estudado, para que você possa compreendê-lo de maneira mais eficaz.

Todas essas facilidades vão contribuir para um ambiente de aprendizagem dinâmico e produtivo, conectando alunos e professores no processo do conhecimento.

Bons estudos!

PREFÁCIO

A procura por procedimentos estéticos tem crescido muito nos últimos anos no Brasil. Homens e mulheres passaram a cuidar mais de sua imagem, dando maior atenção à aparência da face, do corpo e do cabelo. Esse cuidado com o aspecto físico impulsionou também a venda de cosméticos.

Nesse cenário de forte crescimento do mercado, é extremamente importante que os profissionais que atuam em estética conheçam os principais ativos cosméticos utilizados nos cuidados da face e do corpo. Saber quais são os principais produtos, seu modo de funcionamento e suas contraindicações é fundamental para oferecer um atendimento completo e satisfatório aos clientes.

Neste livro, serão abordados conteúdos necessários para que o profissional em estética compreenda o modo de ação das substâncias e desenvolva competências relativas à escolha dos ativos cosméticos a serem utilizados nos cuidados diários da pele e em procedimentos estéticos faciais e corporais.

Mônica Magdalena Descalzo Kuplich

SUMÁRIO

Permeação cutânea 13
Miquela Marcuzzo
- Estruturas da pele e sua relação com o transporte de substâncias ativas 13
- Vias de permeação cutânea 16
- Condições que favorecem a permeação cutânea 19

Produtos para higienização cutânea 23
Daniele Simão
- Produtos empregados na higienização cutânea 24
- Modo de ação dos diferentes tipos de tensoativos 32
- Riscos de irritação cutânea, tipos de tensoativos e grau de detergência 36

Produtos para tonificação cutânea 43
Daniele Simão
- Componentes usados na tonificação cutânea 43
- Modo de ação dos produtos de tonificação cutânea 46
- Tonificação cutânea de acordo com a necessidade da pele 50

Fotoprotetores 55
Viviane Cecilia Kessler Nunes Deuschle
- Espectro solar 56
- Filtros solares 58
- Avaliação da eficácia dos fotoprotetores 65

Cosméticos de hidratação 69
Alexandra Gomes da Silva Allemand
- Umectantes higroscópicos e filmógenos 69
- Emolientes 73
- Cosméticos hidratantes — eficiência e indicação ao tipo de pele 77

Ativos antienvelhecimento 83
Celio Takashi Higuchi
- A formação dos radicais livres 83
- Ativos antioxidantes e seus mecanismos de ação 87
- Cosméticos antienvelhecimento: eficácia e limitações 92

Cosméticos usados no manejo de manchas cutâneas 99
Patricia Viana da Rosa
Cosméticos indicados para manchas cutâneas 100
Mecanismos de ação dos princípios ativos para manchas cutâneas 105
Riscos e complicações do uso de clareadores 110

Cosméticos usados no manejo da acne 113
Patricia Viana da Rosa
Cosméticos empregados no tratamento da acne 113
Mecanismo de ação de ativos aplicados em acne 117
Aplicabilidade de cosméticos antiacne conforme o grau de acometimento 121

Cosméticos usados no manejo da rosácea 125
Aline Andressa Matiello
Fisiopatologia da rosácea 126
Cosméticos indicados para rosácea 128
Mecanismo de ação dos cosméticos para rósacea 133
Cuidados cosméticos na rosácea 137

Ativos queratolíticos 143
Daniele Simão
Cosméticos queratolíticos 143
Mecanismos de ação de queratolíticos químicos 147
Benefícios, riscos e indicações dos agentes queratolíticos 149

Cosméticos esfoliantes 157
Daniele Simão
Ativos esfoliantes físicos 157
Ação dos agentes esfoliantes físicos 161
Benefícios e indicações dos esfoliantes físicos 164

Cosméticos empregados no manejo da lipodistrofia geloide 171
Daniele Simão
Cosméticos usados na lipodistrofia geloide 172
Ação dos agentes anticelulite 181
Diferentes graus de acometimento da lipodistrofia geloide 186

Cosméticos empregados no manejo das estrias 191
Daniele Simão
Cosméticos para tratamento das estrias 191
Ação dos cosméticos antiestrias 197
Benefícios e indicações dos cosméticos antiestrias 199

Fitocosméticos 203
Daniele Simão
   O que são fitocosméticos?..203
   Indicações dos fitocosméticos na estética facial 208
   Indicações dos fitocosméticos na estética corporal 211

Argilas e compostos minerais em cosméticos 217
Daniele Simão
   Compostos minerais empregados na cosmetologia 218
   Composição das argilas minerais e sua ação na pele 222
   Indicações de argilas e compostos minerais em cosméticos 226

Cosméticos de massagem..233
Viviane Cecilia Kessler Nunes Deuschle
   Formulação cosmética e massagem 234
   Emolientes..236
   Permeação cutânea 238
   Princípios ativos usados em cosméticos de massagem..............................239
   Riscos dos agentes rubefacientes e óleos voláteis 244

Permeação cutânea

Objetivos de aprendizagem

Ao final deste texto, você deve apresentar os seguintes aprendizados:

- Reconhecer os princípios morfológicos da permeação da barreira cutânea.
- Descrever os tipos de permeação cutânea.
- Identificar os fatores que influenciam a permeação cutânea.

Introdução

Neste capítulo, você aprenderá como as estruturas da camada mais externa da pele, denominadas estrato córneo, estão envolvidas no processo de permeação cutânea, principalmente por se tratar de uma camada que apresenta uma função distinta: promover a proteção contra a entrada de agentes invasores em nosso organismo. Além disso, aprenderá a reconhecer quais são os caminhos que as substâncias podem percorrer para, efetivamente, atravessar a barreira cutânea.

Inúmeros fatores estão envolvidos no processo de transporte de ativos cosméticos através da pele, os quais se relacionam com o estado da pele, desde espessura, presença de doenças cutâneas, grau de sensibilidade, descamação e idade do indivíduo, sem esquecer os fatores climáticos e as características dos cosméticos. A respeito disso, você entenderá como tais fatores podem influenciar na passagem dos cosméticos através da pele, de modo a produzir efeito nos tecidos.

Estruturas da pele e sua relação com o transporte de substâncias ativas

A pele é o maior órgão do corpo humano, atuando como um envoltório de revestimento que recobre todas as estruturas internas do nosso corpo, sendo a maior interface entre o organismo e o ambiente externo. Uma de suas principais funções é formar uma barreira de proteção contra a invasão de agentes externos, como bactérias e fungos, e, para isso, age como um filtro, limitando a penetração de substâncias presentes no ambiente. Além disso, a pele é capaz de nos defender da radiação ultravioleta e de estímulos físicos.

Vale destacar que a pele é organizada em diferentes camadas, entre as quais se encontra mais superficialmente a epiderme, que é formada por um epitélio pavimentoso estratificado, não vascularizado, que pode ser subdividido em quatro camadas celulares distintas: camada basal; camada espinhosa; camada granulosa; e camada córnea. Nessas diferentes camadas, a epiderme é contemplada por queratinócitos, melanócitos, células de Langerhans e células de Merkel.

Logo abaixo, se distingue a derme, composta por tecido conectivo, que sustenta a epiderme, estando ligada a esta pela membrana basal. É constituída por uma associação de fibras de proteínas, como o colágeno e a elastina, que conferem à pele resistência e sustentação.

Para melhor definição dos conceitos de permeação cutânea, é necessário reconhecer, ainda, uma outra classificação da epiderme: a epiderme viável, parte mais interna, na qual as células se proliferam, sofrem alterações e dão origem às células mortas do estrato córneo, que é a porção mais superficial da epiderme.

O **estrato córneo** é a camada que confere maior responsabilidade na proteção contra o atrito, a perda de água e os efeitos nocivos da radiação solar. Ele contém cerca de 10 a 25 camadas de células mortas, denominadas corneócitos, e ricas em queratinas (também conhecidas como queratinócitos), envolvidas em uma matriz lipídica intercelular. Essas células se encontram empilhadas, lembrando uma estrutura de tijolos (corneócitos) e cimento (lipídeos) (ANJOS, 2008).

Os lipídeos da matriz intercelular estão organizados em estruturas multilamelares e são, predominantemente, compostos por 41% de ceramidas, 27% de colesterol, 10% de colesteril ésteres, 9% de ácidos graxos livres e 3% de sulfato de colesterol, destacando-se como uma região totalmente hidrofóbica, o que dificulta a passagem de substâncias por essa camada. Esses lipídeos têm especial função de barreira de água e outros solutos, ao passo que o estrato córneo protege o organismo dos danos físicos e de entrada ou saída de substâncias maiores.

Ressalta-se que, em sua porção mais externa, os corneócitos são revestidos por um filme, denominado **manto hidrolipídico**, que consiste no sebo secretado pelas glândulas sebáceas, juntamente com o suor, bactérias e células mortas da pele. Considera-se que essa película seja uma barreira adicional à permeação de substâncias através do estrato córneo.

Na Figura 1, é possível visualizar o interior do estrato córneo, destacando a interação dos corneócitos com os lipídeos, de modo a impedir a perda de água.

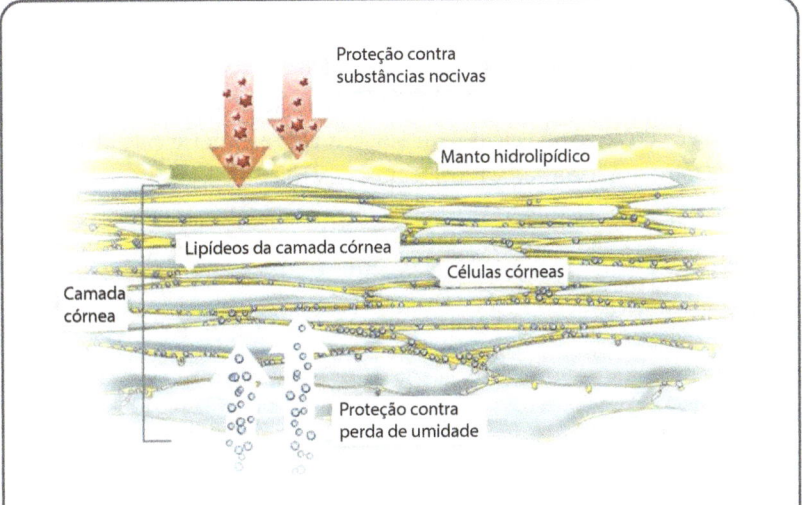

Figura 1. Estrato córneo — camada mais externa da pele, que se encontra em contato direto com o meio externo. Suas células e os lipídeos à sua volta trabalham em conjunto para formar uma barreira de proteção, limitando a penetração de substâncias na pele.
Fonte: Adaptada de Eucerin (c2019).

Além disso, o pH ácido do estrato córneo é de aproximadamente 5,5 por contribuição dos ácidos graxos presentes. É esse pH levemente ácido que protege o nosso organismo contra bactérias que podem impregnar a superfície cutânea.

Percebe-se, pela sua estrutura e composição, que o estrato córneo é a principal barreira limitante à difusão percutânea de substâncias, principalmente devido à presença de lipídeos nessa camada, tornando a pele um órgão semipermeável. Pode-se considerar que as substâncias lipofílicas apresentam mais permeabilidade do que as hidrofílicas.

Logo, alguns termos são utilizados para a melhor compreensão dos mecanismos de passagem dos ativos presentes em formulações cosméticas através da pele:

- Penetração: é o processo pelo qual o ativo passa somente pela epiderme.
- Permeação: é quando o ativo passa pela epiderme e alcança a derme.
- Absorção percutânea: é quando o ativo é absorvido pela pele e atinge a circulação sistêmica do organismo.

Para que um ativo cosmético exerça seu efeito na pele, é necessário que sua molécula ultrapasse a barreira do estrato córneo e atinja seu local de ação. Essas moléculas devem ser capazes de penetrar até as camadas mais profundas da pele para exercer a sua função.

Esses ativos penetram o estrato córneo pelo mecanismo da difusão passiva, e a velocidade de movimentação durante esse processo é definida pela concentração do ativo no veículo, sua solubilidade e o coeficiente de partição óleo/água no estrato córneo e no veículo (ALVES, 2015).

Fique atento

A derme e as partes internas da epiderme (epiderme viável) são os locais visados pelos agentes ativos dos cosméticos para atuar em processos biológicos, como envelhecimento e hipercromias (manchas).

Vias de permeação cutânea

A passagem dessas substâncias através da pele pode ocorrer por três caminhos diferentes: o primeiro é o chamado transcelular, no qual o transporte é transversal aos corneócitos, alternando entre estruturas hidrofílicas e lipofílicas; o segundo é o intercelular, em que a substância segue a rotas entre os corneócitos através do cimento lipídico (Figura 2); e o último é através dos anexos cutâneos, dos folículos pilosos e sebáceos, a via anexial (RAFEIRO, 2013).

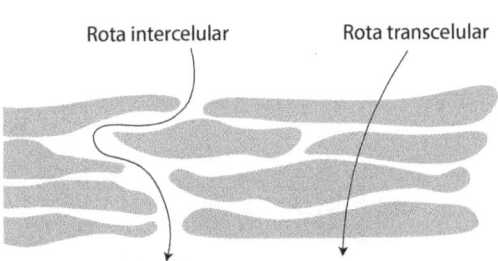

Figura 2. Transporte de substâncias através do estrato córneo. Observa-se, nesta imagem, a representação dos dois mecanismos pelos quais as substâncias conseguem atravessar a pele: a rota intercelular (entre os corneócitos) e a rota transcelular (transversalmente aos corneócitos).
Fonte: Adaptada de Rafeiro (2013).

A passagem pela via transcelular ocorre pela alteração na estrutura das proteínas dos corneócitos, de modo que as substâncias atravessam as células para atingir o seu local de ação. Já pela via intercelular a passagem ocorre por via lipoidal ou aquosa.

A via anexial, que permite a passagem de substâncias ativas através do estrato córneo, pode ser feita através do folículo piloso, excepcionalmente pela porção inferior do folículo piloso, que não é queratinizada, o que faz a barreira de difusão ser inferior em relação ao estrato córneo normal.

Rafeiro (2013) assegura que esta via se torna irrelevante, uma vez que os folículos ocupam unicamente 0,1 a 1% da área total disponível para o transporte. O mesmo ocorre em relação às glândulas sudoríparas, no entanto, a via anexial não pode ser negligenciada, pois pode assumir um papel importante quando são aplicadas determinadas técnicas da cosmetologia (Figura 3).

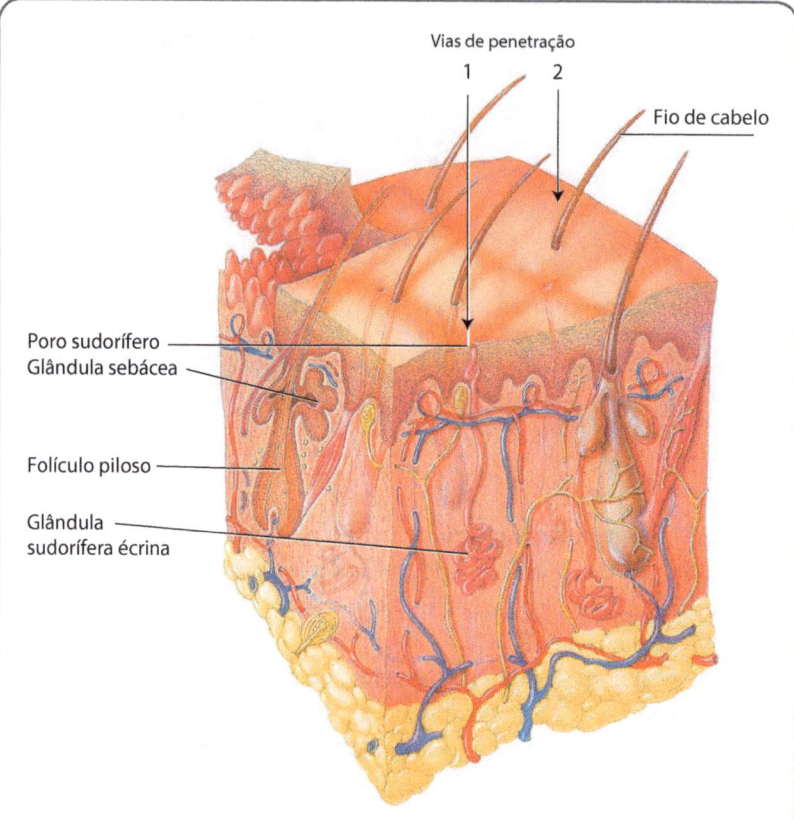

Figura 3. Transporte de substâncias através da glândula sudorípara (1) e do folículo piloso (2). Observam-se as estruturas responsáveis pela passagem de substâncias ativas pela via anexial (folículo piloso e glândula sudorífera). O folículo piloso e a glândula sudorífera são anexos cutâneos formados por uma invaginação da epiderme, e, além de suas funções de excreção de sebo e suor, respectivamente, apresentam pequena propriedade de permeação de substâncias através da pele.
Fonte: Adaptada de Tortora e Derrickson (2017).

É importante ressaltar que, independentemente da via que a passagem de substâncias ocorrer, pela conformação da estrutura do estrato córneo, é obrigatória a passagem do ativo cosmético pelo cimento lipídico intercelular.

Desse modo, a permeação da maioria das formulações cosméticas através da camada córnea depende necessariamente da sua afinidade com os lipídeos, bem como do seu tamanho molecular. Entretanto, sabe-se que substâncias altamente hidrofílicas penetram através de uma região hidrofílica presente nos corneócitos, as quais são conhecidas como poros de passagem. Além disso, a importância de cada via de permeação depende das propriedades físico-químicas do cosmético, ou seja, a penetração através da pele das substâncias ativas se restringe a poucas moléculas, que devem ser, necessariamente, potentes e com capacidade de atingir o efeito terapêutico em baixas concentrações (GRATIERI;GELFUSO; LOPEZ, 2008).

Fique atento

O segredo para a promoção da permeação de moléculas através da pele é alterar as propriedades das duas principais vias, a transcelular e a intercelular.

Condições que favorecem a permeação cutânea

O transporte dos cosméticos depende da penetração das substâncias ativas através da pele, e, para que esse processo ocorra, existem alguns fatores que podem influenciar na passagem dessas moléculas. Alguns fatores estão relacionados com as particularidades do próprio indivíduo (condições biológicas), outros com as condições do meio ambiente a que estão sujeitos e também e com as características dos ativos dos cosméticos.

Condições biológicas

As características da região da pele onde as substâncias são depositadas podem variar conforme uma série de situações: a espessura do estrato córneo, a presença de patologias da pele, o metabolismo do tecido, o grau de sensibilidade e a eventual descamação local.

Em relação ao estrato córneo, sua espessura varia de acordo com a região do corpo. Pode-se citar, como exemplo, o couro cabeludo, a região da genitália, as axilas e a face, que correspondem às áreas que apresentam o estrato córneo mais fino. Nessas áreas, as substâncias são extremamente permeáveis, principalmente na região das pálpebras, local onde a espessura do estrato córneo é a mais fina de todo o corpo.

>  **Fique atento**
>
> A grande diferença entre a pele fina e a pele espessa é a quantidade de queratinócitos presentes na epiderme. Como esse maior número de células também está presente no estrato córneo nas regiões do corpo onde a pele é mais fina (menor número de queratinócitos), a passagem de substâncias através da pele fina é mais favorecida do que nas regiões de pele espessa.

Outro fator determinante para a permeação cutânea diz respeito à integridade da pele, pois, quando a pele apresenta alguma patologia, podem ocorrer mudanças na composição das estruturas do estrato córneo (p. ex., proteínas e lipídeos). Tal fator pode provocar modificações na função de barreira da pele, prejudicando a passagem de substâncias através dela.

Quanto ao metabolismo da pele, é importante citar que a epiderme viável, aquela correspondente às camadas inferiores ao estrato córneo, apresenta tecidos bioquimicamente ativos, com alta capacidade metabólica. Sendo assim, a habilidade de metabolizar os ativos após a sua liberação pode ser modificada conforme a presença de algumas enzimas que podem habitar essa região.

Ademais, outro fenômeno fisiológico que pode intervir na passagem de substâncias é o grau de sensibilidade da pele, circunstância esta que se relaciona com a resistência que a pele apresenta diante da aplicação de agentes cosméticos em sua superfície. Considera-se que alguns indivíduos podem apresentar reações secundárias à aplicação de cosméticos, como uma irritação seguida de um processo inflamatório, comprometendo a função de barreira da pele e a captação dos ativos.

A descamação anormal da pele pode levar a uma diminuição ou ao aumento da penetração de substâncias, o que ocorre devido ao fato de esse desprendimento de queratinócitos (descamação) poder modificar toda a estrutura e a fisiologia do estrato córneo, provocando um desajuste na permeabilidade cutânea, que é dependente da interação de suas células com as estruturas intercelulares.

Além desses aspectos, a idade também é um fator biológico que pode estar relacionado com a permeação cutânea, pois o envelhecimento torna a pele mais frágil e sensível, deixando-a suscetível a agressões que comprometem a função da barreira cutânea, levando, desse modo, à penetração de ativos.

Condições do meio ambiente

Os fatores climáticos estão diretamente relacionados ao comportamento das estruturas superficiais da pele, tendo em vista que o contato direto da pele com o meio externo e sua capacidade de adaptação à temperatura e à umidade do ambiente delimitam alterações morfológicas e fisiológicas para a manutenção da homeostasia (equilíbrio das funções biológicas) frente às mudanças do clima. Sendo assim, impreterivelmente, essas alterações que abrangem o estrato córneo podem influenciar a passagem de substâncias na pele.

Características dos ativos cosméticos

A captação do cosmético pela pele é mediada pela forma como ocorre a interação entre a pele o ativo cosmético. Assim, a natureza do princípio ativo e a sua solubilidade são fundamentais para a absorção, em que substâncias voláteis e hidrossolúveis são absorvidas por difusão osmótica. Vale destacar que, quanto maior for a solubilização em água e nos veículos, melhor será a absorção do ativo. Cabe, também, reportar que o veículo não pode penetrar e nem transportar a substância ativa através da pele. Isso porque a sua função é encaminhar os princípios ativos hidrossolúveis e lipossolúveis, colocando-os à disposição dos tecidos. Verifica-se, portanto, que o veículo influencia na velocidade e no grau de penetração do ativo, sendo importante identificar o veículo mais adequado para certa formulação, a fim de obtenção do efeito desejado (ALVES, 2015).

Ademais, outros fatores relacionados ao ativo devem ser considerados, tais como o grau de ionização, o coeficiente de partição óleo/água e a degradação enzimática. No tocante à fórmula, algumas características também são importantes, a saber, a concentração do ativo, a composição óleo/água, o pH e a presença de promotores de absorção.

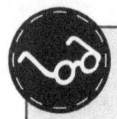

Referências

ALVES, N. C. Penetração de ativos na pele: revisão bibliográfica. *Amazônica Science & Health*, v. 3, n. 4, p. 36–43, 2015.

ANJOS, J. L. V. *Efeitos de terpenos na membrana do estrato córneo estudados por ressonância paramagnética eletrônica*. 2008. Dissertação (Mestrado em Física) — Instituto de Física, Universidade Federal de Goiás, Goiânia, 2008.

EUCERIN. *Entendendo a pele*: estrutura e funções. c2019. Disponível em: https://www.eucerin.com.br/sobre-pele/conhecimentos-basicos-sobre-a-pele/estruture-e-funcoes-da-pele. Acesso em: 26 abr. 2019.

GRATIERI, T.; GELFUSO, G. M.; LOPEZ, R. F. V. Princípios básicos e aplicação da iontoforese na penetração cutânea de fármacos. *Química Nova*, v. 31, n. 6, p.1490–1498, 2008. Disponível em: http://www.scielo.br/pdf/qn/v31n6/a40v31n6.pdf. Acesso em: 26 abr. 2019.

RAFEIRO, D. F. B. *Novas estratégias de promoção de permeação transdérmica*. 2013. Dissertação (Mestrado Integrado em Ciências Farmacêuticas) — Escola de Ciências e Tecnologias da Saúde, Universidade Lusófana de Humanidades e Tecnologias, Lisboa, 2008.

TORTORA, G.; DERRICKSON, B. *Corpo humano*: fundamentos de anatomia e fisiologia. 10. ed. Porto Alegre: Artmed, 2017.

Produtos para higienização cutânea

Objetivos de aprendizagem

Ao final deste texto, você deve apresentar os seguintes aprendizados:

- Identificar os componentes usados em produtos de higienização cutânea.
- Descrever o modo de ação de detergência dos diferentes tipos de tensoativos.
- Relacionar os riscos de irritação cutânea aos diferentes tipos de tensoativos e ao grau de detergência.

Introdução

A higienização da pele é a etapa mais importante dos procedimentos estéticos por promover a remoção dos resquícios de outros cosméticos, maquiagens, sujidades e até de metabólitos e substâncias produzidas pela própria pele. Por esses motivos, é essencial para facilitar a penetração dos ativos de tratamento na pele nos demais procedimentos estéticos.

Nos produtos de higienização cutânea, são encontrados diversos componentes, porém, os tensoativos ou surfactantes são os principais, em virtude de atuarem diretamente nesse processo de limpeza da pele. Entretanto, por serem cosméticos específicos para a higienização cutânea, devem atuar apenas na camada mais superficial da pele, devendo ser removidos após seu uso.

Neste capítulo, você conhecerá os principais componentes de produtos de higienização cutânea, bem como entenderá seu modo de ação na pele e identificará seus principais riscos de irritação.

Produtos empregados na higienização cutânea

Um simples gesto de limpar a pele todos os dias proporciona muitos benefícios e é um dos cuidados mais importantes que você pode ter com a pele. Levando-se em consideração essa importância, há inúmeros produtos cosméticos formulados com a proposta de higienizar a pele e que ainda causam muitas dúvidas quanto à sua correta escolha e aplicabilidade.

Para que você possa ajustar o produto ideal conforme o tipo e a condição de pele, é necessário que entenda como são formulados esses produtos, sua importância quanto à manutenção de uma pele bonita e saudável, bem como as características fundamentais desse tipo de cosmético. Assim, promover a remoção da oleosidade excessiva e das impurezas, como resíduos de maquiagem, poluição, suor, microrganismos e células mortas, sem promover forte ressecamento é o principal objetivo dos produtos cosméticos direcionados para a limpeza da pele (BRENNER; ANDRADE, 2015).

Como primeira etapa de qualquer procedimento estético, a higienização remove sujidades ou resíduos de outros produtos, que dificultam a entrada de ativos cosméticos de tratamento e provocam o tamponamento dos óstios e poros, facilitando o desenvolvimento de comedões.

De maneira geral, as sujidades depositadas ou acumuladas na pele dificultam ou impedem a permeabilidade dos princípios ativos e são provenientes (MATOS, 2014):

- Do próprio metabolismo da pele: substâncias produzidas e excretadas pelas glândulas sebáceas e sudoríparas como gordura, sais minerais e ureia, que podem obstruir os óstios foliculares e os poros da pele, dificultando a permeabilidade de princípios ativos pela via transanexial. As células mortas do estrato córneo se acumulam na superfície cutânea, formando uma barreira.
- Do meio externo: resíduos de produtos cosméticos, como maquiagem, hidratantes, protetores solares, bem como poeira, poluição ambiental e os próprios microrganismos da pele.

Para promover a higienização da pele, os cosméticos contêm componentes que apresentam propriedades hidrofílicas ou lipofílicas, sendo conhecidos como agentes tensoativos, a fim de solubilizar as sujidades e os resquícios acumulados sobre a pele.

Há uma variedade de produtos higienizantes disponíveis no mercado, não apenas quanto aos ativos empregados nas formulações, mas também quanto às suas formas de apresentação, o que permite ao profissional escolher o produto adequado ao tipo e à condição da pele. O que determinará essa adequação serão os ativos e o teor de gordura presentes. Contudo, independentemente desses fatores, não se recomenda o uso de produtos higienizantes mais de duas vezes ao dia, pois sua aplicação remove tanto as sujidades como uma parte do manto hidrolipídico, que, se retirado em excesso, impulsiona as glândulas sebáceas a produzirem mais sebo, favorecendo a proliferação de microrganismos e lesões acneicas inflamatórias. Esse evento é chamado de "efeito rebote", ou seja, em vez de se ter uma pele com sensação agradável ao toque, a pele apresenta-se cada vez mais oleosa.

Desse modo, um cosmético para a higienização cutânea deve conter algumas propriedades essenciais (MARQUES; GONÇALVES, 2013):

- evitar o ressecamento da pele;
- realizar ação superficial na epiderme e não penetrar nas demais camadas da pele;
- promover detergência moderada com um bom poder de arraste, a fim de permanecer na superfície cutânea por um período satisfatório para limpá-la;
- ser de fácil remoção;
- ter pH próximo ao da pele (4,7–5,7);
- ser compatível dermatologicamente;
- proporcionar o efeito de pele suave e macia.

Para atender à finalidade de limpar com essas propriedades, os produtos para higienização podem se valer em sua formulação de tensoativos suaves, substâncias lipofílicas ou solventes orgânicos (MARQUES; GONÇALVES, 2013).

O método de higienização utilizando tensoativos suaves é o mais utilizado, por ser prático, seguro e eficaz. Neste caso, utilizam-se componentes conhecidos como tensoativos, substâncias que possuem afinidade com a água (hidrofílicas) e o óleo (lipofílicas), reduzindo a tensão superficial, sendo encontrados em sabonetes, sabões e soluções de limpeza. Já a higienização com substâncias lipofílicas é a limpeza por afinidade química, com polaridade semelhante à pele, não alterando nem causando desequilíbrio na camada córnea. Entretanto, pode deixar resíduos na pele. Nesse grupo, enquadram-se os óleos para higienização ou óleos demaquilantes.

Os solventes orgânicos, por sua vez, são substâncias como álcool etílico ou acetona, importantes agentes solubilizantes de sujidades e sebo, as quais são eliminadas por arraste e aplicadas com tecido ou algodão. É considerado um método bem agressivo devido a aumentar a perda de água da pele e a redução/eliminação do manto hidrolipídico, o que pode levá-la à condição de desidratação, descamação e dermatites.

Embora a composição dos limpadores cutâneos dependa da sua forma de apresentação, pode-se encontrar como componentes nesses produtos: água, surfactantes, emolientes e umectantes, estabilizantes, solubilizantes, agentes de espuma, agentes de consistência, preservantes ou conservantes, fragrâncias e corantes ou pigmentos (BIASI, 2012).

A água é utilizada como veículo ou carreador dos componentes da formulação. Os surfactantes ou tensoativos são as substâncias responsáveis pela limpeza do tecido cutâneo. Os emolientes e umectantes auxiliam na retenção de água na pele. Os estabilizantes são substâncias químicas que reduzem a tensão entre as fases aquosa e oleosa, mantendo a estabilidade da formulação, ao passo que os solubilizantes são utilizados quando há a necessidade de realizar a solubilização de algum componente insolúvel. Já os agentes de espuma, como o próprio nome já diz, são substâncias que possibilitam a formação de espuma durante o uso do produto. Os agentes de consistência, por sua vez, melhoram a viscosidade do produto. Para prevenir o crescimento de microrganismos, utilizam-se substâncias conhecidas como conservantes ou preservantes. Por fim, são adicionados alguns componentes, a fim de mascarar o cheiro e melhorar a aparência dos produtos, como as fragrâncias e os pigmentos, ou corantes, respectivamente.

As diversas formas de apresentação podem ser observadas no Quadro 1.

Quadro 1. Cosméticos para higienização cutânea

Forma cosmética	Propriedades	Indicação	Modo de uso/aplicação
Emulsões	Reúnem características agradáveis e práticas, integrando em sua composição água, óleo e agentes emulsionantes (tensoativos), com efeito detergente e solubilizante. Conforme sua consistência, podem ser cremes de limpeza ou leite de limpeza.	Todos os tipos de pele para remoção de maquiagem ou etapa inicial dos procedimentos estéticos. Obs.: os cremes de limpeza são mais indicados para peles secas e desvitalizadas.	Aplicadas diretamente na pele com movimentos circulares. Em seguida, retiradas com algodões, gaze ou lenço umedecidos em água.
Espumas	Emulsões acondicionadas em embalagem específica, com pressurização ou soluções detergentes alocadas em frascos com válvula espumadora. Removem as impurezas da pele sem proporcionar ressecamento cutâneo, mantendo sua hidratação e não a deixando com sensação gordurosa.	Todos os tipos de pele.	Aplicar com movimentos circulares diretamente na pele e remover com água ou algodão, gaze ou lenço umedecidos em água.

(Continua)

(Continuação)

Quadro 1. Cosméticos para higienização cutânea

Forma cosmética	Propriedades	Indicação	Modo de uso/aplicação
Lenços umedecidos	Tecidos técnicos ou TNT (tecido não tecido) formados por fibras sintéticas ou naturais e embebidos em solução composta por água, tensoativos, conservantes e fragrância. São acondicionados em embalagens especiais, conhecidas como *flow packs* ou *travel packs*, ou sachês, que evitam evaporação do líquido, secagem e contaminação do lenço.	Para todos os tipos de pele. Atentar apenas às formulações, pois alguns contêm ativos específicos para acne, ativos anti-idade, pós--barba ou higiene íntima.	Aplicar o lenço umedecido nas áreas a serem higienizadas e, em seguida, descartá-lo. Podem ser desenvolvidos para uso com ou sem enxágue. No caso dos produtos sem enxágue, oferecem como benefício adicional a deposição de ativos para ação junto à pele.
Loções aquosas	Contêm tensoativos suaves associados a pequenas quantidades de solventes orgânicos. São multifuncionais por limparem e proporcionarem cuidados adicionais à pele, conforme ativo cosmetológico adicionado. São formuladas com pH fisiológico e com menor potencial de irritação.	Peles oleosas, acneicas, sensíveis e sensibilizadas ou pessoas com aversão à sensorial oleoso ou produtos cremosos. Também indicadas para remoção de maquiagem.	Embeber em algodão e aplicar na pele. A maioria dessas loções não necessita de remoção.

(Continua)

(Continuação)

Quadro 1. Cosméticos para higienização cutânea

Forma cosmética	Propriedades	Indicação	Modo de uso/aplicação
Sabonetes em barra	Obtidos por meio da reação química de saponificação (ácidos graxos — gordura ou óleo — com uma substância alcalina, resultando em um sal de ácido graxo com propriedade de detergência). Possuem pH (uma escala que afere o equilíbrio natural de acidez da pele) altamente alcalino (de 9–12), o que lhes conferem propriedades altamente irritantes, principalmente para peles secas e sensíveis.	Peles extremamente oleosas (seborreicas). Os glicerinados amenizam sua aspereza e irritação com sensorial agradável, mais leve e pH entre 5,5 e 7,5. Sendo assim, são indicados para peles com acne, rosácea, dermatite atópica e outras alterações dermatológicas.	Umedecer a barra, formando uma espuma cremosa nas mãos. Em seguida, aplicá-la na pele. Ou aplicar o sabonete diretamente sobre a pele umedecida com água.

(Continua)

(Continuação)

Quadro 1. Cosméticos para higienização cutânea

Forma cosmética	Propriedades	Indicação	Modo de uso/aplicação
Sabonetes líquidos	São formulados com tensoativos anfóteros, ou seja, reagem como ácido ou base (cocamidopropil betaína), aniônicos (lauril éter sulfato de sódio, lauril éter sufossuccinato de sódio, lauril sulfato de trietanolamina) e não iônicos (monoetanolamina e dietanolamida de ácidos graxos de coco). Possuem características importantes, como suavidade, pH fisiológico e possibilidade de incorporação de ativos para tratamentos específicos.	Indicados para todos os tipos de pele, observando-se os ativos específicos incorporados. Mais eficiente na retirada de resíduos e secreções, porém não para a remoção de maquiagem. São produtos para limpeza diária da pele e uso prático durante o banho.	Aplicar com movimentos circulares diretamente na pele. Em seguida, retirar com água em abundância.
Sabonetes em pó	Excelente rendimento, durabilidade e facilidade de transporte. São formulados com ingredientes que proporcionam maciez, refrescância e sensorial agradável, limpando e perfumando sem ressecar a pele. Também podem ser adicionados ativos, como esfoliantes enzimáticos, antioxidantes e outros.	Todos os tipos de pele, sobretudo as peles oleosas, acneicas e sensíveis. Observar os ativos adicionados para adequar ao tipo e à condição da pele.	Misturar uma pequena quantidade do pó à água, friccionando entre as mãos para obter uma espuma cremosa. Aplicar na pele com movimentos circulares e remover com água em abundância.

(Continua)

(Continuação)

Quadro 1. Cosméticos para higienização cutânea

Forma cosmética	Propriedades	Indicação	Modo de uso/aplicação
Limpadores sem lipídeos	Produtos líquidos que, quando aplicados e esfregados na pele seca ou umedecida, formam uma espuma, removendo-se apenas seu excesso, deixando evaporar o restante do produto em contato com a pele. Esse tipo de produto forma um película fina umedecida, sendo eficaz na manutenção da hidratação e para a remoção de cosméticos e poeira.	Ideal para peles sensíveis, com dermatite e fotoenvelhecidas.	Aplicar diretamente na pele, promovendo fricção, para a formação de espuma, e retirar apenas o excesso do produto com enxágue ou algodão levemente umedecido.

Fonte: Adaptado de Marques e Gonçalves (2013); Biasi (2012).

Para a remoção de maquiagem, o ideal é utilizar um demaquilante e, após, aplicar o higienizante. Isso porque esse tipo de cosmético possui uma boa parte de óleo em sua composição, uma substância necessária para solubilizar os pigmentos de maquiagem, principalmente os utilizados em sombras, máscaras para cílios, lápis e delineadores. Esses produtos possuem uma concentração maior em pigmentos mais fortes, o que dificulta sua retirada com produtos apenas à base de água. Emulsões, cremes ou leites de limpeza também possuem uma certa quantidade de substâncias oleosas em sua composição, auxiliando na remoção da maquiagem. Lembre-se, entretanto, de que, para retirar completamente a maquiagem, tanto o demaquilante quanto os produtos higienizantes devem ser removidos com algodão umedecido em água ou no próprio produto, a fim de retirar todo resquício de maquiagem, e não apenas ser enxaguado com água, de forma que essa maquiagem permaneça no algodão, e não na pele.

Como é possível perceber, os agentes higienizantes apresentam-se de diversas formas e são compostos por diferentes substâncias, entre elas os tensoativos. A seguir, você entenderá o modo de ação dos diferentes tipos de tensoativos, bem como seus riscos de irritação, posteriormente.

Modo de ação dos diferentes tipos de tensoativos

Atualmente, a indústria cosmética investe pesadamente em estudo, pesquisa e constantes atualizações de matérias-primas e novos produtos. Não é de se estranhar que haja vários produtos utilizados para a limpeza cutânea. Entretanto, conhecer a atuação do produto e o tipo ideal para cada caso não é uma arte, e sim resultado de estudo, interesse e comprometimento com sua profissão e seu cliente e, ainda, uma das chaves do sucesso para seu tratamento.

De maneira geral, os cosméticos são compostos por múltiplas substâncias, conhecidas como componentes ou matérias-primas, dispostas em quatro grupos principais: ativos, aditivos, produtos de correção ou ajustamento e veículos ou excipientes, os quais interagem, resultando no ideal processo de limpeza ou tratamento cosmético. Assim, os ativos determinam a ação do cosmético na pele; os aditivos correspondem ao *marketing* e à conservação do produto, como cor, fragrância e conservantes; os produtos de correção ou ajustamento definem as características, como pH, estabilidade, emoliência ou espessamento da fórmula; e, por fim, os veículos ou excipientes carregam os ativos para sua região de atuação.

No entanto, para entender a ação dos agentes higienizantes na pele, é importante que você entenda o termo surfactante, um componente da formulação cosmética que faz toda a diferença quando o assunto é higienização. Esses componentes reduzem a tensão superficial do líquido, permitindo que a gordura se misture com a água, bem como removem a sujeira, o sebo da pele, o suor, os resíduos de outros produtos e as células descamativas.

Os surfactantes também são conhecidos como tensoativos ou detergentes e são os ingredientes-chave para a formulação de um higienizante cutâneo. Além disso, eles determinam a suavidade ou irritabilidade desse tipo de cosmético.

Os surfactantes ou tensoativos são anfifílicos, substâncias moleculares compostas por um grupo hidrofílico polar (cabeça) e um grupo lipofílico apolar (cauda), que possuem a característica principal de formar micelas (agregados moleculares) em meio aquoso.

Quando um tensoativo é adicionado à água, somente a porção hidrofílica será solúvel (a porção lipofílica permanece insolúvel). Com este desequilíbrio e na tentativa de minimizar o contato com a água, as partes lipofílicas migram para as interfaces (superfície/parede) do recipiente. Após uma determinada concentração, a adição de maiores quantidades de tensoativos não reduz mais a tensão superficial, as moléculas não podem mais se colocar nas interfaces e, devido às forças de repulsão, começam a se formar "agregados" no interior do líquido, chamados de micelas. Nessas estruturas micelares, a porção lipofílica fica orientada para o interior da micela, e os grupos polares hidrofílicos permanecem na parte externa, em contato com a água. Observe sua estrutura na Figura 1.

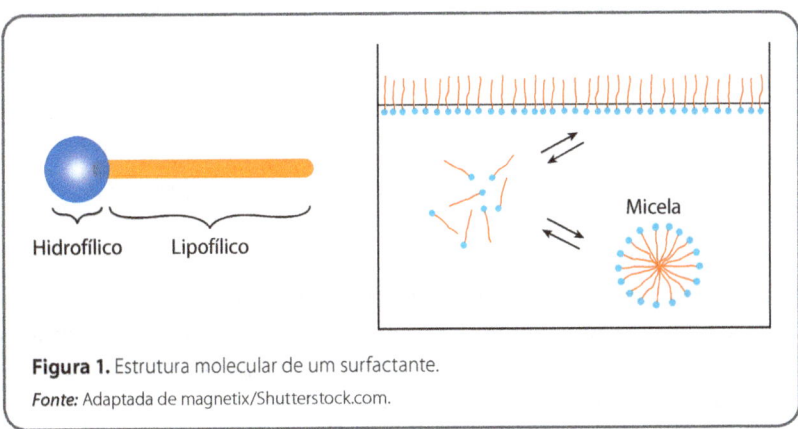

Figura 1. Estrutura molecular de um surfactante.
Fonte: Adaptada de magnetix/Shutterstock.com.

Para realizar a limpeza da pele, o sebo e a sujeira são envoltos no centro da estrutura da micela e circundados pela porção lipofílica, ao passo que a porção hidrofílica fica externamente solúvel em água e, assim, pode ser removida com enxágue (Figura 2) (BIASI, 2012).

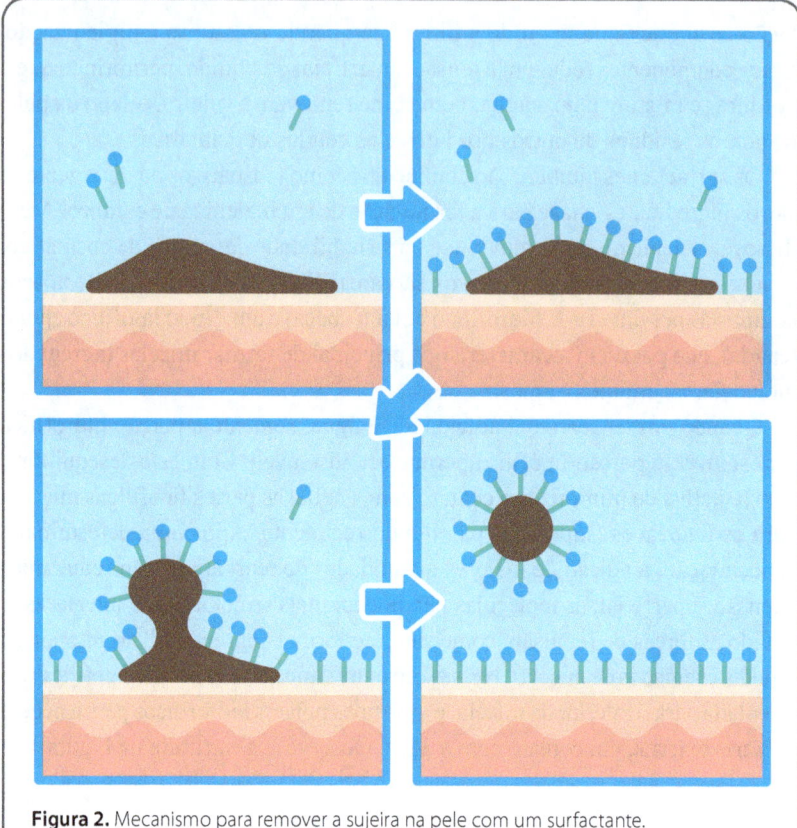

Figura 2. Mecanismo para remover a sujeira na pele com um surfactante.
Fonte: Suzuki Leona/Shutterstock.com.

Os surfactantes podem ser classificados quanto à sua origem, sendo naturais e sintéticos; ou conforme sua carga elétrica (BIASI, 2012).

Os **surfactantes naturais** mais antigos são conhecidos por sabões e obtidos por meio do processo de saponificação, em que há modificação das cadeias moleculares de óleos e gorduras (animais ou vegetais), reagindo com uma substância extremamente alcalina e convertendo-os em ácidos graxos ou ésteres de ácidos graxos, formando sabão.

Os **surfactantes sintéticos**, por sua vez, são derivados de óleos, gorduras ou petróleo e obtidos por meio dos processos de químicos específicos, substituindo os sabões convencionais, garantindo maior tolerabilidade cutânea e da mucosa e a interação com os sais minerais na água.

Os tipos de carga elétrica podem ser:

- Aniônicos: mais alcalinos, são grupos polares carregados negativamente (−) e que procuram de modo ativo pelo seu oposto (carregado positivamente = sujeira/gordura). São utilizados nas formulações de sabonetes líquidos, loções de limpeza e higiene e géis para banho. São exemplos: lauril éter sulfato de sódio, lauril éter sulfato de sódio, lauril éter sulfossuccinato de sódio e lauril sulfato de amônio.
- Catiônicos: são grupos carregados positivamente (+) e procuram de modo ativo pelo seu oposto (carregado negativamente = cabelos/tecidos). São utilizados nas formulações de loções de limpeza. São exemplos: sais quaternário de amônio, cloreto de cetil trimetil amônio, brometo de cetiltrimetilamônio, polímeros quaternizados. Os quaternários de amônio obtidos por álcoois graxos são ótimos agentes bactericidas para loções higienizantes. Já os polímeros quaternizados (poliquaternium 10), em sabonetes líquidos, diminuem a irritação da pele, e, em loção e creme de limpeza, proporcionam sedosidade.
- Não iônicos: são agentes menos agressivos, controladores de espuma, e, em solução aquosa, não sofrem ionização, pois não possuem cargas. São utilizados nas formulações de géis de banho, sabonetes líquidos, cremes e loções higienizantes. São exemplos: PEG 200 glicerilpalmato hidrogenado, PEG 30 glicerilcocoato, mono e diestearato de etilenoglicol, estearato de polietilenoglicol, álcoois graxos etoxilados, ácidos graxos etoxilados, lanolina etoxilada, alquilpoliglicosídeos.
- Anfotéricos: suaves, não causam irritações e não são agressivos aos olhos, por isso, são muito utilizados em produtos infantis. Possuem na sua estrutura propriedades dos tensoativos aniônicos, catiônicos e não iônicos, apresentando, no mínimo, dois centros de atividades e, dependendo do pH da formulação, comportar-se-ão como aniônico (pH alto), catiônico (pH baixo) e não iônico (pH = 7). São utilizados nas formulações de géis de banho, sabonetes líquidos e loções higienizantes. São exemplos: cocoamidopropilbetaína, cocobetaína, cococarboxianfoglicinato de sódio.

Conhecendo-se o que é um tensoativo, fica mais fácil de entender por que nem todo produto é bom para todo tipo de pele e por que precisamos avaliar corretamente antes de aplicá-lo. Isso também vale como orientação para os cuidados diários que seu cliente deverá ter em casa. Em outras palavras, higienizantes com tensoativos mais alcalinos não devem ser utilizados diariamente, apenas antes de tratamentos específicos e se a pele assim o comportar. Tensoativos catiônicos são mais específicos para a formulação de emulsões, assim como peles mais sensíveis necessitam de tensoativos não iônicos ou anfotéricos.

Então, você deve estar se perguntando, o tensoativo está relacionado com o tipo de pele (se é oleosa, seca ou mista)? Sim, esses componentes interferem quanto à escolha conforme o tipo de pele. Contudo, o que faz a diferença também é a forma cosmética, aliada aos ativos do produto, sua viscosidade e, por último, e em menor importância, o tipo de tensoativo.

Fique atento

Um erro comum que prejudica a pele e sua barreira de proteção é achar que peles extremamente oleosas precisam ser lavadas com tensoativos mais fortes ou loções extremamente adstringentes sempre. Lembre-se de que o ativo é sempre o mais importante, pois é ele que cuidará da pele, reparando ou minimizando as disfunções ou até mesmo controlando a oleosidade ou melhorando a aparência cutânea.

Nos procedimentos estéticos, após a higienização, são aplicados esfoliantes, que removem as camadas de células mortas da pele, possibilitando uma higienização mais profunda e auxiliando na desobstrução dos folículos pilosos, bem como os tônicos que complementam o processo de limpeza, equilibrando o pH e repondo substâncias necessárias à pele. Ambos favorecem a permeação de ativos necessários ao tratamento.

Como é possível perceber, a higienização é uma etapa imprescindível e eficaz para auxiliar nos procedimentos estéticos para a permeação de ativos específicos e prevenção e melhora do aspecto jovial e luminoso da pele.

Riscos de irritação cutânea, tipos de tensoativos e grau de detergência

Os surfactantes ou tensoativos são os principais componentes dos produtos higienizantes, tendo a propriedade de limpar a pele por meio dessa classe de cosméticos. Entretanto, também são considerados substâncias químicas com poder de irritação, independentemente de sua origem natural ou sintética, e, principalmente, se não forem utilizados corretamente, conforme seu modo de aplicação, tipo ou condição de pele.

Como os agentes limpadores podem ser encontrados em sabonetes nas formas líquida, em barra ou cremosas e, ainda, acrescidos de diferentes matérias-primas e princípios ativos, é importante que você esteja atento para algumas peculiaridades de cada um deles em relação à sua ação sobre a pele e quanto às possibilidades de causarem irritações. Para que você entenda melhor, é importante que saiba antes o que é um agente irritante da pele.

Um irritante cutâneo é uma substância que provoca a inflamação da pele. Os irritantes da pele dividem-se em dois grupos, em função da sua capacidade de provocar a dermatite:

- **irritantes cutâneos primários** — causam uma inflamação direta da pele nas zonas de contato;
- **irritantes cutâneos secundários** — causam efeitos semelhantes após um período de exposição, não se restringindo à inflamação de uma determinada área do corpo.

A maioria dos surfactantes tem pH alcalino, o que interfere no pH da pele que é ácido. Com o aumento desse pH da pele, há um enrijecimento da camada córnea e, consequentemente, irritação da pele. Por esse motivo, recomenda-se o uso de higienizantes com pH próximo ao da pele e aqueles que contêm surfactantes não iônicos de fácil remoção. Alguns estudos também demonstraram que os cosméticos de higienização com pH baixo são mais irritantes e ressecam a pele. Desse modo, concluiu-se que o potencial irritante da pele está mais relacionado com a composição química e física dos produtos (MESKI; ADDOR, 2012).

Assim, é ideal estar atento não somente quanto ao pH, mas também quanto à composição do produto, à forma cosmética e ao tipo de condição de cada pele.

Para tanto, a pele seca comporta a aplicação de agentes de limpeza cremosos aplicados com os dedos e removidos com água, pois estes contêm óleos minerais que ajudam a remover a maquiagem e as sujidades, com emulsificantes não iônicos e que não provocam alteração nos lipídeos cutâneos. Já a limpeza para as peles mistas deve ser realizada com emulsões que contêm baixos níveis de óleos e mais surfactantes removíveis com água, uma vez que esses produtos possuem como emulsionantes o esterato de trietanolamina e os ésteres de ácidos graxos, que não ressecam a pele e esse tipo de pele apresenta oleosidade somente na zona T da face.

Logo, a pele oleosa deve ser higienizada com produtos que contenham surfactantes sem óleos, com propriedades para remover as sujidades e a oleosidade, bem como ativos para controlar o grau de produção de sebo, redução de brilho e substâncias para absorção de gordura. Agentes antibacterianos são acrescentados para o controle das colônias de *Propionium acnes* (agente bacteriano causador da acne). Agentes antissépticos também são ideais para as peles com dermatite atópica e a redução dos riscos de infecções cutâneas.

Um dos cuidados a ser observado é quanto à aplicação de agentes higienizantes em peles sensíveis, evitando-se sabões surfactantes aniônicos, como o lauril sulfato de sódio, que acentuam o pH alcalino da superfície da pele, removendo os lipídeos, o que origina uma estrutura mais rígida da pele e predisponente à penetração de agentes irritantes. Para essas peles, recomenda-se a utilização de detergentes sintéticos, conhecidos como *syndets* (*syntetic detergents*), com pH 5,5 e agentes surfactantes suaves em om baixas concentrações (MESKI; ADDOR, 2012).

Os sabonetes em barra têm, em sua composição, hidróxido de sódio e gorduras, substâncias que lhe dão resistência sólida. Já os líquidos e cremosos contêm tensoativos, responsáveis pela sua ação de limpeza, bem como substâncias emolientes e conservantes em sua formulação. Todos esses componentes podem desencadear processos de irritação na pele, conforme o pH final e sua capacidade de manter ou alterar o pH da pele mediante os demais ativos e componentes acrescentados.

Assim, por apresentar pH de aproximadamente 5,5, a pele é levemente ácida, o que é regulado pela presença de ácido lático, aminoácidos e pela quantidade de ácidos graxos livres presentes no sebo e no suor, a qual pode ser alterada pelo uso de agentes de limpeza alcalinos ou por meio de oclusão, alterando também o pH da pele, que deixa de manter seu mecanismo de defesa contra infecções ao sair do pH na faixa de 4,5 a 6,0. Já o grau de suavidade dos sabonetes pode ser medido por meio do pH. Enquanto a pele possui o pH por volta de 5,5, um sabonete, para ser suave, deve ter pH igual ou menor que 7,0 (neutro). Devido às suas matérias-primas, que lhe dão consistência e são altamente alcalinas, os sabonetes em barra possuem pH maior que 7,0. Já os sabonetes líquidos, por seus componentes menos agressivos, são mais suaves e podem alcançar o pH necessário (BRENNER; ANDRADE, 2015).

Os sabões em barra são alcalinos com pH na faixa de 9,5 a 11, sendo irritantes para a pele e as mucosas, provocando edema do estrato córneo e, consequentemente, perda dos umectantes naturais e da água, o que faz a pele ficar seca e com sua barreira comprometida. No clima frio, seu uso provoca eritema, ressecamento e prurido. Ainda em contato com a água rica em sais minerais, formam sais insolúveis, que se depositam na pele, causando irritações, obstruções foliculares e um filme de aspecto opaco.

Outra classe comum de cosméticos higienizantes são as loções de limpeza, as quais mantêm a umidade natural da pele, sem a capacidade irritante, uma vez que sua ação de detergência é obtida por meio de substâncias tensoativas suaves e, muitas vezes, hipoalergênicas.

Os produtos de higienização podem provocar dermatite de contato por irritação primária, alérgica, fototóxica ou fotoalérgica. Por apresentarem epiderme mais delicada, essas reações são mais comuns em crianças, idosos e pessoas com peles sensíveis ou sensibilizadas. Assim, a frequência de lavagem das mãos ou da face pode provocar dermatite de contato por irritante primário. Nesses casos, a escolha do higienizante deve trazer o equilíbrio, ser eficiente na remoção de resíduos e apresentar compatibilidade com a pele, como os higienizantes que contêm os surfactantes anfotéricos e não iônicos (BIASI, 2012).

Fique atento

A **dermatite de contato** (ou eczema de contato) é uma reação inflamatória na pele decorrente da exposição a um agente capaz de causar irritação ou alergia. Há quatro tipos de dermatite de contato:
- Irritativa: causada por substâncias ácidas ou alcalinas, como sabonetes, detergentes, solventes ou outras substâncias químicas, aparece na primeira vez em que entramos em contato com o agente causador, e suas lesões na pele geralmente são restritas ao local do contato.
- Alérgica: aparece após repetidas exposições a um produto ou substância, depende de ações do sistema de defesa do organismo e, por isso, pode demorar de meses a anos para acontecer após o contato inicial. Surge, em geral, pelo contato com produtos de uso diário e frequente, como perfumes, cremes hidratantes, esmaltes de unha, entre outros. As lesões da pele acometem o local de contato com a pele e se estendem a outros locais que não entraram em contato com o local de aplicação do produto.
- Fototóxica: quando os produtos ocasionam reações somente após a exposição solar ao mesmo tempo.
- Fotoalérgica: a simples exposição ao sol já causa reações, mesmo sem a presença de nenhum produto junto à pele.

Algumas condições de pele, como acne, rosácea, dermatite atópica e seborreica, são mais comuns de apresentar processos irritativos e exigem a escolha correta dos higienizantes, bem como algumas observações.

Para a acne, é importante atentar para seus objetivos principais: evitar irritação e agravamento das lesões durante a limpeza; limpeza suave, preparando a pele para outras etapas de tratamento, a fim de restabelecer e manter a superfície cutânea após os tratamentos antiacneicos. Recomenda-se, então, o uso de *syndets* (detergentes sintéticos) com pH similar ao da pele, com apresentação em barra, líquidos, espumas e emulsões de limpeza com emolientes, a fim de prevenir e aliviar a irritação comum da pele acneica. Podem conter também ativos específicos para o tratamento da acne, como ácido salicílico, ácido glicólico e zinco.

Quanto à rosácea, devido à extrema sensibilidade desse tipo de pele, deve-se evitar os produtos tradicionais que contenham álcool, agentes adstringentes e abrasivos. Recomendam-se limpadores suaves com ativos suavizantes, como calêndula, *Aloe vera* e camomila.

Para a dermatite atópica, em virtude de apresentar uma quantidade reduzida de ceramidas e alteração da composição lipídica da camada córnea, sua barreira cutânea alterada é predisposta à colonização por microrganismos, então recomenda-se evitar os agentes limpadores com potencial de irritação, preferindo os sintéticos suaves. Óleos e limpadores enriquecidos com gordura também podem ser adicionados nessas formulações, para reduzir a perda transepidérmica e por serem depositados na pele durante a lavagem. Entretanto, certifique-se que sejam bem removidos da pele, evitando, assim, o eczema, caso esses resíduos contenham surfactantes. Por fim, a dermatite seborreica exige que os limpadores cutâneos apresentem um papel importante no seu controle, recomendando-se produtos não irritantes e a utilização de sabonete líquido suave.

É importante que você entenda que a escolha do higienizante adequado depende do conhecimento da ação dos tensoativos e seus tipos, da avaliação correta do tipo, da condição e das necessidades da pele e, ainda, dos efeitos fisiológicos e dos objetivos de cada procedimento estético. Dessa forma, você terá mais assertividade e eficácia em seus tratamentos.

Referências

BIASI, T. B. Limpadores. *In*: COSTA, A. *Tratado internacional de cosmecêuticos*. Rio de Janeiro: Guanabara Koogan, 2012.

BRENNER. E.; ANDRADE, L. Cuidados com os diferentes tipos de pele. *In*: KEDE, M. P. V.; SEBATOVICH, O. *Dermatologia estética*. 3. ed. São Paulo: Atheneu, 2015.

MARQUES, M. A.; GONÇALVES, S. M. F. *Cosmetologia*. São Caetano do Sul: Difusão, 2013.

MATOS, S. P. *Cosmetologia aplicada*. São Paulo: Érica, 2014.

MESKI, A. P.G.; ADDOR, F. Cuidados diários com a pele e anexos ao longo da vida e em situações fisiológicas: o que o dermatologista deve saber. *In*: KADUNC, B. *et al. Tratado de cirurgia dermatológica, cosmiatria e laser*. Rio de Janeiro: Elsevier, 2012. c. 15.

Leituras recomendadas

ANANTHAPADMANABHAN, K. P.; MUKHERJEE, S.; CHANDAR, P. Stratum corneum fatty acids: their critical role in preserving barrier integrity during cleansing. *International Journal of Cosmetic Science*, v. 35, n. 4, p. 337–345, 2013.

DRAELOS, Z. *et al*. Hydrophobically modified polymers can minimize skin irritation potential caused by surfactant-based cleansers. *Journal of Cosmetic Dermatology*, v. 12, n. 4, p. 314–321, 2013.

DRAELOS, Z. D. The science behind skin care: cleansers. *Journal of Cosmetic Dermatology*, v. 17, n. 1, p. 8–14, 2017.

GERMAN, G. K.; PASHKOVSKI, E.; DUFRESNE, E. R. Surfactant treatments influence drying mechanics in human stratum corneum. *Journal of Biomechanics*, v. 46, n. 13, p. 2145–2151, 2013.

MUKHOPADHYAY, P. Cleansers and their role in various dermatological disorders. *Indian Journal of Dermatology*, v. 56, n. 1, p. 2–6, 2011.

Produtos para tonificação cutânea

Objetivos de aprendizagem

Ao final deste texto, você deve apresentar os seguintes aprendizados:

- Identificar os componentes utilizados em produtos de tonificação cutânea.
- Descrever o modo de ação dos diferentes produtos de tonificação cutânea.
- Selecionar o produto de tonificação cutânea de acordo com a necessidade da pele.

Introdução

Os tônicos equilibram o pH da pele e complementam sua limpeza, e, por serem aplicados facilmente, também auxiliam na remoção de sujeiras e resquícios dos produtos de limpeza. Nos produtos para tonificação cutânea, são encontrados diversos componentes, que, além de limpar, tratam a pele, dependendo da sua composição, como redução de óstios dilatados, controle da oleosidade, combate ao envelhecimento e iluminação e/ou revitalização da pele.

Neste capítulo, você conhecerá os componentes principais de produtos de tonificação cutânea e entenderá seu modo de ação, relacionando-o com a necessidade da pele.

Componentes usados na tonificação cutânea

Manter uma pele bonita e saudável pode ser uma das tarefas diárias mais simples, se considerarmos as principais etapas dos tratamentos cutâneos. Entre estas, a tonificação tem um papel primordial no complemento da limpeza e é um fator determinante para a permeabilidade de ativos cosméticos.

Considerando que, entre os fatores fisiológicos que favorecem a permeação dos produtos na pele, estão o tipo, a hidratação e o pH da pele, pode-se entender o quanto uma simples loção tônica pode contribuir para que a pele realmente esteja preparada para receber os tratamentos estéticos. Assim, é possível entender a tonificação da pele como uma das etapas essenciais de cuidados básicos, bem como uma ação que equilibra o pH e auxilia na remoção de sujeiras remanescentes na superfície cutânea que não foram retiradas durante a etapa de higienização, além dos próprios resquícios dos produtos higienizantes.

O tônico é um produto de fundamental importância nos cuidados diários por normalizar e preparar a pele para os produtos de permanência, como aqueles com funções de hidratação e nutrição. É considerado um cosmético corretivo e deve ser aplicado sempre que as características fundamentais da pele, como o pH, foram alteradas, principalmente após os processos de higienização e esfoliação, considerando a função de cada tratamento estético ou cuidado diário.

Entre as formas cosméticas nas quais se encontram os produtos de tonificação cutânea está a loção aquosa ou hidroalcoólica. Os produtos cosméticos de tonificação cutânea são compostos basicamente por água, umectantes, etanol ou álcool etílico (máximo 20%), corretivo de pH e conservantes (MARQUES; GONÇALVES, 2013).

A água é o veículo da formulação e a principal matéria-prima do produto. Em alguns casos, para maior eficácia, a água é substituída por hidrolatos, também conhecidos como águas florais ou hidrossóis. São produtos que contêm muitas propriedades terapêuticas e substâncias aromáticas utilizadas pelas indústrias de cosméticos, perfumaria e aromaterapia. O hidrolato é um subproduto adquirido a partir do processo de destilação utilizado na extração dos óleos essenciais como material vegetal (p. ex., folhas, flores, sementes, raízes, etc.).

A destilação é um processo de separação de uma mistura homogênea (que possui uma única fase), em que um soluto está disperso ou dissolvido em um solvente. Basicamente, a destilação simples atua com a evaporação do solvente presente na mistura, por meio de aquecimento, possibilitando a quantificação do resíduo sólido, após a completa vaporização da parte líquida. Então, nesses casos, o soluto seria o óleo essencial, e o solvente, o hidrolato, ambos extraídos de folhas, flores, sementes ou raízes de uma determinada planta.

Durante esse processo, o vapor e o óleo essencial são resfriados no condensador até se tornarem líquidos. Na etapa seguinte, em um decantador, óleo e água se separam por meio da diferença de densidade e polaridade entre eles, originando o óleo essencial e o hidrolato, conforme demonstrado na Figura 1.

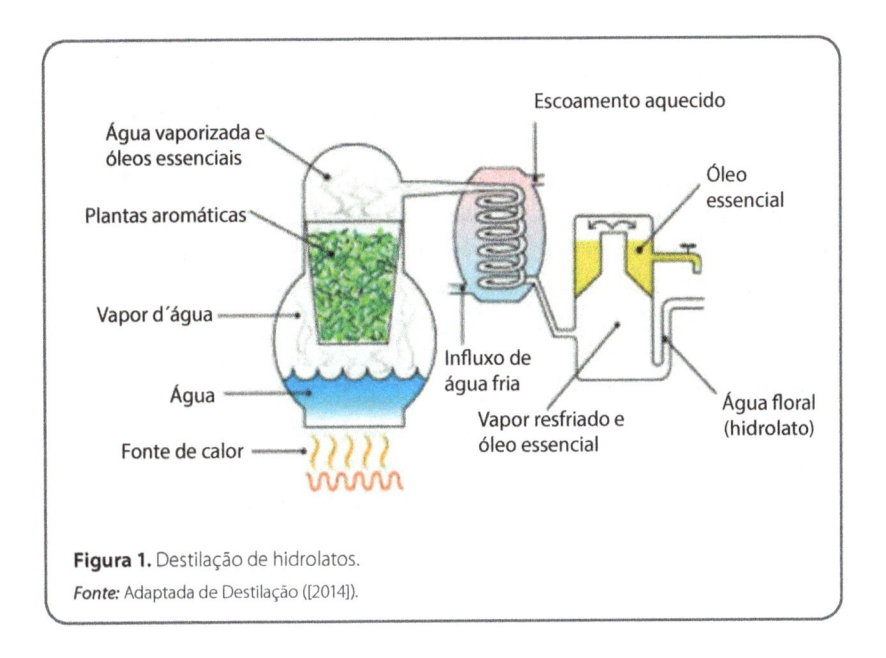

Figura 1. Destilação de hidrolatos.
Fonte: Adaptada de Destilação ([2014]).

Os hidrolatos, após a separação, são extraídos, no seu estado puro, e conservam os mesmos componentes voláteis da planta que os originou. É importante ressaltar que um óleo essencial puro contém todas as suas propriedades concentradas sem diluição, ao passo que, em um hidrolato, as propriedades terapêuticas estão diluídas, mas ambos são originários da mesma planta e no mesmo processo, sem qualquer adição ou modificação química, contendo aromas semelhantes, porém menos intensos. Assim, por serem extraídos da mesma planta, o hidrolato e os óleos essenciais possuem propriedades terapêuticas hidratantes, tonificantes e revigorantes em concentrações diferentes.

Dessa forma, os hidrolatos podem ser utilizados para cuidados com corpo ou o rosto, em virtude de conterem os nutrientes extraídos diretamente dos vegetais e propriedades hidratantes, tonificantes e refrescantes. Os hidrolatos de rosas, hamamélis, flor de laranjeira e lavanda estão entre algumas opções utilizadas na formulação de produtos tônicos.

Entre os umectantes adicionados nas formulações estão a glicerina, o propilenoglicol e o sorbitol. Essas substâncias são agentes responsáveis por reter a água na pele. Já quanto à adição de álcool na formulação de tônicos, ressalta-se a sua ação refrescante e solubilizante de outros componentes, sendo indicado apenas para produtos específicos para peles oleosas. Por serem soluções aquosas e terem grande concentração de ativos naturais em sua formulação, os tônicos são produtos altamente suscetíveis à contaminação, sendo necessário a adição de conservantes antifúngicos e bactericidas. Por fim, são adicionados a produtos componentes que corrigem o pH do produto como ácido lático, cítrico e fosfórico.

Considerando-se que os produtos para tonificação cutânea são multifuncionais, conforme o ativo presente em sua formulação, podem conter ações adstringentes, matificantes, calmantes, hidratantes, entre outras. No entanto, independentemente dessa função extra, um tônico sempre terá a função principal de correção do pH cutâneo (MATOS, 2014).

Quanto à forma de utilização, devem ser aplicados na pele com algodão umedecido na loção tônica e com movimentos de deslizamento. Também podem ser utilizados em forma de compressas, umedecendo os algodões ou gaze para cobrir uma região específica, intensificando o contato da pele e, por cima, aplicando o vapor de ozônio pelo período de 10 minutos (MARQUES; GONÇALVES, 2013).

Como é possível perceber, os produtos para tonificação cutânea apresentam-se em forma de soluções aquosas ou loções e são compostos por diferentes substâncias, tendo como principal função equilibrar o pH da pele, preparando-a para as etapas seguintes dos procedimentos estéticos e dos cuidados diários.

Modo de ação dos produtos de tonificação cutânea

Loções ou tônicos faciais são soluções cosméticas com a principal finalidade de equilibrar o pH da pele. Complementam, dessa forma, a limpeza facial, eliminando os resíduos dos produtos de limpeza e minimizando os danos causados pelos produtos tensoativos.

Para que você entenda a ação principal do tônico na pele, é primordial que saiba antes o que é pH e qual a sua importância na manutenção da saúde da pele. O potencial hidrogeniônico (pH) é o valor que representa o índice de acidez ou alcalinidade de uma solução aquosa, baseado na concentração dos íons de hidrogênio (H^+) em uma determinada solução. Quanto mais forte for um ácido, maior será a quantidade de íons H^+ que será liberada em solução aquosa. Quanto mais forte for a base, maior a quantidade de íons OH^- a serem liberados em solução aquosa, sendo menor a quantidade de íons H^+ (MATOS, 2014).

Para a determinação desses índices, há a escala de pH, que vai de 0 a 14, sendo 7 considerado o pH neutro (Figura 2). Valores abaixo de 7 são ácidos, e acima de 7, alcalinos ou básicos.

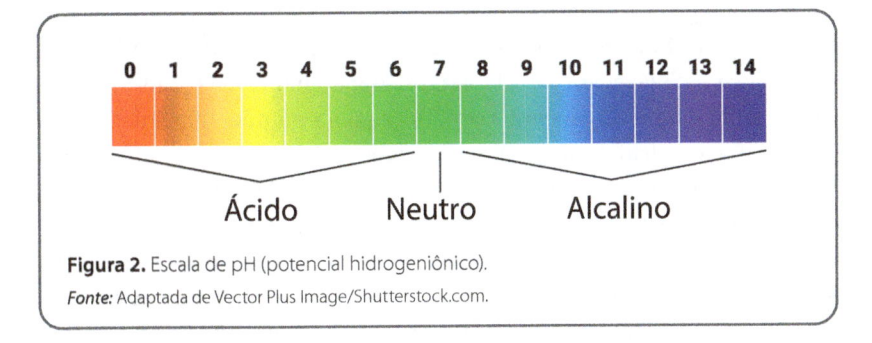

Figura 2. Escala de pH (potencial hidrogeniônico).
Fonte: Adaptada de Vector Plus Image/Shutterstock.com.

A epiderme possui uma cobertura composta por uma emulsão de água e lipídeos (gorduras), denominada filme ou manto hidrolipídico (Figura 3). Essa estrutura é formada por secreções das glândulas sudoríparas (suor) e sebáceas (sebo) e contribui para a manutenção de uma barreira contra as bactérias e os fungos.

Parte desse filme, chamado de manto ácido protetor, contém ácido láctico e vários aminoácidos do suor, gorduras ácidas do sebo, aminoácidos, ácido carboxílico pirrolidona e outros fatores hidratantes naturais (NMF, do inglês *natural moisturizing factor*), essencialmente derivados do processo de queratinização.

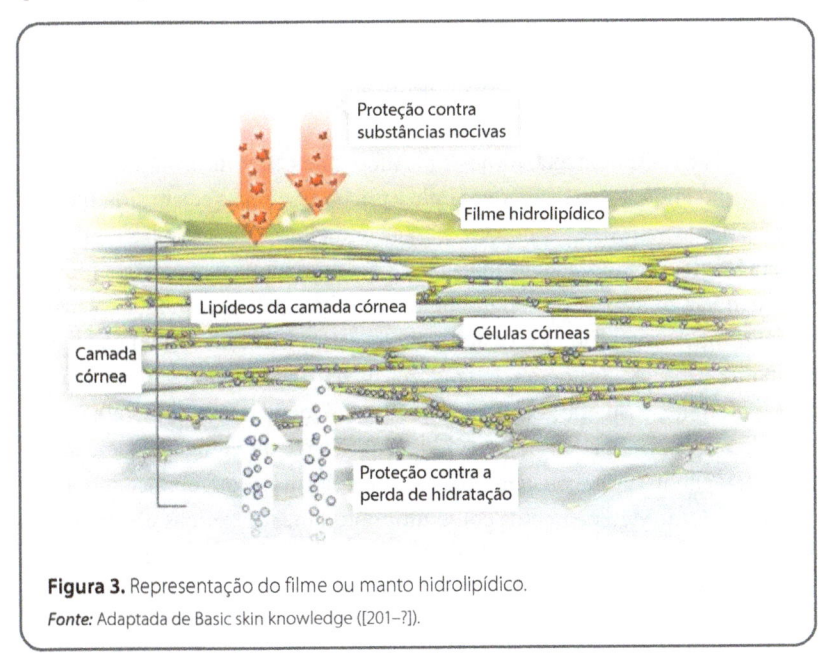

Figura 3. Representação do filme ou manto hidrolipídico.
Fonte: Adaptada de Basic skin knowledge ([201–?]).

Esse manto ácido protetor dá à pele saudável um pH entre 5,4 e 5,9, considerando a pele levemente ácida, representando um ambiente ideal para o crescimento de microrganismos benéficos (flora ou microbiota natural da pele) e para a destruição dos microrganismos prejudiciais, bem como para a formação de lipídeos epidémicos e das enzimas condutoras do processo de descamação da pele.

O pH da pele é acentuado pelo estrato córneo, o qual desempenha um papel importante no controle das atividades enzimáticas envolvidas no metabolismo e na renovação celular, sendo mantido por vários sistemas, como o suor, a secreção e a degradação de sebo e pelo próprio metabolismo celular. Na superfície da pele, o que é medido, de fato, é o pH aparente da pele, devido ao material que é extraído do estrato córneo e que se difunde na água aplicada na superfície cutânea. De maneira geral, o valor do pH aferido na superfície da pele é o resultado de substâncias solúveis na água do estrato córneo, de suor e de sebo segregado e de dióxido de carbono de difusão.

A avaliação do pH superficial cutâneo é importante em pesquisas clínicas para o estudo das mudanças do pH durante a exposição externa aos ingredientes da formulação em estudo e do estado da pele, observando-se suas condições clínicas e suas possíveis mudanças crônicas ou agudas. Assim, o pH da pele desempenha um papel importante nas condições de pele, de modo que torna o manto ácido essencial à barreira protetora da pele, neutraliza agressores à base de alcalinos (como os tensoativos abrasivos), inibe o crescimento de bactérias e restaura e mantém o ambiente ácido ideal para a flora natural da pele se desenvolver.

Se o pH da pele aumenta, torna-se alcalino, o seu equilíbrio natural é perturbado, o que impede que os lipídeos epidérmicos essenciais sejam sintetizados, e a pele perde água e se torna seca. Nessa condição, a camada exterior da pele (ou epiderme) já não consegue mais funcionar como uma barreira de proteção.

Quando a função de barreira é comprometida, a pele se torna seca, sensível ou com hipersensibilidade, ficando suscetível a infecções, doenças, como dermatites, e a agentes potencializadores na dermatite atópica e na rosácea.

Os produtos cosméticos com pH altos são soluções alcalinas extremamente prejudiciais para o pH da pele devido a sobrecarregarem sua capacidade de neutralização natural, causando danos à sua estrutura e prejudicando a barreira protetora. Medicamentos como quimioterapia, diuréticos e antibióticos e procedimentos médicos como radioterapia e diálise também comprometem a defesa natural da pele.

O pH da superfície cutânea é um importante indicador funcional da pele, determinado pela produção de ácido láctico, e confere a parte mais superficial da pele, denominado "manto ácido cutâneo".

Para que você entenda melhor, a pele apresenta pH entre 5,4 e 5,8, sendo levemente ácida, o que contribui para a proteção bactericida e fungicida em sua superfície. Além disso, as secreções cutâneas, como o suor e o sebo, proporcionam considerável capacidade tamponante, uma propriedade fundamental, já que o pH cutâneo é modificado frequentemente em decorrência da utilização de produtos tópicos inadequados.

Vários estudos descrevem a importância da manutenção e do equilíbrio e as implicações da alteração do pH ácido cutâneo, bem como sua relação com o sistema de proteção da pele. Uma vez que o manto ácido é danificado, aumenta-se a perda de água, desencadeando irritação, ressecamento e descamação, aumentando, como consequência, a propensão a danos e a ataques de microrganismos, como fungos e bactérias. Esse desequilíbrio é fundamental para o aparecimento de doenças, como dermatites, ictioses e acne vulgar.

A determinação e o controle do pH cutâneo pela visão cosmética e/ou dermatológica são de extrema importância devido ao seu contato com substâncias agressivas, como detergentes e outras substâncias comuns utilizadas diariamente e que influenciam esse fator.

Na maioria das loções tônicas, são utilizadas a combinação de dois tipos de pectinas, conhecidas como *Genu Phresh DF* (nome comercial do ativo), atuando em mecanismos de ação diferenciado, sendo um que se dá pelo consumo imediato do excesso de álcalis, e outro como agente tamponante, exercendo o efeito de reparo do pH imediato e a longo prazo (MARQUES; GONÇALVES, 2013).

Em química, um álcalis é uma base, ou seja, uma solução de uma base solúvel tem um pH maior que 7. Como consumo imediato do excesso de álcalis, entende-se que esses produtos agem de forma a reduzir a quantidade maior de íons OH^-, equilibrando o pH da solução ou o meio específico. Isso é realizado adicionando-se mais íons e liberando uma quantidade maior de H^+.

Outro mecanismo de ação dos agentes de tonificação cutânea é o controle biológico do pH nas células e nos fluidos corporais por meio do sistema tampão, essencial para garantir as atividades celulares e do metabolismo. Então, para isso, é importante entender o que é um agente tamponante.

Um agente tamponador, tamponante ou agente tampão ajusta e estabiliza o pH de uma solução ou de um meio. A função de um agente tamponador é conduzir uma solução ácida ou alcalina a um certo pH e prevenir a mudança desse pH. Agentes tamponadores têm propriedades variadas, sendo que alguns são mais solúveis que outros; alguns são ácidos, ao passo que outros são básicos. Como controladores de pH, eles são importantes em muitas aplicações químicas, como nos cosméticos, sobretudo nos produtos para tonificação cutânea.

Como resultado dessa pequena mudança nas concentrações do ácido e da base, diz-se que a solução ou meio está tamponado. Assim, um agente tamponador sustenta essa faixa de concentração em virtude de prover o ácido ou a base correspondente para estabilizar o pH ao que está sendo adicionado.

Como é possível perceber, a tonificação cutânea é de fundamental importância nos cuidados diários da pele por normalizar e condicionar a pele para aplicação dos produtos de permanência, como hidratantes, nutritivos e outros tratamentos específicos para a pele.

Tonificação cutânea de acordo com a necessidade da pele

Devido à variabilidade da resposta humana, cada pele tem uma necessidade, e, junto com a tonificação, surge a preocupação de promover os cuidados necessários, a fim de garantir o equilíbrio do manto hidrolipídico, tão importante à saúde e à integridade da pele.

Considerando-se, ainda, que um tônico sempre terá a função principal de correção do pH cutâneo e a tendência à multifuncionalidade, conforme o ativo presente em sua formulação, ele pode conter as ações adstringente, matificante, calmante ou hidratante, entre outras. Assim, cada tipo de pele possui condições e características específicas a serem atendidas e supridas, garantindo as ações efetivas dos cosméticos de tonificação cutânea.

Os cuidados para as peles eudérmicas ou normais são baseados nos princípios de moderação, adotando uma rotina de tratamento adequada à manutenção do equilíbrio fisiológico e à integridade mecânica desse tipo de pele, protegendo-a de agressões externas e desequilíbrios promovidos pelos agentes de limpeza.

Dessa maneira, os tônicos para peles normais podem conter em suas formulações baixas concentrações de álcool, além de suavizantes e hidratantes, como extrato de hamamélis, alfa-bisabolol e PCA-NA. Agentes oxidantes também são importantes aliados na manutenção da normalidade desse tipo de pele. Já as loções tônicas para peles lipídicas ou oleosas são compostas por soluções hidroalcoólicas e agentes adstringentes, como hortelã, ácido salicílico, hamamélis, bardana, zinco.

Para as peles secas, os tônicos devem conter agentes refrescantes e hidratantes, como hamamélis, ácido hialurônico, alantoína e *Aloe vera*, bem como apresentar formulação isenta de álcool.

Como as peles mistas possuem características do biótipo da pele lipídica na zona T da face e as da pele eudérmica nas extremidades, seus tônicos devem conter baixo teor de álcool e adstringentes suaves, como extratos de hortelã e de bambu, hamamélis, além de agentes de hidratação, como glicerina, ácido hialurônico, *Aloe vera* e alantoína. Por fim, as peles sensíveis necessitam de tônicos não alcoólicos, formulados especialmente para esse tipo de pele, com substâncias de propriedades calmantes, como extrato de camomila, alfa--bisabolol, lavanda e *Aloe vera*.

Outras particularidades são reservadas para a pele negra e a pele masculina. Para peles negras, recomenda-se cuidados com o uso de produtos que contenham ativos, como ácidos queratolíticos e outros, que induzam o processo inflamatório, a fim de evitar, dessa forma, os riscos de hiperpigmentação pós--inflamatória, justamente porque essa pele tem grande disposição a aumentar a produção de melanina diante dessas agressões. Em sua maioria, as peles negras são oleosas e possuem ótima firmeza e elasticidade, o que permite a utilização de ativos para controle de oleosidade e hidratantes hidrossolúveis, garantindo a manutenção do manto hidrolipídico.

Quanto às peles masculinas, geralmente são muito oleosas e com comedões, por isso é aconselhável o uso de tônicos adstringentes e refrescantes, específicos para esses tipos de pele. Esses produtos são compostos por uma solução hidroalcoólica em proporção maior de álcool do que as fórmulas elaboradas para a pele feminina. O Quadro 1, a seguir, traz uma relação das multifuncionalidades dos tônicos cutâneos conforme a função de seus ativos.

Quadro 1. Multifuncionalidade dos tônicos cutâneos conforme função de seu ativo

Tipo de tônico	Ação	Indicação	Alguns ativos
Adstringente	Remove o excesso de óleo da superfície cutânea, além de reduzir o calibre dos óstios.	Peles lipídicas, mistas e acneicas.	Hamamélis, bardana, zinco, ácido salicílico.
Matificante	Reduz o brilho da pele.	Peles lipídicas, mistas e acneicas.	Argila.
Antisséptico	Regulação da ação de microrganismos na pele.	Peles lipídicas, mistas e acneicas.	Melaleuca, tomilho, sálvia.
Hidratante	Auxilia na manutenção hídrica da pele.	Peles alípicas e desidratadas.	Fatores naturais de hidratação (NMF), colágeno, aquaporinas, pantenol, PCA-Na, hialuronato de sódio, glicerina, alantoína.
Calmante	Promove efeito suavizante na pele.	Peles sensíveis e sensibilizadas.	Altheia, camomila, *Aloe vera*, alfa-bisabolol, alantoína.
Para peles maduras	Promove atividade antioxidante, tensora e melhora a firmeza cutânea.	Peles maduras.	Vitaminas antioxidantes, algas marinhas, DMAE, silício orgânico, aminoácidos.

Fonte: Adaptado de Brenner e Andrade (2015), Matos (2014), Marques e Gonçalves (2013).

> **Fique atento**
>
> Os ativos adstringentes utilizados nos tônicos possuem a propriedade de contrair os tecidos orgânicos, reduzindo o calibre dos óstios, devido a uma reação ocorrida entre as substâncias adstringentes e as proteínas celulares, o que resulta em um processo inflamatório que dilata pequenos vasos na derme com ligeiro edema, aumentando o líquido intersticial, o que, dessa forma, torna os óstios menos visíveis momentaneamente (MATOS, 2014).

Referências

BASIC skin knowledge. [201-?]. 1 ilustração. Disponível em: https://www.eucerin.pt/~/media/eucerin/local/pt/about-skin/basic-skin-knowledge/skin-structure-and-function/eucerin-int-skin-structure-03%20traduzido.jpg?h=516&mw=780&w=780&hash=BB3EF8D4EC1678FCC1A86013355AB820. Acesso em: 11 abr. 2019.

BRENNER, E.; ANDRADE, L. Cuidados com os diferentes tipos de pele. *In*: KEDE, M. P. V.; SABATOVICH, O. *Dermatologia estética*. 3. ed. Rio de Janeiro: Atheneu, 2015. p. 31-43.

DESTILAÇÃO. [2014]. 1 ilustração. Disponível em: https://cdn4.ecycle.com.br/cache/images/materias/Nomundo/2014-11/50-650-destilacao.jpg. Acesso em: 11 abr. 2019.

MARQUES, M. A.; GONÇALVES, S. M. F. Como utilizar produtos cosméticos. *In*: PEREIRA, M. de F. L. (org.). *Cosmetologia*. São Caetano do Sul: Difusão, 2013. p. 175-231.

MATOS, S. P. de. *Cosmetologia aplicada*. São Paulo: Érica, 2014.

Leituras recomendadas

ENTENDENDO a pele: pH da pele. *Eucerin*, [s. l.], [201-?]. Disponível em: https://www.eucerin.com.br/problemas-de-pele/pele-sensivel/ph-da-pele. Acesso em: 11 abr. 2019.

GENU pHresh DF Pectin. *Prospector*, [s. l.], [2017?]. Disponível em: https://www.ulprospector.com/pt/eu/PersonalCare/Detail/2535/365166/GENU-pHresh-DF-Pectin. Acesso em: 11 abr. 2019.

LEONARDI, G. R.; GASPAR, L. R.; CAMPOS, P. M. B. G. M. Estudo da variação do pH da pele humana exposta à formulação cosmética acrescida ou não das vitaminas A, E ou de ceramida, por metodologia não invasiva. *Anais Brasileiros de Dermatologia*, Rio de Janeiro, v. 77, n. 5, p. 563-569, set./out. 2002. DOI: http://dx.doi.org/10.1590/S0365-05962002000500006 . Disponível em: http://www.scielo.br/scielo.php?script=sci_arttext&pid=S0365-05962002000500006&lng=en&nrm=iso. Acesso em: 11 abr. 2019.

Fotoprotetores

Objetivos de aprendizagem

Ao final deste texto, você deve apresentar os seguintes aprendizados:

- Identificar os filtros solares orgânicos e inorgânicos aprovados para uso no Brasil.
- Reconhecer o espectro de proteção ultravioleta oferecido pelos produtos cosméticos.
- Analisar a resistência à água, untuosidade e comedogenicidade dos fotoprotetores.

Introdução

A agressão que o sol provoca na pele não se limita apenas às queimaduras solares, pois ela é capaz de causar alterações celulares e nas fibras colágenas e elásticas, fotoenvelhecimento, aumento da síntese de melanina, imunossupressão e câncer de pele. Já os fotoprotetores são cosméticos destinados a proteger a pele, constituídos de filtros solares que podem ser orgânicos ou inorgânicos (conforme o mecanismo de ação exercido por eles) e têm diversas formas, sendo a emulsão óleo em água o meio mais comumente utilizado. Para que eles sejam eficazes, é muito comum trabalhar com outras substâncias que apresentem efeito sinérgico na formulação para potencializar o efeito dos filtros e incrementar o fator de proteção solar (FPS).

Neste capítulo, você estudará os tipos de filtro solar; seu mecanismo de ação; os componentes da formulação; como ocorre a proteção da pele, principalmente em relação ao câncer; como se determina a eficácia dos fotoprotetores; o espectro de proteção solar; sua resistência à água; e a redução de alguns inconvenientes, por exemplo, a untuosidade e a comedogenicidade.

Espectro solar

O sol emite vários tipos de radiação, que é dividida basicamente em ultravioleta (UV), com comprimento de onda de 100 a 400 nm; luz visível (VIS), de 380 a 760 nm; e infravermelha (IV), com comprimento de onda acima do visível (RENNÓ; RENNÓ; NASSIF, 2014). Assim, para fotoproteção, tem-se a radiação UV, a qual pode ser subdividida da seguinte forma:

- UVC, de 100 a 290 nm;
- UVB, de 290 a 320 nm;
- UVA, de 320 a 400 nm;
- UVA I, de 340 a 400 nm;
- UVA II, de 320 a 340 nm.

Antes de entender como ocorre a fotoproteção, deve-se saber a forma com que a radiação atinge a pele, provocando alterações e danos, que são cumulativos e irreversíveis. Considerando que o comprimento de onda é inversamente proporcional à energia, a radiação UVC apresenta o menor comprimento, tornando-se a mais energética. Contudo, ao ser absorvida pela atmosfera, não atinge a superfície da pele (VANZIN; CAMARGO, 2011).

Já a radiação UVB é parcialmente absorvida pela pele (em torno de 30%), penetra a epiderme e atinge os queratinócitos e melanócitos. Ao ser absorvida pela melanina, altera sua coloração, sendo responsável pelo eritema (vermelhidão) e relacionando-se com o câncer de pele. Apenas uma pequena porção é capaz de atingir a derme e está associada à síntese de vitamina D. Sua incidência se torna maior nos meses mais quentes e durante o dia, entre 10 e 16 horas (CORRÊA, 2012; RENO *et al.*, 2014; LEONARDI; SPERS, 2015).

A radiação UVA, por sua vez, tem pouca ação eritematosa e é a menos energética, porém, penetra mais profundamente a pele, atinge a derme e provoca alterações nas fibras de colágeno e elastina. A exposição crônica a ela causa fotoenvelhecimento, no qual estruturas da matriz extracelular que dão suporte à pele são danificadas, contribuindo para a formação de rugas e flacidez cutânea. Ela estimula a produção de melanina, um pigmento responsável pela coloração da pele e pelo bronzeado rápido e de curta duração. A maioria dos seus danos está relacionada ao estresse oxidativo e à incidência de câncer de pele. Já a sua incidência é contínua o ano todo, inclusive no inverno (RIBEIRO, 2010; VANZIN; CAMARGO, 2011; RENO *et al.*, 2014).

Na Figura 1, você pode visualizar o espectro solar detalhadamente. Já na Figura 2, estão representadas algumas alterações e a penetração das radiações UVA e UVB na pele.

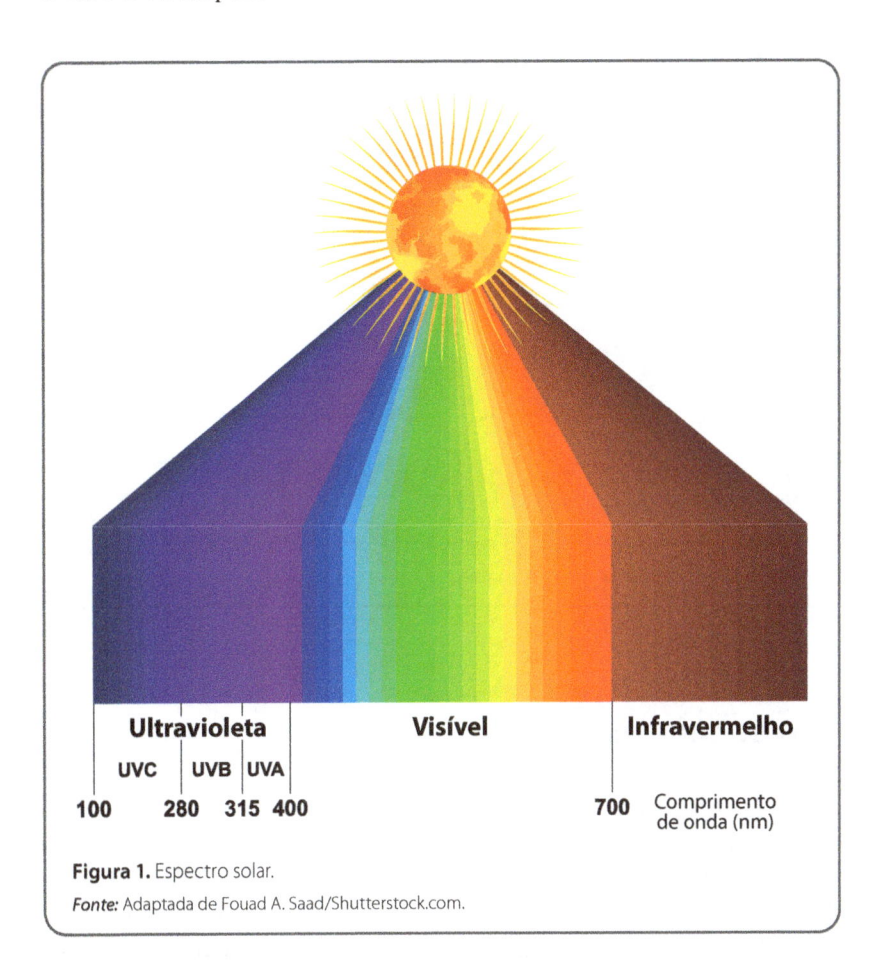

Ultravioleta | **Visível** | **Infravermelho**

UVC | UVB | UVA
100 | 280 | 315 | 400 | 700 Comprimento de onda (nm)

Figura 1. Espectro solar.
Fonte: Adaptada de Fouad A. Saad/Shutterstock.com.

Fique atento

Muito difundidas no Brasil indiscriminadamente há alguns anos, as câmaras de bronzeamento artificial foram proibidas pela Agência Nacional de Vigilância Sanitária (Anvisa) desde o dia 11 de novembro de 2009, devido aos riscos à saúde associados ao uso e à falta de manutenção adequada desses equipamentos.

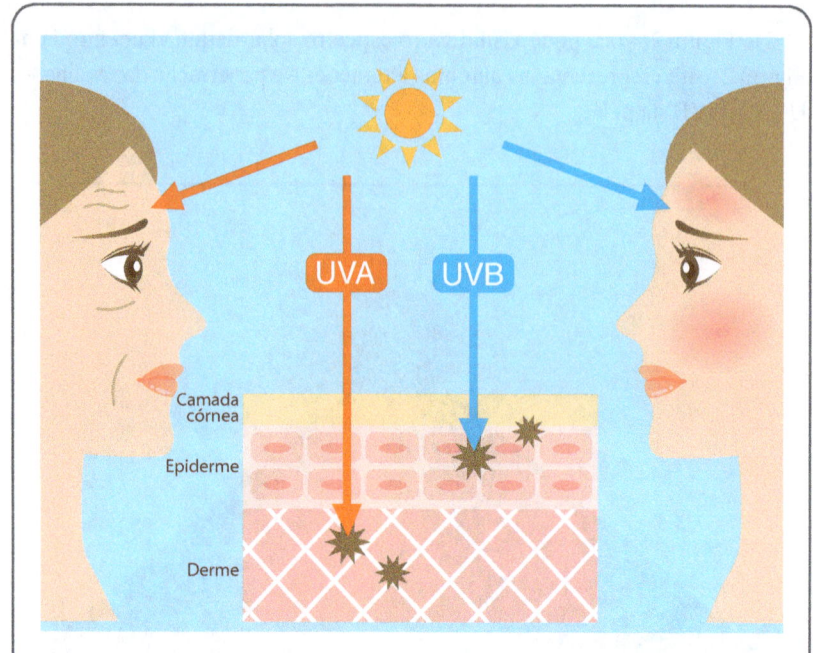

Figura 2. Penetração e alterações na pele relacionadas às radiações UVA e UVB.
Fonte: Adaptada de yomogi1/Shutterstock.com.

Filtros solares

No Brasil, o Regime Diferenciado de Contratação (RDC) nº. 69, de 23 de março de 2016, regulamenta e dispõe sobre a lista dos filtros solares permitidos em produtos de higiene pessoal, cosméticos e perfumes do Mercosul (BRASIL, 2016). Eles são divididos em duas categorias, orgânicos e inorgânicos.

Os filtros inorgânicos mais conhecidos são o dióxido de titânio e o óxido de zinco, também chamados de físicos, devido à proteção física que proporcionam à pele, formando uma película que atua por refração ou reflexão da luz incidente propiciada pelas partículas depositadas na superfície cutânea. O tamanho das partículas deve ser o menor possível para ocorrer efetivamente o bloqueio, quanto menor for seu tamanho, maior é a área de superfície e a capacidade de desviar a radiação.

Esses filtros são insolúveis em água, impermeáveis — o que os torna seguros de forma toxicológica — e usados em fotoprotetores, proporcionando alta proteção à pele e, devido às suas caraterísticas, podendo ser utilizados também em formulações infantis (GOMES; DAMAZIO, 2009; VANZIN; CAMARGO, 2011). Suas vantagens incluem ser considerado inerte (atóxico), inodoro, ter estabilidade na luz, proteção UVA e UVB, bem como ser usado em uma concentração de até 25% (LEONARDI; SPERS, 2015).

O dióxido de titânio e o óxido de zinco não proporcionam um filme transparente na pele, porém, são os responsáveis pela brancura dos fotoprotetores, o que se torna um inconveniente para pessoas de pele mais escura. Portanto, deve-se controlar o tamanho das suas partículas, sendo que para uso em fotoprotetores, o diâmetro é reduzido de aproximadamente 500 para menos de 200 nm (nanopartículas). Essa característica das partículas leva à formação de um filme transparente sobre a pele, mais bem aceito pelos consumidores do que o aspecto branco azulado original (BEASLEY; MEYER, 2010; VANZIN; CAMARGO, 2011).

Segundo Ribeiro (2010), o dióxido de titânio é capaz de absorver a radiação UVB, mas não a UVA. Já o óxido de zinco absorve ambas, conferindo um amplo espectro de absorção aos fotoprotetores.

Exemplo

O dióxido de titânio pode ocorrer em três formas: rutilo, anatase e bruquita. A bruquita é rara, portanto, se comercializa apenas anatase e rutilo, sendo esta última a mais estável e que mais dispersa a luz UV, pois apresenta um elevado índice de reflexão. Quanto maior for esse índice, maior é a dispersão da luz transmitida.

Os filtros orgânicos são moléculas com um ou mais grupos aromáticos e cadeias alifáticas conjugadas, apresentando geralmente um grupo doador de elétrons, como amina ou metóxila em posição orto ou para no anel. Eles também podem ser hidrossolúveis ou lipossolúveis (BALOGH *et al.*, 2011), que absorvem a radiação UV altamente energética e a transformam na forma inócua. Diferentemente dos inorgânicos, eles deixam uma película transparente na superfície da pele, porém, em geral, são oleosos (RIBEIRO, 2010).

Há várias substâncias disponíveis nessa categoria que absorvem nas regiões do UVB e UVA ou podem apresentar um amplo espectro de ação. Comumente, utiliza-se combinações entre eles para que se obtenha a cobertura de toda a região UV. A eficácia dos filtros orgânicos é determinada de acordo com a curva de saturação/concentração, isso significa que eles têm características diferenciadas em relação à absorção da radiação, definida conforme a sua concentração. A capacidade de absorção das moléculas pode ser maior ou menor, mas o aumento da sua concentração na formulação não proporciona o incremento do FPS final, nesse ponto, esse filtro atingiu sua saturação (GOMES; DAMAZIO, 2009; RIBEIRO, 2010; CABRAL; PEREIRA; PARTATA, 2011; LEONARDI; SPERS, 2015).

Para que se atinja um FPS elevado, é necessária a combinação entre os filtros orgânicos e inorgânicos e dos filtros UVA com UVB (LEONARDI; SPERS, 2015). Os orgânicos são subdivididos em diferentes classes, conforme apresenta o Quadro 1 (RIBEIRO, 2010; CORRÊA, 2012). Já as concentrações de uso permitidas no Brasil para cada filtro solar, inorgânico e orgânico, estão descritas na RDC nº. 69/2016, da Anvisa (BRASIL, 2016).

Na Figura 3, você pode observar a proteção por reflexão e absorção proporcionada pelos filtros solares.

> **Fique atento**
>
> Algumas associações entre filtros orgânicos são incompatíveis e causam uma instabilidade na formulação, por exemplo, o caso da combinação de avobenzona com metoxicinamato de octila e avobenzona com dióxido de titânio.

Quadro 1. Filtros solares orgânicos e capacidade de absorção da radiação

Classe	Exemplos	Proteção	Faixa de absorção (nm)
Ácido para-aminobenzoico (PABA) e derivados	Gliceril PABA Octil dimetil PABA Etil-4-bis (hidroxipropil) aminobenzoato	Derivados do PABA são absorvedores UVB	290–320
Derivados do ácido cinâmico (cinamatos)	Octil-p-metoxicinamato Propil-4-metoxicinamato Ciclohexil-4-metoxicinamato	Todos os cinamatos são absorvedores UVB	270–328

(Continua)

(Continuação)

Quadro 1. Filtros solares orgânicos e capacidade de absorção da radiação

Classe	Exemplos	Proteção	Faixa de absorção (nm)
Salicilatos	Octilsalicilato Salicilato de trietanolamina Homometil salicilato	Todos os salicilatos são absorvedores UVB	290–315
Derivados da cânfora	Metilbenzidileno cânfora Benzidileno cânfora	Todos os derivados da cânfora são absorvedores UVB	284–300
Benzofenonas	Oxibenzona Dioxibenzona	Todas as benzofenonas são absorvedores UVA	270–350
Derivados do dibenzoilmetano	Butil metoxidibenzoilmetano (avobenzona)	Todos os derivados são absorvedores UVA	310–400
Antranilatos	Metil antranilato	Todos os antranilatos são absorvedores UVA	336
Derivados do benzotriazol	Metileno-bis-benzotriazolil tetrametilbutilfenol (Tinosorb® M)	Amplo espectro	305–404 360–495
Derivados da triazina	Bis-etilexiloxifenol metoxifenil triazina (Tinosorb® S)	Amplo espectro	310–745 343–820

Fonte: Adaptado de Balogh *et al.* (2011); Nascimento, Santos e Aguiar (2014); Silva *et al.* (2015).

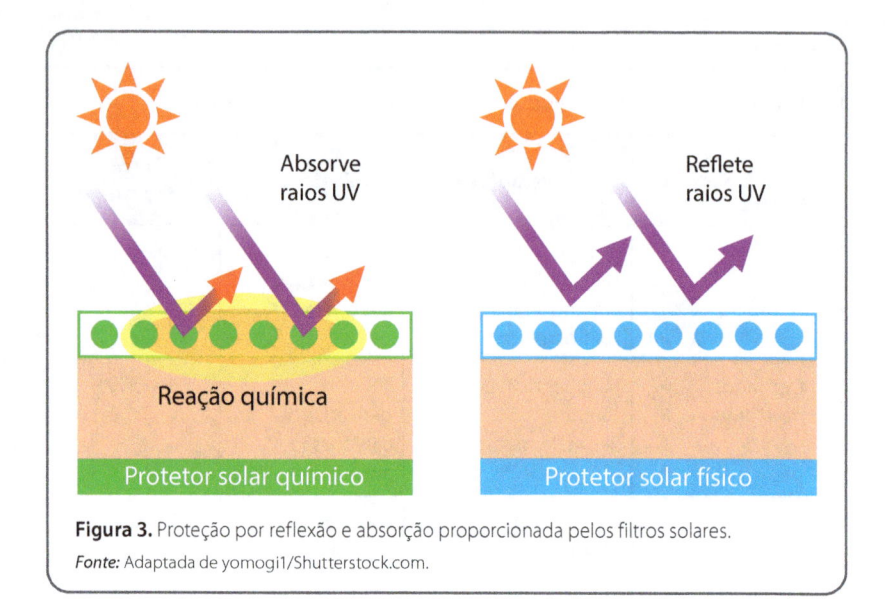

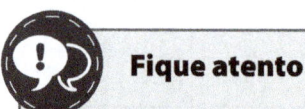

Figura 3. Proteção por reflexão e absorção proporcionada pelos filtros solares.
Fonte: Adaptada de yomogi1/Shutterstock.com.

Fique atento

O uso adequado e frequente de filtro solar antes dos 18 anos é capaz de reduzir a formação de lesões pré-cancerígenas, uma vez que os danos provocados pela radiação são acumulativos e irreversíveis na pele.

Formulações dos fotoprotetores

Formular um fotoprotetor não é uma tarefa fácil, pois a eficácia depende da sua interação com o veículo, da combinação entre os filtros orgânicos e inorgânicos, bem como da sua capacidade para distribui-los de forma uniforme na superfície cutânea. Para desenvolver uma formulação que tenha filtros solares, deve-se conhecer todas as propriedades físicas e químicas das matérias-primas que farão parte dela, por exemplo, estado físico, potencial hidrogeniônico (pH), solubilidade e incompatibilidades (VANZIN; CAMARGO, 2011).

Para a formulação dos fotoprotetores, é muito comum trabalhar com o efeito sinérgico das substâncias, que apresenta como vantagem uma maior estabilização do produto, uma vez que reduz sua complexidade. A combinação entre os filtros solares tem como objetivo o incremento do FPS final, associado ao amplo espectro de ação e a uma menor capacidade de causar irritações na pele (LEONARDI; SPERS, 2015).

De forma errônea, muitas pessoas acreditam que o aumento do FPS é conseguido simplesmente com o aumento da concentração dos filtros na fórmula. Isso ocorre porque, a partir de determinada concentração, os filtros atingem um nível de saturação que não proporciona aumentos consideráveis em seu FPS. Além disso, há uma limitação quanto às concentrações de uso, principalmente dos orgânicos, estabelecidas pela legislação e que não podem ser ultrapassadas. O aumento dessa concentração eleva o potencial de causar irritações, hipersensibilidades cutâneas e instabilidade na formulação.

Os filtros inorgânicos, por sua vez, são permitidos em altas concentrações (até 25%), devido à elevada compatibilidade dérmica desses compostos, porém seu uso nessa concentração pode ocasionar a formação de aglomerados, diminuir a efetividade do fotoprotetor e aumentar o efeito de branqueamento na pele ao ser espalhado (RIBEIRO, 2010; CORRÊA, 2012).

Assim, a associação entre os filtros solares aumenta o FPS, reduz os custos de produção e o risco de irritações, bem como proporciona maior estabilidade à formulação e segurança ao seu usuário (CABRAL; PEREIRA; PARTATA, 2011). A partir da associação de dióxido de titânio com óxido de zinco, obtém-se um produto com baixa capacidade de irritação, desenvolvimento de reações alérgicas e amplo espectro, sendo muito comum em formulações de fotoprotetor infantil e para pessoas com pele sensível (RIBEIRO, 2010).

Outra questão de extrema importância no desenvolvimento de fotoprotetores é a escolha dos filtros em relação à resistência à água, na qual alguns hidrofílicos associados aos lipofílicos e inorgânicos podem gerar um FPS mais elevado. Contudo, em produtos que apresentem essa resistência, os filtros hidrofílicos devem ser evitados, pois são facilmente retirados da pele com a água e até mesmo com o suor (CABRAL; PEREIRA; PARTATA, 2011).

O FPS de uma formulação de fotoprotetor é conseguido por meio da combinação dos filtros orgânicos e inorgânicos. Todavia, outros componentes, quando incorporados na fórmula, também contribuem para a eficácia do produto, sem aumentar sua concentração. Essas substâncias não proporcionam proteção contra a radiação UV, estão associadas aos filtros solares e permitem o aumento do FPS (SKOTARCZAK *et al.*, 2015).

Quando são bem selecionados, alguns emolientes podem ser usados para solubilizar os filtros orgânicos que se apresentam na forma sólida, evitando sua cristalização e aumentando a estabilidade da formulação. Entretanto, quando não forem escolhidos adequadamente, eles interferem de modo negativo, mudando o espectro de absorção de certos orgânicos. Alguns emolientes utilizados em fotoprotetores são estearato de octila, adipato de butila, éter dicaprílico, triglicerídeos do ácido cáprico e caprílico, etc. (LEONARDI, 2008; RIBEIRO, 2010; CORRÊA, 2012).

Ao serem acrescentados ao fotoprotetor, os silicones (como alquilmetilsiloxanos) melhoram o sensorial da formulação, aumentam o FPS sem aumentar a concentração dos filtros e podem elevar a resistência à água (RIBEIRO, 2010). As formulações resistentes à água fazem o produto permanecer na superfície da pele por mais tempo. Assim, coloca-se substâncias hidrofóbicas filmógenas, que são impermeabilizantes e oclusivas, impedindo que esse produto saia com água ou suor. Os mais conhecidos incluem copolímeros de polivinil pirrolidona (PVP), eicosano, hexadeceno, tricotanil, perfluoropoliéteres e copolímero acrílico carboxilado (CABRAL; PEREIRA; PARTATA, 2011).

Os materiais graxos usados como emolientes em fotoprotetores devem possuir características químicas que tenham o toque mais seco, leve ou ultraleve na superfície da pele e evitem ao máximo a untuosidade (sensorial gorduroso e pesado) e a comedogenicidade, que se caracteriza por obstrução dos poros. Quando estão presentes nas formulações, essas características aumentam a aceitação do produto pelo consumidor, principalmente naqueles com pele oleosa ou acneica, uma vez que os próprios filtros orgânicos lipofílicos elevam a oleosidade. Espera-se, por exemplo, que um material graxo de baixa massa molar possa exercer um efeito menos gorduroso na pele (LEONARDI, 2008; CORRÊA, 2012).

Portanto, além de obter uma formulação leve e eficaz, deve-se fazer a aplicação apropriada do produto para formar uma camada homogênea e uniforme sobre todas as áreas expostas e em quantidade adequada — padrões internacionais recomendam a aplicação de 2 mg/cm^2 de fotoprotetor na pele (SKOTARCZAK *et al.*, 2015). Como é difícil aplicar essa quantidade na prática, a Sociedade Brasileira de Dermatologia adotou a regra da colher de chá (rosto, cabeça e pescoço, uma colher de chá; tronco, duas colheres de chá; braço e antebraço, uma colher de chá para cada lado; coxas e pernas, duas colheres de chá para cada lado) (MANEIRAS..., 2017, documento *on-line*).

> **Link**
>
> Conheça a regra da colher de chá no site da Sociedade Brasileira de Dermatologia, disponível no *link* a seguir.
>
> https://goo.gl/Rh3FrD

Avaliação da eficácia dos fotoprotetores

A eficácia dos fotoprotetores é dada pela sua capacidade para proteger a pele das radiações UVB e UVA. A determinação do FPS está relacionada à proteção UVB do produto, porque mede o eritema formado na pele. Já a determinação da proteção UVA passou a ser exigida dos fabricantes no Brasil apenas no ano de 2012 e encontra-se regulamentada pela RDC n°. 30/2012, da Anvisa (BRASIL, 2012).

Para determinação do FPS, usa-se voluntários humanos rigorosamente selecionados, sendo considerado o método oficial reconhecido pela Anvisa e fundamental para se inserir no rótulo. O FPS indica o grau de proteção na pele, o tempo que uma pessoa pode ficar exposta ao sol sem desenvolver eritema, e estipula a relação entre a dose eritematosa mínima com e sem o uso do fotoprotetor, a uma intensidade previamente definida da radiação. Assim, quanto maior for o seu valor, maior é o tempo que o sujeito pode permanecer exposto ao sol. Contudo, para obter a eficácia desejada, os filtros devem se manter estáveis na pele e não ser retirados por ação da água ou de outro fator (RIBEIRO, 2010; LEONARDI; SPERS, 2015).

Para determinação da eficácia UVA, utiliza-se os métodos *in vivo* (*Persistent Pigmented Darkening*) e *in vitro* (fator de proteção ultravioleta A) — no Mercosul, aceita-se qualquer um deles. A determinação *in vitro* tem como finalidade indicar o espectro de absorção do fotoprotetor, ajustando-o ao valor de FPS obtido. Os resultados desse ensaio são muito próximos aos obtidos pela técnica *in vivo* para UVA, a qual, diferentemente da determinação do FPS, avalia a capacidade de pigmentação da pele dos voluntários após a exposição controlada à radiação UV. De acordo com a RDC n°. 30/2012, o valor da proteção UVA deve ser de, no mínimo, um terço do valor do FPS (BRASIL, 2012).

> **Exemplo**
>
> Se um fotoprotetor apresenta FPS 30, sua proteção UVA deve ser de no mínimo 10, devido ao comprimento de onda crítico, que divide a área do espectro UV em duas regiões, sendo a da esquerda equivalente a 90% da área total (sob a curva). Portanto, a razão UVA/UVB é a razão normalizada dessas áreas na região do UVA, dividido pelo UVB (LEONARDI; SPERS, 2015).

Referências

BALOGH, T. S. et al. Proteção à radiação ultravioleta: recursos disponíveis na atualidade em fotoproteção. *Anais Brasileiros de Dermatologia*, Rio de Janeiro, v. 86, n. 4, p. 732–742, 2011. Disponível em: http://www.anaisdedermatologia.org.br/detalhe-artigo/101365/Protecao-a-radiacao-ultravioleta--recursos-disponiveis-na-atualidade--em-fotoprotecao. Acesso em: 6 fev. 2019.

BEASLEY, D. G.; MEYER, T. A. Characterization of the UVA protection provided by avobenzone, zinc oxide, and titanium dioxide in broad-spectrum sunscreen products. *American Journal of Clinical Dermatology*, Auckland; Philadelphia, v. 11, n. 6, p. 413–421, Dec. 2010.

BRASIL. Ministério da Saúde. Agência Nacional de Vigilância Sanitária. Diretoria Colegiada. Resolução RDC nº. 30, de 1º de junho de 2012. Aprova o Regulamento Técnico Mercosul sobre protetores solares em cosméticos e dá outras providências. *Anvisa*, Brasília, 1 jun. 2012. Disponível em: http://portal.anvisa.gov.br/legislacao#/visualizar/28857. Acesso em: 6 fev. 2019.

BRASIL. Ministério da Saúde. Agência Nacional de Vigilância Sanitária. Diretoria Colegiada. Resolução RDC nº. 69, de 23 de março de 2016. Dispõe sobre o "Regulamento técnico Mercosul sobre a lista de filtros solares permitidos para produtos de higiene pessoal, cosméticos e perfumes". *Anvisa*, Brasília, 23 mar. 2016. Disponível em: http://portal.anvisa.gov.br/legislacao#/visualizar/29510. Acesso em: 6 fev. 2019.

CABRAL, L. D. S.; PEREIRA, S. O.; PARTATA, A. K. Filtros solares e fotoprotetores mais utilizados nas formulações no Brasil. *Revista Científica do ITPAC*, Araguaína, v. 4, n. 3, p. 1–10, jul. 2011. Disponível em: https://www.unitpac.com.br/arquivos/Revista/43/4.pdf. Acesso em: 6 fev. 2019.

CORRÊA, M. A. *Cosmetologia*: ciência e técnica. São Paulo: Medfarma, 2012.

GOMES, R. K.; DAMAZIO, M. G. *Cosmetologia*: descomplicando os princípios ativos. 3. ed. São Paulo: LMP, 2009.

LEONARDI, G. R. *Cosmetologia aplicada*. 2. ed. São Paulo: Santa Isabel, 2008.

LEONARDI, G. R.; SPERS, V. R. E. *Cosmetologia e empreendorismo*: perspectivas para a criação de novos negócios. São Paulo: Pharmabooks, 2015.

MANEIRAS de proteger a pele no verão. *Sociedade Brasileira de Dermatologia*, Rio de Janeiro, 18 jan. 2017. Disponível em: http://www.sbd.org.br/noticias/maneiras-de-proteger-pele-no-verao/. Acesso em: 6 fev. 2019.

NASCIMENTO, L. F.; SANTOS, E. P.; AGUIAR, A. P. Fotoprotetores orgânicos: pesquisa, inovação e a importância da síntese orgânica. *Revista Virtual de Química*, Niterói, v. 6, n. 2, p. 190–223, 2014. Disponível em: http://rvq.sbq.org.br/imagebank/pdf/v6n2a03.pdf. Acesso em: 6 fev. 2019.

RENNÓ, F. C.; RENNÓ, R. C.; NASSIF, P. W. Atualização em fotoprotetores. *Revista Uningá Review*, Maringá, v. 18, n. 3, p. 56–61, abr./jun. 2014. Disponível em: http://revista.uninga.br/index.php/uningareviews/article/view/1511. Acesso em: 6 fev. 2019.

RIBEIRO, C. *Cosmetologia aplicada a dermoestética*. 2. ed. São Paulo: Pharmabooks, 2010.

SILVA, R. R. *et al*. A luz e os filtros solares: uma temática sociocientífica. *Revista Virtual de Química*, Niterói, v. 7, n. 1, p. 218–241, 2015. Disponível em: http://rvq.sbq.org.br/imagebank/pdf/v7n1a11.pdf. Acesso em: 6 fev. 2019.

SKOTARCZAK, K. *et al*. Photoprotection: facts and controversies. *European review for medical and pharmacological sciences*, Rome, v. 19, n. 1, p. 98–112, Jan. 2015. Disponível em: https://www.europeanreview.org/article/8343. Acesso em: 6 fev. 2019.

VANZIN, S. B; CAMARGO, C. P. *Entendendo cosmecêuticos*: diagnóstico e tratamentos. 2. ed. São Paulo: Santos, 2011.

Cosméticos de hidratação

Objetivos de aprendizagem

Ao final deste texto, você deve apresentar os seguintes aprendizados:

- Identificar umectantes higroscópicos e filmógenos.
- Relacionar emolientes de acordo com sua categoria química ao grau de untuosidade e comedogenicidade.
- Analisar cosméticos hidratantes quanto à eficiência e à indicação ao tipo de pele.

Introdução

Os hidratantes podem ser classificados de acordo com o mecanismo de ação de seus componentes: oclusão, umectação ou hidratação ativa. Os principais compostos são denominados umectantes higroscópicos, umectantes filmógenos e emolientes.

Neste capítulo, você aprenderá sobre os umectantes higroscópicos e filmógenos, as diferenças entre seus mecanismos de ação hidratante, bem como conhecerá alguns exemplos de utilização em produtos. Além disso, você estudará como os emolientes conferem hidratação à pele e qual a importância de identificá-los em relação ao seu grau de untuosidade e comedogenicidade. Por fim, aprenderá a analisar a eficiência dos cosméticos a partir da combinação de ativos hidratantes, além de sua indicação quanto aos diferentes tipos de pele.

Umectantes higroscópicos e filmógenos

Umectantes

São compostos com propriedade higroscópica, ou seja, capacidade de absorver água. Eles retêm água da formulação e da atmosfera, além de atrair a água presente na derme. Por meio da ligação molecular com a água, os umectantes a retém na camada córnea e previnem a evaporação. Esses compostos, no entanto, devem estar associados a compostos oclusivos, pois, caso contrário, a água pode evaporar para o meio ambiente e, em vez de promoverem a hidratação, podem acelerar a perda transepidermal em até 20%, desidratando a pele (COSTA, 2012; DOWNIE, 2010).

Dependendo do peso molecular, esses compostos podem permear ou não a camada córnea, sendo classificados como umectantes higroscópicos (umectantes ativos) ou filmógenos (umectantes superficiais), respectivamente.

Umectantes filmógenos

São aqueles que não permeiam a pele e, portanto, formam um filme hidrofílico sobre a camada córnea. Tanto a água da formulação como a da atmosfera e da pele é retida pelo filme, aumentando a retenção de água na superfície cutânea. Qualquer hidrolisado de proteína, animal ou vegetal, é considerado umectante filmógeno, por exemplo, a queratina, o colágeno e a elastina (RIBEIRO, 2010).

Polissacarídeos também são umectantes filmógenos. O ácido hialurônico, por exemplo, é um polissacarídeo natural, principal componente da matriz extracelular, produzido principalmente por fibroblastos e queratinócitos. Na camada dérmica, o ácido hialurônico aparece especialmente relacionado com as microfibrilas de colágeno, fibras colágenas e elásticas. Quando sintetizado pelos queratinócitos, é transferido para o estrato córneo, além disso está envolvido na estrutura e organização da matriz extracelular e facilita o transporte de íons e nutrientes e a preservação da hidratação do tecido. A água na derme vai para a epiderme por meio dos espaços extracelulares, e a barreira extracelular (rica em lipídeos) impede a fuga da água da camada granular, fazendo uma reserva adequada e que garante uma hidratação ótima das camadas da epiderme. Esses processos são cruciais para a manutenção da hidratação da pele (KIM, 2006). Este ácido hialurônico é muito importante para manter hidratação natural e o colágeno na pele, o que resulta em uma pele mais firme, melhor hidratada e mais jovem (GARBUGIO; FERRARI, 2010).

O ácido hialurônico é produzido em sua forma nativa com elevado peso molecular ($> 2.10^3$ kDa), mas também pode ser sintetizado na forma de pequenos fragmentos. Está presente na maioria dos cosméticos hidratantes, na forma de hialuronato de sódio, um sal do ácido hialurônico, e as funções exercidas na pele dependem do peso molecular das diversas formas de hialuronatos de sódio que existem. As moléculas com alto peso molecular não conseguem permear, e formam um filme sobre a pele, absorvendo e retendo a água na superfície da camada córnea (NOBLE, 2002).

Já as formas menores de hialuronatos de sódio conseguem penetrar na pele e chegam até a derme, desempenhando outras funções além da hidratação. O ácido hialurônico pode influenciar na proliferação, na renovação e na migração celular, além de agir na angiogênse, na inflamação e na reposta imune celular, o que o torna um ativo muito importante em cosméticos anti-idade e hidratantes (STĘPIEŃ; IZDEBSKA; GRZANKA, 2007).

A quitosana é produzida industrialmente a partir da N-desacetilação química da quitina, um dos polissacarídeos mais abundantes encontrados na natureza, como em crustáceos, moluscos ou insetos. A propriedade formadora de filme da quitosana se deve à sua carga global positiva, que interage com tecidos carregados negativos, como pele e cabelo. Em cosméticos para os cabelos, por exemplo, sua forma de interação com a queratina dos cabelos proporciona mais brilho que os polímeros sintéticos e apresenta maior estabilidade em alta umidade, diminuindo a tendência à adesão e à formação de carga estática, facilitando a escovação e o penteado (SILVA; SANTOS; FERREIRA, 2006). A quitosana forma um fino filme que, além de ajudar a manter a oleosidade e a hidratação, protege a pele de agressões externas (LARANJEIRA; FÁVERE, 2009).

Vários glicóis são usados como umectantes, pois formam pontes de hidrogênio com a água. Dependendo do peso molecular, podem ou não permear a camada córnea. São exemplos de glicóis a glicerina, o propilenoglicol e polietilenoglicol.

Umectantes higroscópicos (umectantes ativos)

São compostos que conseguem permear a camada córnea e reter água em toda a sua extensão. Os principais compostos umectantes higroscópicos ativos fazem parte do fator natural de hidratação (FNH), presente no estrato córneo. O FNH é formado por um conjunto de substâncias higroscópicas e hidrossolúveis que compõe a camada córnea e é responsável pela captação da umidade pela epiderme, mantendo o equilíbrio hídrico entre as camadas profundas da pele e o meio ambiente. Fazem parte do FNH: ureia, lactato de sódio, lactato de amônio, ácido 2-pirrolidono-5-carboxilico sódico (PCA-Na), polietilenoglicol, aminoácidos, entre outros (KEDE; SABATOVICH, 2009).

O PCA-Na tem alta capacidade de retenção de água em condições de baixa umidade relativa, apresentando resultado melhor que a glicerina e o sorbitol. Promove também maior elasticidade da camada córnea (RIBEIRO, 2010).

A ureia é um excelente umectante higroscópico, pois tem alta capacidade de se ligar à água por inclusão nas estruturas cristalinas da camada córnea, tornando os corneócitos mais hidratados. A eficácia da ureia aumenta quando associada a outros componentes, como vitaminas e ceramidas. As concentrações de uso variam, chegando a no máximo 10% nos cosméticos, porém, em produtos dermatológicos, essa concentração pode atingir até 40%, o que confere propriedades queratolíticas à ureia (RIBEIRO, 2010; LIPIZENČIĆ; PAŠTAR; MARINOVIĆ-KULIŠIĆ, 2006).

A trealose é um dissacarídeo formado por duas moléculas de glicose, que atua por um mecanismo conhecido como vitrificação, ou seja, as moléculas de açúcar interagem com sistemas hidrobióticos formando cristais amorfos (cristais líquidos) impedindo a ruptura e desnaturação de bioestruturas. Na pele, esse açúcar interage com lipídeos polares, que formam a estrutura lamelar entre os corneócitos, estabilizando-os, impedindo alterações nessa região e diminuindo a perda de água através da pele (PEREIRA *et al.*, 2004). O Quadro 1 apresenta as concentrações de uso de umectantes em cosméticos.

Quadro 1. Umectantes higroscópicos e filmógenos e concentrações de uso nos cosméticos

Umectantes higroscópicos	Concentração usual
PCA-Na	1–5%
Lactato de amônio	1–20%
Ureia	1–20%
Hidroxietil ureia	1–5%
Umectantes filmógenos	**Concentração usual**
Ácido hialurônico ou hialuronato de sódio	0,5–5%
Colágeno	1–10%
Elastina	1–10%
Glicerina	1–10%
Glicolato de quitosana	0,5–10%
Hidrolisados de proteínas vegetais (trigo, arroz, aveia)	0,5–5%
Lactose e proteína do soro do leite	3–7%
Glucosaminoglucanas	2–5%
Polietilenoglicol	1–5%
Sorbitol	1–5%

Fonte: Adaptado de Ribeiro (2010).

Emolientes

Emolientes são compostos empregados nos cosméticos para proporcionar um efeito hidratante e uma pele mais suave, macia e flexível. São representados pelos óleos e, dependendo da sua constituição química, podem ser mais hidrofílicos, leves e não pegajosos (p. ex., óleos vegetais) ou mais lipofílicos e mais oleosos ou untuosos (p. ex., vaselina, lanolina, óleo mineral). Desta forma, os emolientes são considerados agentes hidratantes, capazes de restaurar o equilíbrio fisiológico da pele e manter o filme hidrolipídico (RIBEIRO, 2010; LIPIZENČIĆ; PAŠTAR; MARINOVIĆ-KULIŠIĆ, 2006).

Aqueles com propriedades mais untosas hidratam a pele por meio do mecanismo de oclusão. Eles formam uma barreira superficial, que evita a evaporação superficial de água; e um filme graxo, que impede a passagem da água, ou seja, diminui a sua perda transepidermal, aumentando a hidratação do estrato córneo (Figura 1) (RIBEIRO, 2010).

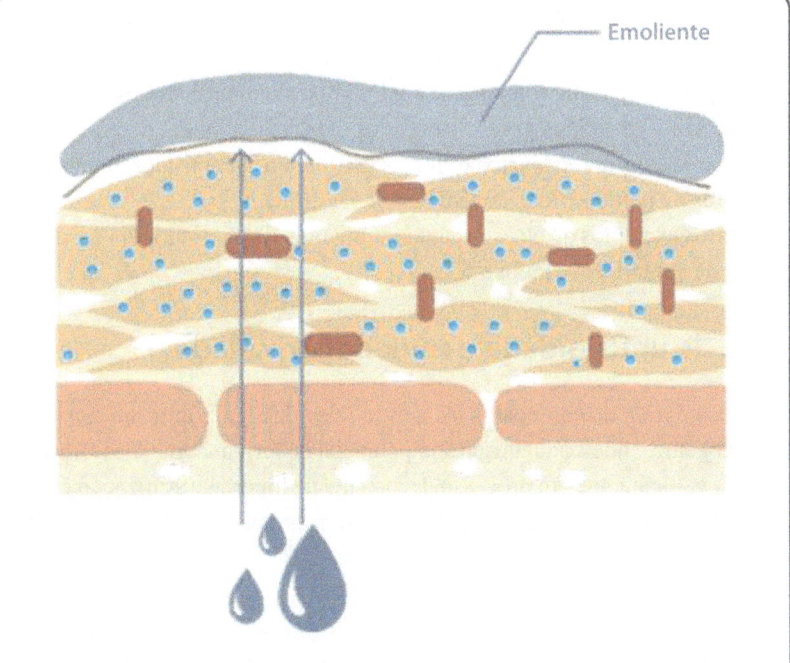

Figura 1. Ação oclusiva do emoliente sobre a epiderme, evitando a perda de água transepidermal.
Fonte: Adaptada de How... (2017).

Com essa propriedade, é possível afirmar que eles têm uma ação antidesidratante, pois auxiliam na impermeabilização da barreira hidrolipídica, o que resulta em uma maior quantidade de água retida, hidratação e melhora da aparência do estrato córneo. Já a presença da umidade no interior dessas células córneas mantém a elasticidade, a flexibilidade e a maciez da pele (LIPIZENČIĆ; PAŠTAR; MARINOVIĆ-KULIŠIĆ, 2006). Os principais representantes dos emolientes oclusivos são: parafina, óleo mineral, lanolina, colesterol e ceras vegetais, como carnaúba e candelila (SETHI *et al.*, 2016).

Para potencializar o efeito, os emolientes devem ser aplicados na pele após o banho, pois apreendem a água no estrato córneo (SILVA, 2009).

Muitos emolientes fazem parte do estrato córneo naturalmente, como as ceramidas, os ácidos graxos livres e o colesterol, e são considerados nutritivos, pois ajudam a compensar a deficiência lipídica natural da pele e fortalecem sua estrutura, melhorando a coesão no cimento intercelular. Eles são capazes de "preencher" as fendas intercorneocíticas, retendo água nesta camada e evitando a sua perda, bem como alteração da pele. Essa capacidade hidratante é alcançada graças ao aumento da coesão entre essas células, que aumenta a capacidade oclusiva natural da camada córnea (COSTA, 2009).

Os óleos vegetais são amplamente empregados em formulações de uso tópico, pois têm em sua composição ácidos graxos semelhantes aos encontrados na epiderme. Os ácidos graxos saturados e de cadeia longa, como esteárico, linoleico, oleico, ácido láurico e álcoois graxos são encontrados naturalmente nos óleos de palma e de coco (SETHI *et al.*, 2016).

Outros exemplos de óleos vegetais emolientes muito usados em cosméticos são os de amêndoas, canola e soja.

Grau de untuosidade e comedogenicidade

Quando se trata de compostos oleosos, é relevante lembrar a sua capacidade comedogênica, que é aquela que tem potencial de formar comedões (cravos). A comedogenicidade é um processo decorrente da hiperqueratinização causada pela irritação da unidade pilossebácea, sem processo inflamatório visível (BRASIL, 2012).

- Comedão: "rolha" de queratina e sebo contida em um orifício pilossebáceo dilatado, sem sinais inflamatórios. Consiste na lesão primária da acne.

- Comedão aberto: também chamado de cravo preto, consiste no comedão cuja superfície constituída de sebo se escureceu devido à oxidação dos ácidos graxos em contato com o ar.
- Comedão fechado: também chamado de cravo branco, é o comedão que não tem a superfície oxidada, pois o orifício pilossebáceo ainda não se encontra tão dilatado.

O conceito de "acne cosmética" foi introduzido em 1972, por Kligman e Mills Junior, para relacionar a acne feminina de meia-idade com o uso de formulações cosméticas contendo determinados ingredientes capazes de produzir comedões (KLIGMAN; MILLS JUNIOR, 1972). A partir disso, pesquisas foram desenvolvidas para testar a atividade comedogênica de diversas matérias-primas usadas em cosméticos (DRAELOS; DINARDO, 2006).

Fulton Junior (1989) classificou as substâncias quanto ao seu grau de irritabilidade e comegenicidade em uma escala de 0 a 5, sendo 0 sem efeito e 5 altamente comedogênico. O Quadro 2 apresenta alguns exemplos de substâncias testadas e o seu respectivo grau de comedogenicidade.

Quadro 2. Grau de comedogenicidade de emolientes

Substância	Comedogenicidade
Lanolina anidra	0 a 1*
Miristato de isopropila	5
Óleo de argan	0
Óleo de cártamo	0
Óleo de calêndula	1
Óleo de rosa mosqueta	1
Óleo de rícino	1
Cera de candelila	1
Cera de carnaúba	1
Óleo de maracujá	1 a 2*
Óleo de castanha-do-pará	2

(Continua)

(Continuação)

Quadro 2. Grau de comedogenicidade de emolientes

Substância	Comedogenicidade
Óleo de cereja	2
Óleo de manga	2
Óleo de amêndoas	2
Óleo de damasco	2
Óleo de cânfora	2
Óleo de prímula	2
Óleo de semente de uva	2
Óleo de jojoba	2
Óleo de oliva	2
Óleo de girassol	2
Óleo de abacate	2 a 3*
Óleo de macadâmia	2 a 3*
Óleo de cenoura	3 a 4*
Óleo de coco	4
Óleo de palma	4
Óleo de gérmen de trigo	4 a 5*
Manteiga de cacau	4
Manteiga de karité	0

*O grau pode variar dependendo do fornecedor da matéria-prima.

Fonte: Adaptado de Fulton Junior (1989).

É importante ressaltar que muitas variáveis podem influenciar o grau de comedogenicidade, como a concentração e o veículo utilizado no cosmético. Alguns compostos não são considerados comedogênicos em baixas concentrações, porém, em concentrações mais altas, apresentam certo grau de comedogenicidade. De acordo com Draelos e DiNardo (2006), é interessante olhar sempre a embalagem do cosmético para ver se o fabricante faz uma alegação não comedogênica baseada em testes, pois produtos que se apresentam com algum grau de comedogenicidade não são necessariamente comedogênicos.

> **Saiba mais**
>
> A bicamada lipídica da pele possui proteínas chamadas de aquaporinas, que aumentam a permeabilidade das membranas à água. Apesar do movimento da água pela membrana celular ocorrer diretamente através da bicamada lipídica por difusão simples, em certas células, a maior parte da osmose é facilitada por esses canais, as aquaporinas (difusão facilitada). Atualmente, existem 13 tipos conhecidos de aquaporinas em mamíferos, mas a aquaporina 3 é a principal, pois predomina na pele humana, nos rins e nos aparelhos respiratório e digestório. Por esses motivos, hoje em dia, muitos cosméticos apresentam ativos hidratantes que estimulam ou atuam diretamente sobre as aquaporinas.

Cosméticos hidratantes — eficiência e indicação ao tipo de pele

A combinação de umectantes higroscópicos, filmógenos e emolientes aumenta a eficiência do poder de hidratação dos cométicos, pois promove ações complementares para alcançar e manter a hidratação e a função de barreira da epiderme (KEDE; SABATOVICH, 2009).

Por exemplo, a queratina é capaz de se ligar mais à água na presença de ureia, do que na sua ausência (RIBEIRO, 2010). Combinados em um mesmo produto, lipídeos e açúcar com poder umectante, como a trealose, podem aumentar grandemente a hidratação do estrato córneo. Um estudo verificou que a capacitância da pele aumentou cerca de 40%, ao passo que a perda transepidérmica reduziu 15% em duas semanas com o uso dessas substâncias. Foi constatado também o reparo da barreira cutânea por conta da restauração dos lipídeos da matriz extracelular, bem como o efeito imediato na hidratação cutânea (SILVA, 2009).

Os lactatos de amônio e sódio são umectantes higroscópicos com eficiência superior à glicerina, um umectante superficial. O lactato de amônio a 5%, quando usado com frequência, confere melhora significativa em peles secas. O problema do pH pode ser corrigido adicionando à formulação o ácido lático, que também é higroscópico, formando um tampão, ao ser associado com lactatos. O aminoácido arginina, quando associado à ureia, apresenta um efeito sinérgico, aumentando o conteúdo de água da camada córnea e melhorando, portanto, a capacidade hidratante da ureia. Além disso, a aplicação tópica desse aminoácido aumenta a síntese de ureia pelos queratinócitos. Em casos de dermatite atópica, o uso de arginina a 0,25% aumenta continuamente a hidratação na camada córnea, melhorando os sintomas clínicos da dermatite. Arginina é um aminoácido de alta hidrofilia que representa 4% do FNH (RIBEIRO, 2010).

Uma outra associação essencial nos hidratantes é a combinação dos umectantes com os emolientes oclusivos. Essa associação previne a evaporação da água para o meio ambiente, o que acelera a perda de água transepidermal (COSTA, 2012; DOWNIE, 2010).

Como você viu nos tópicos anteriores, existem diversos tipos de umectantes e emolientes, cada um com suas propriedades e mecanismos de hidratação, além de características de untuosidade e comedogenicidade. Essas diferenças são importantes, pois influenciarão na indicação dos produtos, dependendo do tipo de pele e necessidade de hidratação.

De um modo geral, a pele pode ser classificada em pele eudérmica ou normal; pele seca ou alípica; pele oleosa e mista.

Pele normal

A pele normal tem textura saudável e aveludada, produzindo gordura em quantidade adequada, sem excesso de brilho ou ressecamento. Geralmente, a pele normal apresenta poros pequenos e pouco visíveis. Os processos biológicos como a queratinização, a descamação, a perda de água, a sudorese e a secreção de sebo são equilibrados. Portanto, a hidratação também está em equilíbrio (LOPES *et al.*, 2017).

Pele seca

A perda de água em excesso caracteriza a pele seca, que em geral tem poros poucos visíveis, pouca luminosidade e é mais propensa à descamação, à vermelhidão e ao aparecimento de pequenas linhas e fissuras. A pele seca pode ser causada por fatores genéticos ou hormonais, como menopausa e problemas na tireoide e, também, por condições ambientais, como o tempo frio e seco, o vento e a radiação ultravioleta. Banhos demorados e com água quente podem provocar ou contribuir para o ressecamento da pele.

A pele seca apresenta um potencial sensibilizante e irritante maior comparado a pele normal e oleosa, portanto, esse tipo de pele requer alguns cuidados na indicação de um hidratante. Um tratamento efetivo combinará umectantes com emolientes, além de produtos com pouca detergência (KEDE; SABATOVICH, 2009).

Geralmente, as peles secas estão associadas à menor presença de lipídeos secretados pela glândula sebácea, portanto, os emolientes são importantes aliados para esse tipo de pele, pois ajudam a compensar a deficiência lipídica (COSTA, 2009). Além disso, a restauração da barreira epidérmica por emolientes previne a penetração de irritantes e alérgenos, que poderiam causar lesões eczematosas. Uma sugestão para esse tipo de pele é o óleo de banho, que deve ser usado em todo o corpo após o banho com a pele ainda úmida (KEDE; SABATOVICH, 2009).

O tratamento da pele seca também requer o uso de formulações para a prevenção e o tratamento do envelhecimento cutâneo. Muitos emolientes possuem, além da composição de ácidos graxos, vitaminas, oligoelementos e compostos com atividade antioxidantes, sendo considerados nutritivos e muito úteis para o tratamento de peles envelhecidas. São exemplos o óleo da castanha-do-pará, que contém vitaminas A, B e E, bem como o selênio, um mineral importante com atividade antioxidante (RIBEIRO, 2010).

Fique atento

A xerose cutânea ou pele seca pode ser uma manifestação secundária a outras condições dermatológicas, como psoríase e dermatite atópica. Apesar dessas manifestações também serem beneficiadas pelo uso de hidratantes, elas devem ser diagnosticadas por um profissional habilitado.

Pele oleosa

A pele oleosa apresenta poros dilatados e maior tendência à formação de acne, comedões e pústulas (espinhas), devido à maior produção de sebo. Por esse motivo, ela apresenta um aspecto mais brilhante e espesso. São causas da pele oleosa: herança genética, fatores hormonais, excesso de sol, estresse e dieta rica em alimentos com alto teor de gordura (TIPOS..., 2017, documento *on-line*; ENDLY; MILLER, 2017).

As peles oleosas também precisam de hidratação, porém, deve-se evitar formulações com alto teor de emolientes com características comedogênicas. O veículo do cosmético deve ser leve, toque seco e de rápida absorção, como gel, gel-creme, sérum ou emulsão O/A fluida. Além do composto hidratante, ativos que reduzem o sebo da superfície da pele e proporcionam efeito refrescante são indicados (KEDE; SABATOVICH, 2009).

Link

No *link* a seguir você poderá assistir um vídeo sobre os mecanismos de hidratação da pele, exemplos de ativos e a importância de uma pele bem hidratada para alguns procedimentos estéticos.

https://goo.gl/qLbLG2

Referências

BRASIL. Ministério da Saúde. Agência Nacional de Vigilância Sanitária. *Guia para avaliação de segurança de produtos cosméticos*. 2. ed. Brasília: Anvisa, 2012. 71 p. Disponível em: http://portal.anvisa.gov.br/documents/106351/107910/Guia+para+Avalia%C3%A7%C3%A3o+de+Seguran%C3%A7a+de+Produtos+Cosm%C3%A9ticos/ab0c660d-3a8c-4698-853a-096501c1dc7c. Acesso em: 4 fev. 2019.

COSTA, A. Hidratação cutânea. *Revista Brasileira de Medicina*, São Paulo, v. 66, n. especial dermatologia, p. 15–21, abr. 2009. Disponível em: http://www.moreirajr.com.br/revistas.asp?fase=r003&id_materia=3999. Acesso em: 4 fev. 2019.

COSTA, A. *Tratado internacional de cosmecêuticos*. Rio de Janeiro: Guanabara Koogan, 2012.

DOWNIE, J. B. Understanding moisturizers and their clinical benefits: selecting an appropriate moisturizer depends on the vehicle, skin type, and individual needs of the patient. *Practical Dermatology for Pediatrics*, [s.l.], v. 6, n. 10, p. 19–22, Sep./Oct. 2010. Disponível em: http://bmctoday.net/practicaldermatologypeds/pdfs/PEDS1010_PedSkincare.pdf. Acesso em: 4 fev. 2019.

DRAELOS, Z. D.; DINARDO, J. C. A re-evaluation of the comedogenicity concept. *Journal of the American Academy of Dermatology*, St. Louis, v. 54, n. 3, p. 507–512, Mar. 2006.

Disponível em: https://www.jaad.org/article/S0190-9622(05)04600-1/fulltext. Acesso em: 4 fev. 2019.

ENDLY, D. C.; MILLER, R. A. Oily skin: a review of treatment options. *Journal of Clinical and Aesthetic Dermatology*, Edgemont, v. 10, n. 8, p. 49–55, Aug. 2017. Disponível em: http://jcadonline.com/oily-skin-treatment-options-august2017/. Acesso em: 4 fev. 2019.

FULTON JUNIOR, J. E. Comedogenicity and irritancy of commonly used ingredients in skin care products. *Journal of the Society of Cosmetic Chemists*, n. 40, p. 321–333, Nov./Dec. 1989. Disponível em: http://www.nononsensecosmethic.org/wp-content/uploads/2013/12/Comedogenicity-and-irritacy-of-commonly-used-ingredients.pdf. Acesso em: 4 fev. 2019.

GARBUGIO, A. F.; FERRARI, G. F. Os benefícios do ácido hialurônico no envelhecimento facial. *Uningá Review*, Maringá, v. 4, n. 2, p. 25–36, out./dez. 2010. Disponível em: http://revista.uninga.br/index.php/uningareviews/article/view/544/206. Acesso em: 4 fev. 2019.

HOW to treat dry and itchy skin. *E45 Dermatological*, Slough, 2017. Disponível em: http://hcp.e45.co.uk/treatment/how-to-treat-dry-and-itchy-skin/. Acesso em: 4 fev. 2019.

KEDE, M. P. V.; SABATOVICH, O. *Dermatologia estética*. 2. ed. São Paulo: Atheneu, 2009.

KIM, S. H. *et al*. The effects of Musk T on peroxisome proliferator-activated receptor [PPAR]-α activation, epidermal skin homeostasis and dermal hyaluronic acid synthesis. *Archives of Dermatological Research*, Berlin, v. 298, n. 6, p. 273–282, Nov. 2006.

KLIGMAN, A. M.; MILLS JUNIOR, O. H. Acne cosmetica. *Archives of Dermatology*, Chicago, v. 106, n. 6, p. 893–897, Dec. 1972.

LARANJEIRA, M. C. M.; FÁVERE, V. T. Quitosana: biopolímero funcional com potencial industrial biomédico. *Química Nova*, São Paulo, v. 32, n. 3, p. 672–678, 2009. Disponível em: http://quimicanova.sbq.org.br/detalhe_artigo.asp?id=329. Acesso em: 4 fev. 2019.

LIPIZENČIĆ, J.; PAŠTAR, Z.; MARINOVIĆ-KULIŠIĆ, S. Moisturizers. *Acta Dermatovenerologica Croatica*, Zagreb, v. 14, n. 2, p. 104–108, 2006. Disponível em: http://adc.mef.hr/index.php/adc/article/view/117/. Acesso em: 23 out. 2018.

LOPES, F. M. *et al*. *Introdução e fundamentos da estética e cosmética*. Porto Alegre: Sagah, 2017.

NOBLE, P. W. Hyaluronan and its catabolic products in tissue injury and repair. *Matrix Biology*, Stuttgart, v. 21, n. 1, p. 25–29, Jan. 2002.

PEREIRA, C. S. *et al*. Interaction of the disaccharide trehalose with a phospholipid bilayer: a molecular dynamics study. *Biophysical Journal*, Cambridge, v. 86, n. 4, p. 2273–2285, Apr. 2004. Disponível em: https://www.ncbi.nlm.nih.gov/pmc/articles/PMC1304077/. Acesso em: 4 fev. 2019.

RIBEIRO, C. *Cosmetologia aplicada a dermoestética*. 2. ed. São Paulo: Pharmabooks, 2010.

SETHI, A. *et al*. Moisturizers: The slippery road. *Indian Journal of Dermatology*, Mumbai, v. 61, n. 3, p. 279–287, May/Jun. 2016. Disponível em: https://www.ncbi.nlm.nih.gov/pmc/articles/PMC4885180/. Acesso em: 4 fev. 2019.

SILVA, H. S. R. C.; SANTOS, K. S. C. R.; FERREIRA, E. I. Quitosana: derivados hidrossolúveis, aplicações farmacêuticas e avanços. *Química Nova*, São Paulo, v. 29, n. 4, p. 776–785, 2006. Disponível em: http://quimicanova.sbq.org.br/detalhe_artigo.asp?id=2436. Acesso em: 4 fev. 2019.

SILVA, V. R. L. *Desenvolvimento de formulações cosméticas hidratantes e avaliação da eficácia por métodos biofísicos*. 2009. 182 f. Tese (Doutorado em Produção e Controle Farmacêuticos) — Faculdade de Ciências Farmacêuticas da Universidade de São Paulo, São Paulo, 2009. Disponível em: http://www.teses.usp.br/teses/disponiveis/9/9139/tde-29032010-145411/pt-br.php. Acesso em: 4 fev. 2019.

STĘPIEŃ, A.; IZDEBSKA, M.; GRZANKA, A. The types of cell death, *Postępy higieny i medycyny doświadczalnej*, Warsaw, v. 61, p. 420–428, July 2007. Disponível em: https://phmd.pl/resources/html/article/details?id=6854. Acesso em: 4 fev. 2019.

TIPOS de pele. *Sociedade Brasileira de Dermatologia*, Rio de Janeiro, 2017. Disponível em: http://www.sbd.org.br/dermatologia/pele/cuidados/tipos-de-pele/. Acesso em: 4 fev. 2019.

Ativos antienvelhecimento

Objetivos de aprendizagem

Ao final deste texto, você deve apresentar os seguintes aprendizados:

- Descrever a formação dos radicais livres.
- Identificar os ativos antioxidantes e seus mecanismos de ação.
- Analisar os cosméticos antienvelhecimento quanto à eficácia e suas limitações.

Introdução

O envelhecimento cutâneo consiste em dois principais fatores: genéticos (cronoenvelhecimento ou envelhecimento intrínseco) e externos, principalmente a exposição solar (fotoenvelhecimento ou envelhecimento extrínseco). A produção de radicais livres é um fenômeno que desequilibra o organismo e, sabe-se hoje, está na raiz do envelhecimento.

Os estudos das propriedades antienvelhecimento das substâncias ativas vêm despertando muito interesse de pesquisadores, considerando o aumento da expectativa de tempo de vida observado nas últimas décadas e a busca da qualidade de vida durante o processo de envelhecimento.

Neste capítulo, você irá aprender sobre a formação dos radicais livres, identificar os ativos antioxidantes e seus mecanismos de ação e analisar os cosméticos antienvelhecimento quanto à eficácia e suas limitações.

A formação dos radicais livres

Segundo Guirro e Guirro (2003), envelhecer é um processo natural e fica mais evidente após a terceira idade, sendo sumamente difícil postular uma única hipótese teórica para explicá-lo. Sabe-se, no entanto, que esse processo é biológico, universal, progressivo, dinâmico e resultado de transformações que acometem os indivídos e que podem ser morfológicas, funcionais, bioquímicas e psicológicas. Nesse processo, a capacidade de adaptação ao meio ambiente é reduzida e a integridade afetada, de modo que fica-se propenso ao surgimento das doenças crônicas que impactam na saúde e na qualidade de vida (HAYFLICK, 2007).

A velocidade do envelhecimento de um organismo depende da interação entre o genoma e os fatores estocásticos. Por isso, podemos dividir as diversas teorias existentes em duas categorias: teorias genéticas e estocásticas.

Na teoria genética, a teoria dos radicais livres (HARMAN,1956) baseia-se na participação dos radicais livres no envelhecimento celular, para o qual estudos realizados em animais de laboratório sugeriram que as modificações químicas da membrana mitocondrial condicionada pela participação dos radicais livres são a chave mais importante para explicar o processo de envelhecimento e, ainda hoje, as mais aceitas. Estima-se que, pelo menos, 50% dos danos à pele são atribuíveis à formação de radicais livres provocados pelos raios ultravioleta (UV) (GUIRRO; GUIRRO, 2003).

Em condições normais, a principal via de produção de radicais livres nas células ocorre a partir da atividade respiratória que se localiza nas matrizes mitocondriais. A produção de espécies reativas é parte integrante do metabolismo e, notadamente, elas são sintetizadas nos processos fisiológicos envolvidos na produção de energia, regulação do crescimento celular, fagocitose, sinalização intracelular e síntese de substâncias importantes, tais como hormônios e enzimas. Para contrabalançar essa produção e seus potenciais efeitos negativos, o organismo dispõe de um sistema antioxidante. Nas situações em que surge um desequilíbrio entre os sistemas pró e antioxidante, com predomínio dos pró-oxidantes, ocorre o estresse oxidativo (HALLIWELL; GUTTERIDGE, 2000).

Assim, as espécies reativas ocorrem por fontes endógenas do sistema enzimático (NADPH, no retículo endoplasmático e nos peroxissomos, ATP e subprodutos do metabolismo celular) e fontes exógenas, como a exposição à radiação, a farmacêuticos e químicos. A formação de radicais livres ou espécies reativas (reações de oxi-redução ou reação redox) pelo organismo em condições normais é inevitável, pois eles são necessários no processo de respiração celular que ocorre nas mitocôndrias, a fim de gerar a energia na forma de adenosina trifosfato (ATP) (VIZZOTTO, 2017).

No processo de envelhecimento cronológico cutâneo, ocorre a modificação do material genético por meio de enzimas, alterações proteicas, e a proliferação celular decresce. Como resultado, o tecido perde a elasticidade, a capacidade de regular as trocas aquosas e a sua replicação se torna menos eficiente. O envelhecimento, além disso, é acelerado por oxidações químicas e enzimáticas envolvendo a formação de radicais livres (HIRATA; SATO; SANTOS, 2004).

Radicais livres são moléculas que possuem um elétron desemparelhado em sua órbita externa e que, geralmente, é derivado do oxigênio (GAVA; ZANONI,

2005). Buscando estabilizar-se, os radicais livres cedem ou retiram elétrons de átomos ou moléculas na sua vizinhança, transformando-os em novos radicais livres e produzindo cascatas oxidativas (ZANELLA; SOUZA; GODOY, 2007).

> Consideram-se radicais livres o ânion superóxido ($O_2^{•-}$), a hidroxila (OH⁻) e a lipoperoxila (LOO•). Capazes também de reagir com moléculas celulares e teciduais, as principais espécies reativas do oxigênio, nitrogênio e cloro compreendem o peróxido de hidrogênio (H_2O_2), o ácido hipocloroso (HClO), o óxido nítrico (NO•) e o ânion peroxinitrito (ONOO⁻), que, em excesso, estão associados a lesões celulares como a peroxidação de lipídeos, a oxidação de proteínas, a inativação enzimática, ativação excessiva de genes pró-inflamatórios [fator de necrose tumoral (TNF), interleucinas (IL), fator nuclear kappa beta (NF kB), fator de crescimento transformador beta (TGF B)] e danos ao DNA e aumento do risco de câncer (SILVA; FERRARI, 2011, p. 442).

Segundo Hirata, Sato e Santos (2004), a formação dos radicais livres conduz ao estresse oxidativo quando os radicais iniciam uma cadeia de reações que originam alterações em proteínas extracelulares e a modificações celulares. "O maior dano causado pelo estresse oxidativo é a peroxidação dos ácidos graxos constituintes da dupla camada lipídica que, em última instância, leva à morte celular" (HIRATA; SATO; SANTOS, 2004, p. 418–419).

> O envelhecimento induz um maior estresse oxidativo, que aumenta a quantidade de proteínas, carboidratos, lipídeos e ácidos nucléicos oxidados, especialmente quando há declínio do metabolismo mitocondrial de ATP e aumento da produção de radicais livres e espécies reativas (STADTMAN, 2006; PEPPA; URIBARRI; VLASSARA, 2008 *apud* SILVA; FERRARI, 2011, p. 442).

Portanto, nas consequências do aumento das espécies oxidativas, incluem-se a peroxidação lipídica, a oxidação proteica e o dano oxidativo ao DNA.

- **Peroxidação lipídica:** processo em que, a partir da ação de espécies reativas, ocorre a oxidação de ácidos graxos poli-insaturados, incluindo aqueles que compõem membranas de células e organelas. Como consequência, a membrana plasmática perde algumas de suas funções, como a fluidez e a seletividade na troca iônica e extravasamento do conteúdo de organelas, como as enzimas hidrolíticas dos lisossomos.
- **Oxidação proteica:** esse processo prejudica o funcionamento de receptores, anticorpos, transportadores e enzimas. As proteínas oxidadas vão para o catabolismo via ubiquitina-proteassoma e via lisossomo, mas algumas proteínas funcionalmente inativas podem não ser suficientemente

degradadas, formando agregados proteicos que se acumulam intra ou extracelularmente. O sistema imune pode reconhecer essas proteínas oxidadas como moléculas estranhas, o que gera a formação de anticorpos e pode levar à autoimunidade (VIZZOTTO, 2017).

- **Dano oxidativo:** esse processo pode gerar danos secundários em outras biomoléculas. Nos aminoácidos e nas proteínas, o radical hidroxila (HO·) pode reagir na cadeia lateral, atacando especialmente cisteína, histidina, triptofano, metionina e fenilalanina e levando a danos com consequente perda de atividade enzimática, dificuldades no transporte ativo pelas membranas celulares e ocasionando citólise e morte celular (PEPPA; URIBARRI; VLASSARA, 2008 *apud* SILVA; FERRARI, 2011; VIZZOTTO, 2017).

> A ação de espécies reativas sobre os ácidos nucléicos, sobretudo do radical •OH sobre o DNA, podem resultar tanto na quebra da dupla fita de DNA como na modificação das bases nitrogenadas e açúcares, causando mutações. A mutação é um passo importante na genotoxicidade e níveis elevados de danos oxidativos ao DNA têm sido fortemente implicados na etiologia do câncer (VIZZOTTO, 2017, p. 9).

Fique atento

Alguns dos vários fatores associados ao aumento do **estresse oxidativo** são: hábitos de vida considerados inapropriados (consumo de álcool, tabagismo, dieta inadequada, exercício físico realizado de forma extrema), envelhecimento e estados psicológicos que provoquem estresse emocional.

O **estresse redox** se refere à participação de patologias crônicas (diabetes melito, hipertensão arterial, câncer, entre outras) e degenerativas (mal de Alzheimer ou Parkinson) associadas ao estresse oxidativo (RAJENDRASOZHAN *et al.*, 2008).

A fumaça do tabaco pode ser destacada como uma fonte geradora de grande quantidade de radicais livres, "[...] elementos químicos que danificam as membranas das células, alteram as informações genéticas, afetam os capilares da derme e epiderme, levando a uma disfunção endotelial que compromete a irrigação e nutrição desses capilares pelo sangue" (CABRERA; JARDIM; SILVA, 2008, p. 1). Oxidações químicas e enzimáticas com a formação de radicais livres aceleram o fenômeno do envelhecimento, causando danos ao DNA e atuando nos processos de desidrogenação, hidroxilação e de glicação protéica, que representa a perda das funções biológicas de proteínas, como o colágeno e proteoglicanas, que resultam em alterações da estrutura da membrana e aumento da flacidez da pele (HIRATA; SATO; SANTOS, 2004).

Ativos antioxidantes e seus mecanismos de ação

Os antioxidantes são substâncias que inibem ou bloqueiam o processo de formação de radicais livres durante as etapas de iniciação e propagação do processo de auto-oxidação. [...] A maior proteção dos sistemas sensíveis à oxidação consiste na adição de substâncias que inibem o processo de oxidação (AMAZARRAY; GUTERRES, 2004; LACHMAN et al., 2001 apud CHORILLI; LEONARDI; SALGADO, 2007, p. 117).

O corpo tem mecanismos de defesa endógenos, como os enzimáticos, não enzimáticos e proteínas ligadoras de metais de atividade antioxidante. Dentre os mecanismos enzimáticos, destacam-se os sistemas superóxido dismutase (SOD), a catalase e a glutationa peroxidase; no grupo de não enzimáticos, encontram-se vitamina E, C, glutationa, ácido úrico, bilirrubina e ubiquinona, que neutralizam os radicais livres (MONTEIRO; BAUMANN, 2012). Essas substâncias podem agir diretamente a partir da neutralização da ação dos radicais livres e de espécies não radicais, ou indiretamente, ao participar dos sistemas enzimáticos com essa capacidade (VIZZOTTO, 2017).

As enzimas glutationa reduzida (GSH), superóxido-dismutase (SOD), catalase e glutationa peroxidase (GSH-Px) agem como agentes neutralizantes de espécies reativas de oxigênio (ERO) e atuam antes que essas causem lesões efetivamente.

A outra linha de defesa tem a função de reparar as lesões ocorridas, sendo constituída por ácido ascórbico, glutationa redutase (GSH-Rd), entre outros. Com exceção da vitamina E (alfa tocoferol), que é um antioxidante estrutural da membrana, a maior parte dos agentes antioxidantes está no meio intracelular.

Mecanismos enzimáticos

- **Superóxido dismutase (SOD):** tem papel fundamental na defesa do organismo contra as espécies reativas de oxigênio, pois atua na remoção do $O_2^{\cdot-}$, formando O_2 e H_2O. Seu papel foi estabelecido na dismutação (oxidação e redução) do $O_2^{\cdot-}$. Nos sistemas eucariontes, existem duas formas de SOD: a forma SOD-cobre-zinco está presente principalmente no citosol, enquanto a forma SOD-manganês está localizada primariamente na mitocôndria. A exposição prolongada ao H_2O_2 pode inibir a isoforma citosólica da SOD sem afetar a atividade da isoforma mitocondrial. Durante o processo hemolítico decorrente de agressão térmica, os glóbulos vermelhos humanos exibem queda da atividade

SOD. Além disso, a adição de SOD também protege o DNA de lesões provocadas pela sobrecarga de Fe^{3+}.

- **Catalase (CAT):** principal enzima responsável pela eliminação do H_2O_2 quando há aumento excessivo em sua concentração. A CAT é dependente de Fe^{2+}, que utiliza exclusivamente o H_2O_2 como substrato, catalisando sua dismutação, formando H_2O e O_2. Altas concentrações de NO· podem inibir a atividade da CAT, que evita o acúmulo de metahemoglobina, resultante da oxidação da hemoglobina (VIZZOTTO, 2017).

- **Glutationa peroxidase (GPx):** essa enzima também pode agir na remoção de hidroperóxidos orgânicos (ROOH) e $ONOO^-$. Depende de selênio (Se) para exercer sua atividade e requer GSH para promover a reação de redução do H_2O_2 em H_2O. Depois da catálise enzimática, duas moléculas de GSH resultam em uma molécula de glutationa oxidada (GSSG), e sua recuperação para a forma ativa reduzida é realizada pela glutationa redutase (GR), que utiliza o NADPH como força redutora. Conforme Vizzotto (2017, p. 6), o sistema enzimático GPx e GR atua em conjunto por meio das seguintes reações:

$$H_2O_2 + 2\ GSH \rightarrow 2\ H_2O + GSSG\ (GPx)$$
$$GSSG + NADPH.H+ \rightarrow 2\ GSH + NADP+\ (GR)$$

A enzima GPx tem alta afinidade pelo H_2O_2, atingindo a velocidade máxima de reação com menores quantidades de substrato, por isso é a principal defesa quando o H_2O_2 se encontra em baixas concentrações. Assim, como a CAT, GPx também pode ser inibida por altas concentrações de NO·. A relação entre GSH/GSSG é utilizada para verificar o estado redox intracelular, sendo valores abaixo de 10 indicativos de estresse oxidativo (VIZZOTTO, 2017, p. 7).

Mecanismos não enzimáticos

- **Vitamina C (ácido ascórbico):** tem a capacidade de reagir com superóxido e outros radicais livres e espécies reativas não radicais e influenciar na biodisponibilidade de NO·. O ácido pode tornar-se um composto pró-oxidante, o radical ascorbil, depois de doar um elétron; na presença de ferro, catalisa a síntese de radical hidroxil. O ácido também atua como agente redutor, reduzindo metais de transição (Fe^{3+} e Cu^{2+}) presentes nos sítios ativos das enzimas ou nas formas livres no organismo (LEONARDI, 2004; VIZZOTTO, 2017).

- **Vitamina E (alfa-tocoferol):** atua como efeito protetor de membranas celulares, evitando ação dos radicais livres (HALLIWELL; GUITTERIDGE, 2000).
- **Carotenoides (precursor da vitamina A):** são quelantes de algumas espécies reativas, como dióxido de nitrogênio NO_2 e hidroxila ^-OH, inibindo a peroxidação lipídica.

Fique atento

Ceruloplasmina, metalotioneína, albumina, transferrina, ferritina e mioglobina são outros antioxidantes que participam da defesa contra as espécies reativas do oxigênio nos sistemas biológicos.

Além disso, alguns minerais também oferecem uma defesa antioxidante, como o zinco, que age contra os efeitos de ruptura de membranas causados por oxidação de lipídios e proteínas e preserva a integridade de canais iônicos. O ferro é outro exemplo: ligado a proteínas, não está disponível para estimular a formação de radicais livres — assim, seu transporte e armazenamento (ferritina e transferrina) possibilitam uma defesa antioxidante (VIZZOTTO, 2017).

Atualmente, comercializa-se muitos antioxidantes para prevenir o envelhecimento e os danos cutâneos causados pelos raios UV. Para que a administração tópica de antioxidantes seja efetiva na prevenção do envelhecimento da pele, convém fazer algumas considerações quanto à formulação (MONTEIRO; BAUMANN, 2012).

Os antioxidantes são bastante conhecidos como forma de prevenir a oxidação dos ativos presentes no produto e também neutralizar os radicais livres formados por via endógena. A radiação solar potencializa a formação dos radicais livres e, por consequência, causa efeitos nocivos na pele. A adição de vitaminas e antioxidantes de origem vegetal são exemplos de ingredientes presentes em fotoprotetores e hidratantes (LUCA *et al.*, 2013).

Lachman (2001 *apud* CHORILLI; LEONARDI; SALGADO, 2007) afirma que os fatores que interferem nas reações de oxidação são pH, luz e oxigênio. De acordo com Vieira (2003 *apud* CHORILLI; LEONARDI; SALGADO, 2007), os antioxidantes:

- devem ser inertes fisiologicamente;
- devem ser compatíveis com os outros componentes da formulação;

- devem ser adicionados antes do início da reação de oxidação. Se adicionados após o início do processo oxidativo, as moléculas do antioxidante são imediatamente destruídas;
- devem ser inodoros, insípidos e incolores;
- podem ser lipofílicos e hidrofílicos quanto à sua solubilidade.

Veja, no Quadro 1, a classificação dos antioxidantes de acordo com a solubilidade e seus respectivos mecanismos de ação e resultados.

Quadro 1. Antioxidantes, solubilidade e mecanismos de ação

Solubilidade	Antioxidantes	Mecanismos de ação e resultados
Lipossolúveis	Vitamina E (tocoferol acetato)	A aplicação de vitamina E a 5,0% na pele humana diminui a ação da metaloproteinase. Previne a oxidação espontânea dos elementos poli-insaturados e protege das ações da peroxidação lipídica.
	Coenzima Q10 (ubiquinona)	A coenzima Q10 é um antioxidante encontrado em todas as células humanas como componente da cadeia respiratória. Estudos *in vitro* demonstraram que a coenzima suprimiu a expressão da colagenase que aparece após a radiação ultravioleta A (UVA).
	Curcumina	A curcumina é um pigmento amarelo encontrado na raiz de uma planta tropical tumérica, *Curcuma longa*. Demonstrou-se que a substância tem diversas atividades biológicas, como ações anti-inflamatória, antioxidante e antimicrobiana.
	Carotenoides	Carotenoides possuem um efeito destacável na resposta imune e na comunicação intracelular e apresentam efeitos benéficos contra doenças relacionadas ao envelhecimento. Além disso, há indícios de que os carotenoides, em associação com outros componentes de frutas e vegetais, apresentam efeito protetor contra algumas doenças crônicas (CHATTERJEE; BHATTACHARYYA, 2001).

(Continua)

(Continuação)

Quadro 1. Antioxidantes, solubilidade e mecanismos de ação

Solubilidade	Antioxidantes	Mecanismos de ação e resultados
Hidrossolúveis	Vitamina C (ácido ascórbico)	A vitamina C desempenha um papel essencial na síntese de colágeno e elastina, podendo anular os efeitos negativos da radiação UV na pele. O uso da vitamina C tópica como fotoprotetor foi estudado *in vitro* e *in vivo*, demonstrando seus efeitos na prevenção da queimadura solar em células e diminuindo o eritema pós-exposição tanto para as radiações UVA quanto UVB.
	Polifenois	As ações fisiológicas exercidas pelos polifenóis já foram relacionadas à prevenção de doenças cardiovasculares, neurodegenerativas, câncer, entre outras, principalmente em função da elevada capacidade antioxidante. Os principais grupos de polifenóis são os ácidos fenólicos e alguns exemplos são: o ácido clorogênico, presente no café; os estilbenos, como o resveratrol presente nas uvas e no vinho; as cumarinas, como as furanocumarinas do aipo; as lignanas, como as lignanas da linhaça; e os flavonóides (ROSS; KASUM, 2002).
	Resveratrol	O antioxidante resveratrol é um composto polifenólico encontrado em uvas, nozes, frutas e vinho entre outros. Estudos *in vitro* e *in vivo* demonstraram que sua aplicação tópica protege contra o dano UVB e inibe o estresse oxidativo UVB.

Fonte: Adaptado de Monteiro e Baumann (2012).

Fique atento

O DNA é altamente suscetível ao ataque por radicais livres. A reação de um radical oxigênio com o DNA pode retirar uma base ou causar uma quebra na dupla fita, o que tem potencial para produzir um evento prejudicial ou até mesmo letal (WICKENS, 2001 *apud* HIRATA; SATO; SANTOS, 2004).

Cosméticos antienvelhecimento: eficácia e limitações

Em geral, os cosméticos antienvelhecimento apresentam classes cosméticas que cumprem efeitos antioxidante, hidratante, calmante, clareador e/ou antiglicante. Os hidratantes, por exemplo, podem contribuir para melhorar o tônus, a textura, a maciez, a suavidade e a aparência geral da pele.

Para determinar sua eficácia, as substâncias antioxidantes podem ser avaliadas a partir de métodos *in vitro*, como o método DPPH, que utiliza o radical livre 1,1-difenil-2-picril-hidrazila (DPPH). Outro método para avaliar a atividade antioxidante é a determinação da cinética de redução do radical catiônico de ácido 2,2'-azino-bis 3-etilbenziltiazolino-6-sulfônico (ABTS), que é a base para um dos métodos mais sensíveis que têm sido aplicados para a determinação da capacidade antioxidante em diversos sistemas (EREL, 2004; KARAKAYA; YILMAZ, 2007).

De acordo com Andrade e Higuchi (2014), é possível notar diferenças nos ativos cosméticos com apelo antienvelhecimento indicado para cada faixa etária nos produtos 25+, 30+, 40+, 60+ e 70+. Entretanto, os ativos se repetem em várias composições e, pela análise geral, eles cumprem com o papel de prevenção e melhora do envelhecimento cutâneo.

Como exemplo, os produtos 25+ apresentam, em sua composição, ativos gerais como licopeno e vitamina E. Por outro lado, os 70+ contêm alfabisabolol, PCA de cálcio e elastinol+R. Confira, a seguir, suas aplicabilidades, concentrações de uso, limitações de estabilidade e permeação.

- **Licopeno:** carotenoide encontrado principalmente no tomate. Tem grande propriedade antioxidante, pois apresenta capacidade de reagir com radicais livres, principalmente o oxigênio singlete, formado a partir da irradiação do oxigênio pelos raios ultravioleta responsáveis pela peroxidação lipídica nas membranas das células, danificando-as (SCOTTI; VELASCO, 2003; CEFALI, 2009). O licopeno é suscetível à isomerização e à oxidação durante o processo de armazenagem (MATIOLI; RODRIGUEZ-AMAYA, 2002). Age na região epidérmica em função do alto peso molecular e é utilizado em concentrações de 1,0 a 5,0%.
- **Vitamina E:** inibe a peroxidação lipídica das membranas celulares, previne danos oxidativos em DNA por eliminação de radicais livres e reduz a produção de carcinogênese. A vitamina E pode estar disponível na forma de complexo de tocoferol-polipeptídeo, que libera a vitamina na forma que se dispersa em água. Assim, quando incorporada a formulações cosmé-

ticas, não precisa de outros compostos para auxiliar em sua solubilização (MICHAULIN; DINARDO, 2016). Age na região epidérmica em função do alto peso molecular e é utilizada em concentrações de 0,1 a 5,0%.

- **Alfabisabolol:** apresenta propriedades anti-inflamatórias, antissépticas, bactericidas, antimicóticas e cicatrizantes (SWEETMAN *et al.*, 2006; BATISTUZZO; ITAYA; ETO, 2015). Pode ser incorporado facilmente em produtos cosméticos por apresentar boa estabilidade, de modo que, sob condições normais de fabricação e armazenamento, não muda coloração ou reage com os ingredientes usualmente utilizados em cosméticos e suas embalagens. Age na região epidérmica e é indicado em concentrações que variam entre 0,1 a 1,0% em cremes, loções, géis, géis creme e pomadas.
- **PCA de cálcio:** o cálcio é o oligoelemento que aciona as fases de diferenciação nas células epidermais. Ajuda a pele a desempenhar ou recuperar o seu papel de barreira, estimulando o processo de diferenciação celular e ativando a síntese de todos os lipídeos da epiderme, principalmente das ceramidas (SOLABIA, 2018). O pH de estabilidade é de 4,0 a 7,0. Age na região epidérmica e é utilizado em concentrações de 0,5 a 3,0%.
- **Elastinol+R:** é a combinação das frações polissacarídicas ricas em L-fucose, L- rhamnose com maior concentração das frações ricas em L-rhamnose. Proporciona ação reepitelizante da pele em função da intensa proliferação celular dérmica e da síntese de macromoléculas da matriz extracelular (SOUZA; ANTUNES JUNIOR, 2010). Convém mantê-lo em temperaturas inferiores a 40°C. O pH de estabilidade varia entre 5,5 e 6,5. Age nas regiões epidérmica e dérmica e é utilizado em concentrações de 1,0 a 5,0%.

Uma das regiões que mais demonstram os sinais do envelhecimento é o colo, que pode apresentar manchas senis, rugas e flacidez. Por isso, indica-se o uso de cosméticos com presença de ativos antienvelhecimento, como Dermaxyl®, Resistem® e óleo de rosa mosqueta.

- **DERMAXYL® (CRODA):** Oligopeptídeo de origem sintética testado *in vitro*. É uma associação de ceramidas 2, cimento do estrato córneo e matrikina palmitoiladada (Pal-Val-Gly-Val-Ala-Pro-Gly). Matrikinas são peptídeos mensageiros especialmente desenvolvidos na reparação da matriz cutânea. É um agente antienvelhecimento que estimula a matriz extracelular e repara os danos provocados pela idade. Suaviza as rugas e repara a barreira cutânea. É lipossolúvel, deve-se fundir a 85°C e incorporar na emulsão. Utilizado na concentração de 2,0%.

- **RESISTEM® (SEDERMA):** auxilia na redução dos níveis de agentes pró-envelhecimento e da microinflamação local. Ajuda a diminuir a vermelhidão, realçando o brilho natural da pele e proporcionando a sua auto-regeneração; promove desintoxicação e a manutenção da qualidade das células. É solúvel em água, utilizado em emulsões e géis e na concentração de 2,0% (SOUZA; ANTUNES JUNIOR, 2010).
- **Óleo de rosa mosqueta:** tem elevado poder regenerador de tecidos, de modo que é de grande utilidade para o tratamento de queimaduras, cicatrização, suturas, redução de cicatrizes antigas, quelóides, ulcerações, assaduras, ictiose e psoríase. Usa-se como atenuante de rugas e linhas de expressão, para a hidratação da pele, prevenção do envelhecimento precoce e do desenvolvimento de estrias da gravidez. Pode ser aplicado como óleo puro, com poucas gotas sobre a região a ser tratada e massagem circular até a total absorção (em geral, de 2 a 3 minutos), e na forma de cosméticos como cremes e loções cremosas. Deve ser evitado em pessoas com pele oleosa ou afetada por qualquer tipo de acne, pois pode levar à exacerbação da condição. É utilizado na concentração de 2,0 a 10,0% (INFINITY PHARMA, 2018).

Saiba mais

As células-tronco são capazes de rejuvenescer e reparar a epiderme por meio da formação de novos queratinócitos, enquanto, na derme, fornecem suporte mecânico e elasticidade à pele, além de estarem envolvidas na cicatrização e na produção de colágeno e elastina. A tecnologia PhytoCellTec™, cuja atividade consiste na extração de células-tronco vegetais para aplicação em pele e cabelo humano, apresenta propriedade antienvelhecimento e atua na regeneração celular (FOCUS QUÍMICA, 2018).

Link

Para saber o que é, como tratar e prevenir o envelhecimento do organismo e da pele, acesse o *site* da Sociedade Brasileira de Dermatologia no *link* a seguir.

https://goo.gl/4Mf78k

Exemplo

No mercado cosmético, podem ser encontrados diversos tipos de produtos com apelo antienvelhecimento e ativos diferenciados e inovadores.

- *Stem Cell* Fator de Crescimento Ativo: tratamento que tira proveito das características das células estaminais e das proteínas citocinas, que promovem a comunicação celular e o crescimento epidérmico, para ativar a regeneração da pele desde o interior das células (BE AND CARE, 2018).
- *Bee Venom*: espécie de "botox" natural e *age lifting* antigravidade devido à sua rápida ação tensora, amenizando linhas de expressão e preenchendo rugas (BEMBELLA, 2018).

Referências

ANDRADE, D. M. S.; HIGUCHI, C. T. Análises crítica e comparativa de uma marca cosmética com apelo antienvelhecimento. *InterfacEHS*, v. 9, n. 1, p. 43–63, 2014. Disponível em: http://www3.sp.senac.br/hotsites/blogs/InterfacEHS/analises-critica-e-comparativa--de-uma-marca-cosmetica-com-apelo-antienvelhecimento/. Acesso em: 17 out. 2018.

BATISTUZZO, J. A.; ITAYA, M.; ETO, Y. *Formulário Médico-Farmacêutico*. 5. ed. São Paulo: Pharmabooks, 2015.

CABRERA, L. V.; JADRIM, C. B.; SILVA, K. R. *Ação celular do tabaco*. 2008. Disponível em: https://www.cea-unesp.org.br/holos/article/download/1671/1486. Acesso em: 17 out. 2018.

CEFALI, L. C. *Desenvolvimento e atividade do fitocosmético contendo licopeno para o combate à aceleração do envelhecimento cutâneo*. 2009. 135 f. Dissertação (Mestrado) — Universidade Estadual Paulista, Araraquara, 2009. Disponível em: https://repositorio.unesp.br/bitstream/handle/11449/89569/cefali_lc_me_arafcf.pdf?sequence=1&isAllowed=y. Acesso em: 17 out. 2018.

CHORILLI, M.; LEONARDI, G. R.; SALGADO, H. R. N. Radicais livres e antioxidantes: conceitos fundamentais para aplicação em formulações farmacêuticas e cosméticas. *Revista Brasileira de Farmácia*, v. 88, n. 3, p. 113–118, 2007. Disponível em: http://rbfarma.org.br/files/PAG_113a118_RADICAIS.pdf. Acesso em: 17 out. 2018.

EREL, O. A novel automated direct measurement for total antioxidant capacity using a new generation, more stable ABTS radical cation. *Clinical biochemistry*, v. 37, n. 4, p. 277–285, 2004.

GAVA, A. A.; ZANONI, J. N. Envelhecimento celular. *Arquivos de Ciências da Saúde Unipar*, Umuarama, v. 9, n. 1, p.41–46, jan./abr. 2005. Disponível em: http://revistas.unipar.br/index.php/saude/article/viewFile/218/192. Acesso em: 17 out. 2018.

GUIRRO, E.; GUIRRO, R. *Fisioterapia Dermato-Funcional*: fundamentos, recursos, patologias. 3. ed. Barueri: Manole, 2003.

HALLIWELL, B.; GUITTERIDGE, J. M. C. *Free Radicals in Biology and Medicine*. 3. ed. New York: Oxford Science Publications, 2000.

HARMAN, D. Aging: a theory based on free radical and radiation chemistry. *Journal of Gerontology*, v. 11, n. 3, p. 298–300, jul. 1956.

HAYFLICK, L. Biological aging is no longer an unsolved problem. *Annals of the New York Academy of Sciences*, v. 1100, n. 1, p. 1–13, 2007.

HIRATA, L. L.; SATO, M. E. O.; SANTOS, C. I. M., Radicais Livres e o Envelhecimento Cutâneo. *Acta Farm. Bonaerense*, v. 23, n.3, p. 418–424, 2004. Disponível em: http://www.latamjpharm.org/trabajos/23/3/LAJOP_23_3_6_1_7IT93QRE42.pdf. Acesso em: 17 out. 2018.

INFINITY PHARMA. *Óleos cosméticos*. 2018. Disponível em: https://infinitypharma.com.br/uploads/insumos/pdf/o/oleos.pdf. Acesso em: 17 out. 2018.

KARAKAYA, S.; YILMAZ, N. Lycopene content and antioxidant activity of fresh and processed tomatoes and in vitro bioavailability of lycopene. *Journal of Science of Food and Agriculture*, v. 87, p. 2342–2347, 2007.

LEONARDI, G. R. *Cosmetologia aplicada*. São Paulo: MedFarma, 2004.

LUCA, C. et al. A atuação da cosmetologia genética sobre os tratamentos antienvelhecimento. *InterfacEHS*, v. 8, n. 2, p. 63–91, 2013.

MATIOLI, G.; RODRIGUEZ-AMAYA, D. B. Licopeno encapsulado em goma arábica e maltodextrina: um estudo da estabilidade. *Brazilian Journal of Food Technology*, v. 5, p. 197–203, 2002.

MICHAULIN, M. V.; DINARDO, J. C. *Milady dicionário de ingredientes para cosmética e cuidados da pele*. São Paulo: Cengage Learning. 2016.

MONTEIRO, E. O.; BAUMANN, L. Antioxidantes. In: COSTA, A. (Coord.). *Tratado Internacional de Cosmecêuticos*. Rio de Janeiro: Guanabara Koogan, 2012. p. 315–322.

SCOTTI, L.; VELASCO, M. V. R. *Envelhecimento cutâneo à luz da Cosmetologia*: estudo do envelhecimento cutâneo e da eficácia das substâncias ativas empregadas na prevenção. São Paulo: Tecnopress, 2003.

SILVA, W. J. M.; FERRARI, C. K. B. Metabolismo Mitocondrial, Radicais Livres e Envelhecimento. *Revista Brasileira de Geriatria e Gerontologia*, Rio de Janeiro, v. 14, n. 3, p. 441–451, 2011.

SOLABIA. *Calcidone*. 2018. Disponível em: http://www.solabia.com.br/p-13,1/Cosmetica/Calcidone.html. Acesso em: 17 out. 2018.

SOUZA, V. M.; ANTUNES JUNIOR, D. *Ativos dermatológicos*. São Paulo: Pharmabooks, 2010.

SWEETMAN, S. C. *et al. Martindale:* guía completa de consulta farmacoterapéutica. 2. ed. Barcelona: Pharma, 2006.

VIZZOTTO, E. *Radicais livres e mecanismos de proteção antioxidante.* Artigo (Disciplina de Fundamentos Bioquímicos dos Transtornos Metabólicos) — Programa de Pós-Graduação em Ciências Veterinárias, Universidade Federal do Rio Grande do Sul, Porto Alegre, 2017. Disponível em: https://www.ufrgs.br/lacvet/site/wp-content/uploads/2017/10/antioxidantesElissa.pdf. Acesso em: 17 out. 2018.

ZANELLA, A. M.; SOUZA, D. R. S.; GODOY, M. F. Influência do exercício físico no perfil lipídico e estresse oxidativo. *Arquivos de Ciências da Saúde,* v. 14, n. 2, p.107–112, abr./jun. 2007. Disponível em: http://repositorio-racs.famerp.br/racs_ol/vol-14-2/IIDD233.pdf. Acesso em: 17 out. 2018.

Cosméticos usados no manejo de manchas cutâneas

Objetivos de aprendizagem

Ao final deste texto, você deve apresentar os seguintes aprendizados:

- Indicar os cosméticos usados no tratamento de manchas cutâneas e suas funções.
- Descrever o mecanismo de ação dos princípios ativos usados no tratamento de manchas cutâneas.
- Explicar os riscos e as complicações decorrentes do uso de clareadores cutâneos.

Introdução

As substâncias contidas nos cosméticos podem ser adsorvidas na superfície da pele ou pelos poros até camadas mais profundas e, ainda, atingir outras regiões do corpo através da circulação sanguínea. Diferentes matérias-primas são utilizadas na fabricação de cosméticos, sendo, em sua maioria, não prejudiciais à saúde. No entanto, é necessário cuidado em relação às suas quantidades. As matérias-primas são constituídas de excipientes ou princípios ativos. O excipiente envolve o material inerte adicionado à formulação, que lhe confere consistência, ao passo que o princípio ativo são as substâncias que efetivamente atuam e promovem modificações. O profissional esteticista deverá, portanto, ter conhecimento sobre os mecanismos de ação desses princípios ativos, seus riscos e limites adequados de aplicação.

Neste capítulo, você conhecerá mais sobre a utilização de cosméticos no tratamento de manchas cutâneas, bem como aprenderá sobre os mecanismos de ação e a aplicabilidade dessas substâncias.

Cosméticos indicados para manchas cutâneas

Nossa pele é um órgão de proteção, destacando-se a proteção contra os danos causados pelo sol. A principal barreira à passagem dos cosméticos na pele é sua camada mais externa, a camada córnea, isto é, a parte mais externa da epiderme. Essa camada é constituída por células "endurecidas", ligadas por ceramidas, colesterol e ácidos graxos. Essas células são revestidas por um fino manto lipídico, formado por gordura secretada pelas células sebáceas, constituindo-se em uma barreira adicional à passagem de substâncias pela camada córnea (ALLEMAND, 2018).

A melanina tem o papel fisiológico de prover a cor da pele e a fotoproteção. Como filtro solar, a melanina reflete a radiação UV. Os melanossomas se reagrupam em torno do núcleo e protegem o material genético da célula após a irradiação. Muitas modificações patológicas da cor da pele podem ocorrer, as quais são denominadas discromias.

Saiba mais

As discromias são alterações cutâneas provenientes da mudança na cor da pele, com menor pigmentação ou ausência parcial de pigmento, ou, ainda, de um aumento na produção de pigmentação da pele. As discromias compreendem um variado grupo de dermopatias de origem endógena ou exógena. Em geral, essas anomalias surgem por um excesso de melanina ou pela diminuição ou ausência desta. No link a seguir, você encontrará material referente a esse assunto.

https://qrgo.page.link/xqec

Síntese de melanina

O processo denominado melanogênese ocorre nos melanócitos, encontrados na camada basal da epiderme. A melanogênese é controlada por uma enzima denominada tirosinase, sendo, inicialmente, sintetizada pelo retículo endoplasmático rugoso. Após, é transferida para o complexo de Golgi, associada ao lisossoma e, dessa forma, ativada pela adição de uma cadeia de açúcar antes de ser secretada para dentro de uma vesícula. Um pré-melanossoma liberado do complexo de Golgi une-se com a vesícula para formar o melanossoma.

A tirosinase converte a tirosina em dois tipos de melanina: a eumelanina (marrom) e a feomelanina (amarelada ou avermelhada) (MAIO, 2011). Ambos os tipos são produzidos por todos os indivíduos em maior ou menor quantidade, conferindo as diversas nuances no tom da pele.

Os melanócitos têm dendritos que transferem os melanossomas para os queratinócitos, onde eles são metabolizados durante o processo de queratinização. Em indivíduos de pele branca, os melanossomas se desintegram progressivamente no interior dos queratinócitos durante a migração à superfície. Já em indivíduos de pele negra, os grãos de melanina estão presentes até nas camadas mais superficiais da pele (MAIO, 2011; KEDE; SABATOVICH, 2015).

Os fatores que influenciam a melanogênese são:

- Fator genético: as características dos melanossomas são codificadas pelos genes de pigmentação. Todos os estágios da melanogênese estão sob controle genético.
- Fator hormonal: o hormônio estimulador de melanócito (MSH, do inglês *melanocyte stimulating hormone*), um hormônio hipofisário, estimula a melanogênese. Os estrogênios e a progesterona provocam a hiperpigmentação do rosto e da epiderme genital.
- Ação dos raios UV: a ação dos raios UV-B multiplica os melanócitos ativos e estimula a enzima tirosinase, e a produção aumentada de melanina é uma reação defensiva da pele, promovendo a formação do eritema actínico (pigmentação indireta). A radiação UV-A oxida, escurecendo os precursores incolores da melanina, o que promove uma pigmentação sem eritema (pigmentação direta).

Para Taylor (2003), as desordens por despigmentação são a terceira causa, a mais comum, de problemas dermatológicos em latinos. As alterações cutâneas em decorrência da mudança da cor da pele podem ser por menor pigmentação ou ausência de pigmento ou, ainda, pelo aumento de pigmento, sendo são conhecidas como discromias.

Variações das pigmentações: discromias

As discromias podem ser classificadas, de acordo com a distribuição anômala da melanina, em (KEDE; SABATOVICH, 2015):

- Acromias: manchas brancas na pele. Exemplo: vitiligo, indivíduo albino.

- Hipocromias: manchas com um tom mais claro que o da pele. Exemplo: micoses, leucodermia (sardas brancas).
- Hipercromias: manchas escuras na pele. Exemplo: melasma, cloasma, efélides (sardas), etc.

As **hipercromias** são as discromias mais frequentes, também denominadas hiperpigmentação ou hipermelanoses, e tem como origem a produção exagerada de melanina pelos melanócitos, ocasionando o surgimento de regiões mais escuras do que a tonalidade da pele.

Podem surgir em decorrência de vários fatores, internos ou externos, como, por exemplo:

- traumas na região por queimaduras, peelings, picadas de insetos;
- exposição solar (UV);
- deficiência de vitaminas A e C;
- fatores hormonais (p. ex., estrogênio, hormônios da tireoide ou da hipófise, gestação);
- medicamentos (p. ex., anticonceptivos, amiodarona e fluoxetina);
- nutricionais: adoçantes (ciclamato e sacarina), oligoelementos (zinco e cobre);
- fatores genéticos envolvidos em todos os estágios da melanogênese.

Essas manchas hipercrômicas, quando se apresentam circunscritas, são chamadas de máculas ou, quando distribuídas de forma difusa ou regionais, melanodermias (EVELINE, 2006). Existem hipercromias, mas, devido à sua incidência, as mais relevantes são as listadas a seguir.

- Hipercromias pós-inflamatórias: causadas após um processo inflamatório, como picadas de inseto, pelos encravados, acne, cicatrizes, uso de ácidos sem proteção solar, reações alérgicas, surgindo com mais frequência em pessoas com peles morena e negra.
- Melanose ou lentigo solar: são manchas escuras, de coloração castanha à marrom, em tom uniforme. Localizam-se na face, no colo, nos ombros, nos braços e no dorso das mãos, por serem áreas que ficam mais expostas ao sol. Frequentes em pessoas de peles mais claras e pessoas na faixa etária de 50 anos, sendo raro seu aparecimento em pessoas com idade interior. O sol é o principal causador desse problema.
- Efélides ou sardas: caracterizam-se por manchas castanho-claras ou escuras (2–4 mm), que surgem dos 6 a 18 anos após exposição solar.

Disseminam-se no rosto e nas partes descobertas do corpo e resultam do aumento da atividade dos melanócitos, sem alteração no número.
- Melasma ou cloasma gravídico: são manchas acastanhadas, tendo como característica a simetria. São bilaterais no rosto (testa, têmporas e bochechas), tendo maior incidência em mulheres e em pessoas de pele morena. São associadas a fatores hormonais, ao uso de cosméticos, à exposição a luz solar e a fatores hereditários. Na gravidez, é chamada de cloasma, ocorrendo pelas mudanças hormonais desse período.
- Melanoderma residual: são manchas com tonalidade marrom, de origem epidérmica, formadas pelo contato com substâncias fotossensibilizantes e subsequente exposição à luz solar. Conhecidas popularmente como manchas de limão. São causadas por perfumes, frutas cítricas, plantas, medicamentos e substâncias presentes nos fotoprotetores químicos (p. ex., PABA, benzofenonas).
- Hiperpigmentação periorbital (olheiras): surgem na região periocular, sendo frequentes em ambos os sexos. Ocorre devido ao aumento da melanina na epiderme, à má vascularização da região e a fatores genéticos (gene autossômico dominante). Outras causas podem estar associadas a noites mal dormidas, cansaço, estresse físico ou emocional e alimentação inadequada.

Como tratamento para as discromias, utilizam-se cosméticos com ação despigmentantes, com o objetivo de reduzir a hipercromia. Esses produtos interferem na síntese da produção da melanina, sendo os princípios ativos utilizados responsáveis pelo processo de clareamento da pele.

Os cosméticos são substâncias, misturas ou formulações utilizadas para melhorar ou proteger a aparência ou o odor do corpo. No Brasil, eles são normalmente tratados dentro de uma classe ampla, denominada produtos para a higiene e cuidado pessoal. Antigamente, os cosméticos tinham como objetivo disfarçar defeitos físicos, sujeira e mau cheiro. Com a mudança nos hábitos de limpeza e cuidado, seu uso atualmente é mais difundido (GALEMBECK; CSORDAS, [201–?]). Na literatura, não são poucos os relatos envolvendo estudos na tentativa de desenvolvimento de despigmentantes mais efetivos, com maior estabilidade química e ação duradoura que os convencionais. Em geral, grande parte dos cosméticos despigmentantes utilizam inibidores da tirosinase para reduzir a produção de melanina (MAIO, 2011; KEDE; SABATOVICH, 2015).

Um tratamento eficaz das hipercromias deve estar baseado em alguns fatores, como:

- paciência e conscientização do cliente;
- profundo conhecimento sobre o processo de melanogênese;
- prevenção e proteção contra radiação solar UVA e UVB;
- uso de produtos que utilizem ativos com vários mecanismos de ação, associados a procedimentos que priorizem a permeação cutânea de clareadores;
- uso de ativos que ajam em diferentes etapas da formação da melanina;
- entender que a síntese da melanina inicia no melanócito e finaliza no queratinócito e que a interação perfeita entre essas células é fundamental
- para o clareamento da pele.

O Quadro 1, a seguir, demonstra alguns dos ativos cosméticos utilizados para o manejo de manchas.

Quadro 1. Principais ativos cosméticos utilizados para o manejo de manchas cutâneas

Princípio ativo	Ação
Hidroquinona	Clareador
Arbutin	Clareador
Vitamina C	Clareador
Alfa-arbutin	Clareador
Ácido azelaico	Antioxidante
Ácido kójico	Clareador
Ácido glicólico	Esfoliante e clareador
Ácido ascórbico	Clareador
Ácido retinoico	Esfoliante e clareador
Extrato aquoso de leucócitos (Melawhite)	Clareador
Extrato de bétula	Clareador
Extrato de amora	Antioxidante
Flavonoides	Antioxidante
Extrato de uva-ursina (Melableach)	Antioxidante e clareador

(Continuação)

Quadro 1. Principais ativos cosméticos utilizados para o manejo de manchas cutâneas

Princípio ativo	Ação
Mercaptominas (N-dimetilamina[2-mercapto-etila]) e cloretode beta-caroteno-etilamina	Clareador
Silicato sintético de alumínio	Clareador
Belides	Clareador
Licorice	Clareador
Liquiritina	Clareador
Emblica	Clareador
Ácido tranexâmico	Clareador

Mecanismos de ação dos princípios ativos para manchas cutâneas

As alterações de cor na pele são uma preocupação constante entre a população e entre os profissionais da área da cosmetologia e estética. O tratamento da pele que apresenta hiperpigmentação não é fácil de ser conduzido, pois envolve muitos compostos efetivos para esse propósito, os quais podem se apresentar como irritantes e levar à descamação (*peeling*), além de que o resultado nem sempre é imediato, mas, sim, gradual.

Os resultados obtidos com a utilização de cosméticos dependem do tipo, da intensidade e da causa das manchas, podendo demorar até meses para alcançar os efeitos desejados (SOUZA; ANTUNES JUNIOR, 2011). O tratamento das alterações hiperpigmentares ocorre à base de substâncias despigmentantes ou clareadoras da pele. Os cosméticos despigmentantes possuem princípios ativos destinados a clarear a pele, atenuando as hipercromias. A ação de tais princípios ativos ocorre por diferentes mecanismos de ação, porém, de uma forma geral, o efeito está associado à interferência na produção ou transferência de melanina.

As ações produzidas por essas substâncias agem de forma a causar um clareamento da melanina, além de inibir a função melanocitária, principalmente por inibir a biossíntese da tirosina. Isso inibe a melanogenese e, consequentemente, a produção de melanina.

As substâncias com princípios ativos despigmentantes apresentam diferentes formas de apresentação em produtos cosméticos, como pomadas, cremes, loções, géis, entre outros, podendo, ainda, ser combinadas com outros princípios ativos.

A **hidroquinona** é a substância mais utilizada para tratamentos despigmentantes cutâneos, por inibir a oxidação enzimática da tirosina, sendo um dos agentes mais prescritos no mundo, apesar de possuir efeitos adversos (POLYDORO; LUBI, [2017?]). Essa substância produz uma irreversível e potente inibição de tirosinase, produzindo modificações na estrutura e na destruição de melanócitos. É conhecida como 1,4-diixoxibenzeno, um composto orgânico aromático pertencente ao grupo dos fenóis.

Mesmo sendo utilizada há muito tempo, a hidroquinona vem sendo progressivamente substituída, pois, além de possuir efeitos adversos, possui uma grande instabilidade química e facilmente se oxida. Por essa razão, o **arbutin**, um glicosídeo da hidroquinona, tem sido utilizado, pois tem menores reações de sensibilização, possuindo a vantagem de ser quimicamente menos instável.

Outras substâncias utilizadas no tratamento de manchas envolvem os agentes antioxidantes, os quais são capazes de inibir as etapas de oxidação necessárias para a formação da melanina, promovendo clareamento cutâneo. A aplicação de substâncias tópicas pode reduzir a formação de radicais livres, estimulando a síntese de colágeno, apresentando atividade fotoprotetora, prevenindo os danos causados pela radiação e auxiliando no tratamento de manchas hipercrômicas (TEDESCO; ADRIANO; SILVA, [2007?]).

Os antioxidantes aumentam a defesa do organismo contra os radicais livres, o que impede a sua formação, evitando, assim, os danos provocados diariamente na pele. Entre esses elementos se destacam ativos como a vitamina C. A vitamina C (ácido ascórbico) é uma vitamina hidrossolúvel com efeito antioxidante, a qual age sobre os radicais livres responsáveis por desencadear efeitos associados ao envelhecimento cutâneo. Além disso, ela estimula a produção de colágeno pelos fibroblastos e inibe a melanogenese, causando clareamento da pele. Os principais benefícios da utilização tópica da vitamina C são: efeito fotoprotetor, clareador, antioxidante e favorecimento da hidratação e da elasticidade da pele.

A ação clareadora da vitamina C ocorre por meio da inibição das etapas oxidativas no processo de formação da melanina, especificamente na conversão da dopa em dopaquinona, seu precursor. Também existe um efeito dessa vitamina sobre a tirosina, bloqueando a conversão desta em melanina e, ainda, reduzindo a velocidade das reações oxidativas envolvidas nesta e em outras etapas.

Existem outros princípios ativos com ação despigmentante e esfoliante, como os listados a seguir. O mecanismo de ação destes está associado à degradação da melanina, à esfoliação e à inibição da atividade da tirosina, que inibe a tirosinase.

- Alfa-arbutin: um despigmentante, clareia e promove um tom uniforme em todos os tipos de pele. Atua bloqueando a biossíntese da melanina por inibição da oxidação enzimática da tirosina. Isso leva a um ativo clareador da pele que atua de forma mais rápida e eficaz, minimizando as manchas já existentes e reduzindo o grau de bronzeamento da pele após exposição à luz UV (MILREU, 2012).
- Ácido azelaico: inibidor competitivo das enzimas de oxirredução, é um antioxidante eficaz no tratamento de hiperpigmentação pós-inflamatória e melasma, devido à sua ação antitirosinase.
- Ácido kójico: um despigmentante obtido a partir da fermentação de arroz, milho, trigo ou cereais. Trata-se de um ácido orgânico, não citotóxico, sem contraindicação de fotótipos. Seu efeito atua na inibição da síntese da tirosinase, bloqueando a produção de melanina e sua ação inibe a síntese da tirosinase por meio da quelação do íon de cobre, bloqueando a produção da melanina.
- Ácido glicólico: usado como despigmentante por sua ação descamativa (*peeling*).
- Ácido ascórbico: agente despigmentante, com estabilidade química reduzida em formulações de uso tópico. Há preferência de uso do fosfato de ascorbil magnésio, um derivado da vitamina C que apresenta maior estabilidade química e atua na inibição da melanogênese.
- Ácido retinoico: usado como despigmentante por sua ação descamativa (*peeling*). Diminui a pigmentação, principalmente o melasma epidérmico.
- Extrato aquoso de leucócitos (Melawhite): uma solução de peptídeos que atua como inibidor competitivo específico da tirosinase, diminuindo a formação de melanina.
- Extrato de bétula e amora associado ao ácido kójico: ação despigmentante por ação inibidora da tirosinase.
- Flavonoides: antioxidantes naturais que possuem atividade inibidora da tirosinase devido a possuírem estrutura fenólica.
- Extrato de uva-ursina (Melableach): extraído da *Arctosphylos uva--ursi (L.) Spreng*, apresenta ação inibidora da tirosinase, degradando a melanina existente na pele, provocando modificações estruturais

nas membranas das organelas dos melanócitos e apresentando efeito cumulativo.

- Silicato sintético de alumínio: absorve a melanina já formada; utilizado no tratamento de hiperpigmentação de pele, como cloasma/melasma.

Segundo Costa *et al.* (2010), a hidroquinona tem um padrão despigmentante superior ao de outras substâncias com a mesma indicação, no entanto, um estudo utilizando o complexo despigmentante emblica, licorice e belides, demostrou capacidade despigmentante semelhante à hidroquinona.

O **belides** é um ingrediente botânico obtido das flores de *Bellis perennis*, que atua em praticamente todas as etapas do processo de síntese de melanina, estimulando a inibição da tirosina, bem como a proliferação, a migração e a formação dos dendritos dos melanócitos. Promove redução da ligação do α-MSH (hormônio alfa-melanotrófico) aos seus receptores, com consequente diminuição da produção de eumelanina (coloração marrom).

O **licorice**, outro extrato vegetal de ação despigmentante, é obtido da *Glycyrrhiza glabra*. Conhecido como alcaçuz, inibe a tirosinase sem afetar a síntese de DNA. Entretanto, o licorice possui outros componentes com função despigmentante, como a liquiritina, que dispersa a melanina.

Outra forma de clareamento é o uso de princípios ativos usados em esfoliantes químicos, os quais atuam produzindo renovação celular superficial da pele, eliminando células em excesso, promovendo clareamento e acelerando a taxa de renovação celular. A seguir, estão descritos alguns desses ativos.

Alfa-hidroxiácidos

Os **alfa-hidroxiácidos (AHAs)** destacam-se por possuírem uma ação esfoliante superficial, podendo tratar todos os tipos de pele; possuem origem orgânica. As principais fontes naturais de obtenção são: ácido glicólico (cana-de-açúcar, uva verde, beterraba e abacaxi); ácido lático (amora preta, abacaxi, alcachofra e leite); ácido málico (maçã e pera); ácido tartárico (uva, tamarindo, abacaxi e amora); ácido cítrico (limão, laranja, cássia e sambuca); ácido glicérico (açúcar); ácido ascórbico (presente em diversas frutas e legumes); ácido glucônico (derivado da oxidação da glucose, encontra-se nas frutas, mel e vinho).

Os AHAs se diferenciam dos demais ácidos por possuírem moléculas de menor tamanho e conseguirem maior poder de penetração na pele. Quando aplicados topicamente, produzem efeitos específicos sobre o estrato córneo da epiderme, agindo na inibição da síntese de melanina, bem como na melanina já depositada (PEREIRA; MEJIA, [2013]).

Entre os AHAs mais utilizados em formulações cosméticas estão o ácido glicólico, o ácido lático e o ácido mandélico, sendo o ácido glicólico o mais popular dos AHAs.

O **ácido glicólico** é um ácido orgânico que facilita a permeação de substâncias na pele, além de ter ação antirradicais livres, auxiliando na formação de colágeno. Dentre os AHAs, é o que possui a menor molécula, portanto, tem maior poder e velocidade de permeação. Ele diminui a espessura da pele, tendo efeito esfoliativo, propiciando clareamento e estimulando a síntese de colágeno na derme, agindo na reversão e na prevenção do envelhecimento da pele e na melhora de manchas e cicatrizes.

O **ácido lático** é um ativo derivado do leite ou de laticínios (pode ser resultado da fermentação de frutas e verduras) e costuma fazer parte de cremes, loções e peelings. É um dos componentes do fator de proteção natural da pele. Oferece os mesmos benefícios de outros AHAs, contudo, é mais eficiente em hidratação, é um excelente umectante, levemente queratolítico, estimula a renovação celular e tem leve efeito clareador.

O **ácido mandélico** é um AHA derivado do extrato de amêndoas amargas, sendo utilizado em tratamentos de pele com fotoenvelhecimento, hiperpigmentação e acne. É atóxico, e tem sido utilizado devido ao seu poder antisséptico, atestando sua atividade antibacteriana quando usado topicamente. Por ser menos irritativo que outros ácidos, principalmente por não reagir ao sol, sendo uma excelente opção para tratar a pele durante todo o ano.

Poli-hidroxiácidos

Os poli-hidroxiácidos (PHAs) são a nova geração de ácidos. Os PHAs esfoliam, hidratam e melhoram o tônus e a textura da pele, além de serem ideais para o tratamento de algumas doenças de pele, já que são menos agressivos que os AHAs, o que inclui as gluconolactonas e o ácido lactobiônico, que possuem moléculas estruturalmente maiores que os AHAs.

Os PHAs se destacam pelas características exclusivas em comparação aos efeitos dos alfa-hidroxiácidos tradicionais. Apresentam uma estrutura molecular que favorece sua absorção de forma mais lenta pelo tecido epitelial, diminuindo a irritação, a coceira, a queimação e a vermelhidão, comuns em pacientes que fazem tratamento com outros ácidos.

Derivados das frutas e dos cereais, como o milho, os PHAs agem na superfície, dissolvendo suavemente as células da camada córnea da pele, para que possam ser facilmente removidas. Essa classe de ácidos possui um potente efeito antioxidante, aumentando a espessura dérmica, diminuindo a hiperpigmentação, conferindo firmeza à pele e estimulando a produção de colágeno e de outros componentes que aumentam a qualidade das fibras elásticas. São bem tolerados por peles mais sensíveis, podendo ser utilizados em cosméticos, esfoliações, *peelings* e até para potencializar os resultados de procedimentos estéticos.

O **ácido galactônico** e a **galactonolactona** são derivados da galactose, que é um importante componente das glicosaminoglicanas. A gluconolactona é obtida pela oxidação da glicose do milho. Possui efeitos relacionados às propriedades quelantes, hidratantes e antioxidantes, produzindo um efeito renovador sobre a pele, atuando sobre o fotoenvelhecimento, porém com menos efeitos adversos do que outros produtos similares.

Os PHAs podem ser utilizados associados a diversos protocolos de tratamento, como, por exemplo, ao ácido retinoico, para o tratamento da acne, ao retinil palmitato, para combater o envelhecimento cutâneo, ou à hidroquinona, para reduzir a hiperpigmentação.

Riscos e complicações do uso de clareadores

Muitos compostos utilizados em procedimentos clareadores apresentam propriedades irritantes, podendo promover descamação. O uso de produtos tópicos para o clareamento de manchas é bastante comum, mas alguns contêm substâncias que podem induzir efeitos adversos, como, por exemplo, o mercúrio, a hidroquinona e os corticosteroides.

O uso prolongado desses três componentes pode contribuir para o envelhecimento prematuro da pele e aumentar o risco de câncer de pele por exposição solar. Os esteroides, em alguns clareadores, podem aumentar o risco de infecções de pele e causar má cicatrização, além de que seu uso sistêmico pode provocar alterações em outros órgãos do corpo.

O uso de substâncias clareadoras, em geral, está associado ao aparecimento de reações cutâneas, como dermatite de contato irritativa e toxicidade sistêmica. É importante ressaltar que mesmo substâncias naturais podem produzir processos irritativos com reação alérgica local.

O ingrediente ativo de alguns clareadores é o mercúrio, o qual é um agente tóxico que pode causar problemas neurológicos e renais, e, em gestantes que utilizam clareadores com mercúrio, o feto pode apresentar alterações em sua evolução. Já a hidroquinona (inibidora da tirosinase), que é um dos ativos de referência na utilização para o clareamento da pele, apresenta consequências adversas e controversas, principalmente em longo prazo.

A hidroquinona pode causar uma hipersensibilidade da pele ao contato da luz solar, ou seja, estará mais propícia a desenvolver novas manchas, podendo causar prejuízo ao tratamento em determinada região da pele. Além disso, esse clareador e seus metabólitos podem causar dano ao DNA e inibir a apoptose (morte) de células em mutação, além de outros diversos efeitos adversos, como o fato de poder ser citotóxico, fototóxico e sensibilizante.

O uso da hidroquinona não é recomendado em áreas próximas aos olhos, lesões da pele, queimaduras do sol, em crianças com idade inferior a 12 anos e durante a gestação, devido ao seu efeito citotóxico nos melanócitos, podendo causar sérias irritações na pele (KEDE; SABATOVICH, 2015).

O uso das substâncias derivadas dos alfa-hidroxiácidos pode estar associado a reações adversas, como irritação cutânea e escurecimento negro-azulado da pele, eritema severo, inchaço (principalmente na região dos olhos), queimação, formação de bolhas, sangramento, erupções, coceira e descoloração da pele.

Embora os AHAs sejam indicados para o tratamento de melasma, acne, fotoenvelhecimento, psoríase e, principalmente, para pele desidratada, seu uso é contraindicado, principalmente o ácido glicólico, para peles negras, gestantes, cicatrizes hipertróficas, herpes e eritema persistente.

É importante ressaltar que o uso excessivo desse clareador pode desencadear transtorno da pigmentação, caracterizado por pontos com ausência total de melanina, sendo, em alguns estudos, encontrada a ocorrência de adenoma renal e leucemia em estudos em animais, indicando sua nefrotoxicidade.

Por fim, lembre-se de que, durante o tratamento e nos cuidados diários de uma pele com manchas, uma das atitudes mais importantes é o uso do protetor solar, a fim de evitar a piora e o reaparecimento da região escurecida na pele.

Referências

ALLEMAND, A. G. S. *Formulações em cosmetologia*. Porto Alegre: SAGAH, 2018.

COSTA A. *et al*. Associação de emblica, licorice e belides como alternativa à hidroquinona no tratamento clínico do melasma.. *Anais Brasileiros de Dermatologia*, v. 85, n. 5, p. 613-20, 2010. Disponível em: http://www.scielo.br/pdf/abd/v85n5/v85n05a03.pdf. Acesso em: 16 abr. 2019.

EVELINE, C. *Hipercromias:* tudo o que você sempre quis saber. Bel Col Cosméticos, n. 32, p. 6–7, jul./ago. 2006.

GALEMBECK, F.; CSORDAS, Y. *Cosméticos:* a química da beleza. [201-?]. Disponível em: http://fisiosale.com.br/assets/9no%C3%A7%C3%B5es-de-cosmetologia-2210.pdf. Acesso em: 16 abr. 2019.

KEDE, M. P. V.; SABATOVICH, O. *Dermatologia estética*. 3. ed. São Paulo: Atheneu, 2015.

MAIO, M. *Tratado de medicina estética*. 2 ed. São Paulo, Roca, 2011.

MILREU, P. G. A. *Cosmetologia*. São Paulo: Pearson Education do Brasil, 2012.

PEREIRA, A. M. V.; MEJIA, D. P. M. *Peelings químicos no rejuvenescimento facial*. [2013]. Disponível em: http://portalbiocursos.com.br/ohs/data/docs/18/96_-_Peelings_quYmicos_ no_rejuvenescimento_facial.pdf. Acesso em: 16 abr. 2019.

POLYDORO, A. F.; LUBI, N. *A hidroquinona como despigmentante:* revisão de literatura. [2017?]. Disponível em: https://tcconline.utp.br/media/tcc/2017/05/A-HIDROQUINONA--COMO-DESPIGMENTANTE.pdf. Acesso em: 16 abr. 2019.

SOUZA, V. M.; ANTUNES JUNIOR, D. A. *Ativos dermatológicos:* guia de ativos dermatológicos utilizados na farmácia de manipulação para médicos e farmacêuticos. São Paulo: Pharmabooks, 2011. v. 7.

TAYLOR, S. C. Epidemiology of skin diseases in people of color. *Cutis*, v. 71, p. 271–275, 2003.

TEDESCO, I. R.; ADRIANO, J.; SILVA, D. *Produtos cosméticos despigmentantes nacionais disponíveis no mercado*. [2007?]. Trabalho acadêmico (Graduação) — Universidade do Vale do Itajaí, Balneário Camboriú, 2007. Disponível em: http://siaibib01.univali.br/pdf/Ionice%20Remiao%20Tedesco.pdf. Acesso em: 16 abr. 2019.

Leituras recomendadas

AZULAY, R. D.; AZULAY-ABULAFIA, L. *Dermatologia*. 5. ed. São Paulo: Guanabara Koogan, 2011.

BATISTUZZO, J. A. O.; ITAYA, M.; ETO Y. *Formulário médico farmacêutico*. 4. ed. São Paulo: Pharmabooks, 2011.

NICOLETTI, M. A. et al. Hipercromias: aspectos gerais e uso de despigmentantes cutâneos. *Cosmetics & Toiletries*, v. 14, p. 46–51, 2002.

SOUZA, V. M. *Ativos dermatológicos:* guia de ativos dermatológicos utilizados na farmácia de manipulação para médicos e farmacêuticos. São Paulo: Tecnopress, 2003. v. 1.

STEINER, D. et al. Estudo de avaliação da eficácia do ácido tranexâmico tópico e injetável no tratamento do melasma. *Surgical & Cosmetic Dermatology*, v. 1, n. 4, p. 174–177, 2009. Disponível em: http://www.surgicalcosmetic.org.br/exportar-pdf/1/1_n4_39_pt/Estudo-de-avaliacao-da-eficacia-do-acido-tranexamico-topico-e-injetavel-no-tratamento-do-melasma. Acesso em: 16 abr. 2019.

STEINER, D. *et al*. Tratamento do melasma: revisão sistemática. *Surgical & Cosmetic Dermatology*, v. 1, n. 2, p. 87–94, 2009. Disponível em: http://www.surgicalcosmetic.org.br/exportar-pdf/1/1_n2_20_pt/Tratamento-do-melasma--revisao-sistematica. Acesso em: 16 abr. 2019.

Cosméticos usados no manejo da acne

Objetivos de aprendizagem

Ao final deste texto, você deve apresentar os seguintes aprendizados:

- Indicar os cosméticos usados para acne.
- Explicar o mecanismo de ação de ativos usados em casos de acne.
- Reconhecer os cosméticos antiacne conforme o grau de acometimento.

Introdução

A acne é uma afecção dermatológica multifatorial que acomete a unidade pilossebácea da pele. Em geral, é favorecida pelo desenvolvimento da bactéria *Propionibacterium acnes* (*P. acnes*). A acne afeta 80% dos adolescentes e adultos jovens, contudo, pode ocorrer em outras fases da vida.

A acne é classificada de acordo com o grau de acometimento, podendo ser tópica, sistêmica, hormonal e cirúrgica. As técnicas para tratamento são diversas e incluem a utilização de alguns recursos, como limpeza de pele, cosméticos e uso de fármacos com antissépticos e anti-inflamatórios, além de procedimentos estéticos, com o objetivo de melhorar a aparência ou até mesmo reduzir as lesões da acne.

Neste capítulo, você estudará sobre os cosméticos utilizados para o manejo da acne e o mecanismo de ação dos ativos mais utilizados, além de reconhecer os principais cosméticos conforme o grau de acometimento.

Cosméticos empregados no tratamento da acne

A pele necessita de muitos cuidados, principalmente por se tratar de um órgão de barreira, separando o meio interno do externo, e, dessa maneira, protegendo o organismo de influências externas. A acne acomete a unidade pilossebácea de algumas regiões do corpo. Tem origem multifatorial, sendo uma afecção que provoca transtornos emocionais e físicos ao indivíduo acometido, principalmente pelo aspecto inestético da pele. Atinge ambos os sexos, sendo mais grave em homens e mais persistente em mulheres. A acne normalmente é acompanhada em maior ou menor grau por comedões, pápulas, pústulas, cistos e nódulos, os quais podem provocar cicatrizes na pele (KEDE; SABATOVICH, 2015).

O quadro clínico da acne pode ser dividido em cinco estágios, conforme mostra o Quadro 1.

Quadro 1. Os cinco estágios do quadro clínico da acne

Grau	Tipo de acne	Tipo de lesão/ alteração	Local	Características
I ou comedônica	Não inflamatória leve primária	Seborreia/ comedões	Face	Presença de oleosidade, óstios dilatados, comedões abertos e fechados. Poucas pápulas e pústulas (< 10).
II ou papulo--pustulosa	Inflamatória secundária moderada	▪ Seborreia/ comedões ▪ Pápulas/ pústulas	Face	Características do grau I; pápulas e pústulas (entre 10 e 40).
III ou nódulo--cística	Inflamatória secundária severa	▪ Seborreia/ pápulas ▪ Pústulas/ nódulo ▪ Cistos	▪ Face ▪ Pescoço	Poucos comedões e muita inflamação.
IV ou conglobata	Inflamatória secundária severa	▪ Seborreia/ nódulo ▪ Cistos/ abscessos ▪ Fístulas	▪ Face ▪ Costas ▪ Tórax	Forma grave. Poucos comedões e muita inflamação com drenagem de pus. Pode chegar até a região glútea.
V ou fulminante	Inflamatória secundária severa	▪ Nódulos ▪ Abcessos hemorrágicos ▪ Ulcerações com fundo necrótico	▪ Face ▪ Costas ▪ Tórax	Surge subitamente com febre, leucocitose, dores articulares, necrose e hemorragia em algumas lesões.

Fonte: Adaptado de Biovital (2016).

Existem vários tipos de acne, entre elas: a vulgar (acomete indivíduos na fase da puberdade), a da mulher adulta (tardia), a cosmética e a medicamentosa.

O tratamento da acne, devido à multiplicidade de fatores etiopatológicos, deve ser individualizado, levando-se em consideração o quadro clínico e buscando interferir nos fatores envolvidos na patogenia da acne. Atualmente, é recomendado o início precoce do tratamento, a fim de minimizar danos psicológicos e físicos, como as cicatrizes e a hiperpigmentação, entre outros.

Em geral, os objetivos do tratamento da acne são:

- controlar a hiperqueratinização;
- diminuir a sebogênese;
- reduzir a população bacteriana;
- eliminar a inflamação.

Apenas 10 a 20% dos portadores de acne precisam de tratamento medicamentoso, que se divide em interno (uso oral) ou externo (uso tópico).

É importante classificar a acne, pois isso determinará o protocolo estético que será usado como escolha, tendo-se em vista que cada tipo de lesão ou fase necessitará de técnicas ou princípios ativos. Os procedimentos estéticos indicados para acne podem ser associados aos tratamentos médicos, utilizando-se princípios ativos, tratamentos manuais e uso da eletroterapia, que contribuem para a melhora do quadro clínico. Por esse motivo, torna-se muito importante para o profissional da estética e cosmética o conhecimento da classificação da acne, bem como dos princípios ativos que podem ser aplicados para cada caso.

A avaliação clínica trará informações que possibilitarão um bom diagnóstico do problema, para que o profissional possa estabelecer um plano de tratamento personalizado. Os cuidados com a acne seguem várias etapas, que vão desde a higienização até os produtos aplicados para o controle da acne especificamente, como veremos a seguir.

São usados como ativos cosméticos higienizantes os seguintes produtos.

- Anfóteros: são higienizantes que têm propriedades como solubilidade, detergência, poder espumante e poder umectante. Dessa classe, estão condicionados, principalmente, ao pH do meio e ao comprimento da cadeia que os constitui. São exemplos: betaína de coco; cocoamidopropil bataína; cococarboxianfoglicinato de sódio.
- Não iônicos: têm como características a compatibilidade com a maioria das matérias-primas utilizadas em cosméticos, possuem baixa irritabilidade à pele e aos olhos, têm um alto poder de redução da tensão

superficial e interfacial e baixos poderes de detergência e espuma. São exemplos: aquilpoliglicosídeos; laurilpoliglicosídeos.
- Os esfoliantes utilizados em acne podem ser químicos, físicos/mecânicos e enzimáticos.
- Os princípios ativos cosméticos esfoliantes químicos são: alfa-hidroxiácidos (ácido glicólico, ácido mandélico, ácido lático, ácido málico); beta-hidróxiácidos: ácido salicílico; poli-hidroxiácidos: gluconolactona e ácido lactobiônico.
- Os princípios ativos cosméticos esfoliantes físicos/mecânicos são:
  - Origem vegetal: pó de sementes de frutas, como damasco, framboesa, amêndoas, oliva, uva, guaraná.
  - Origem mineral: pedras pomes em pó, quartzo em pó, areias e argilas.
  - Origem marinha: pó de ostras, cloreto de sódio, algas diatomáceas e madrepérola.
  - Derivados orgânicos sintéticos (esferas de polietileno coloridas e grânulo poliamida; formadores de filme [PVP, álcool polivinilpirrolidana]; carboidratos [açúcar mascavo e açúcar cristal].
- Os princípios ativos cosméticos esfoliantes enzimáticos são: a bromelina (extraída do abacaxi) e a papaína (extraída do mamão).

Nos emolientes, o princípio ativo mais utilizado é a trietanolamina. Podem ser associados a outros emolientes, como extrato de camomila, calêndula, macadâmia, *Aloe vera*, com a intenção de diminuir a agressão à pele (DAL GOBBO, 2010).

O processo de extração inicia-se logo após a emoliência. É importante salientar que nem sempre será necessária essa etapa, dependendo de como se apresenta a pele do cliente. O tônico é o produto cosmético utilizado para o equilíbrio do pH, etapa que compreende reequilibrar o grau de acidez da pele, que foi alterado pelo uso do emoliente. Os tônicos podem ser encontrados em três diferentes classes: adstringentes, hidratantes, calmantes e refrescantes (GOMES; GABRIEL, 2009).

- Princípios ativos de cosméticos utilizados em tônicos adstringentes: pimenta, alúmen de potássio, hortelã, extrato de hamamélis, sulfato de zinco.
- Princípios ativos de cosméticos utilizados em tônicos hidratantes: ureia, sorbitol, lactato de sódio extrato de amora, alantoína.
- Princípios ativos de cosméticos utilizados em tônicos calmantes: óleo essencial de lavanda, extrato de camomila, azuleno.

- Princípios ativos de cosméticos utilizados em tônicos refrescantes: extrato de mentol, extrato de *Aloe vera*, alecrim.

Para o controle da acne, são usados produtos cosméticos destinados a limpar, amaciar, estimular ou refrescar a pele, essencialmente constituídos de substanciais coloidais ou argilosas, que, quando aplicadas sobre o rosto, sofrem endurecimento para posterior remoção (ZAGUE; VELASCO; BABY, 2008).

Ainda com essa finalidade, podemos contar com a classe de cosméticos a seguir.

- Cicatrizantes: *Aloe vera*, própolis, alantoína, calêndula, camomila, betavera, vitamina A, vitamina B6.
- Anti-inflamatórios e descongestionantes: alfa-bisabolol, camomila, azuleno, bardana.
- Antibacterianos: *Plantago major* (Tanchagem), *Melaleuca alternifolia*, óleo de copaíba, Irgasan (triclosano).
- Antissépticos: hortelã, própolis, chá verde, *Aloe vera*, alecrim (*Rosmarinus officialis*), água de rosas.
- Secantes: argila verde, argila branca.
- Adstringentes: óleo de melaleuca, Sopholiance, taninos (hamamélis, gerânio, alecrim), óxido de zinco, alume, sálvia.
- Antisseborreicos, absorventes e adsorventes: silicato de alumínio, tiolisina, enxofre, kaolim, sebonormine, argila, bentonita.

Lembre-se, sempre, de que esses princípios ativos deverão estar veiculados em bases não oleosas.

Mecanismo de ação de ativos aplicados em acne

Existem diversos tratamentos para a acne, e a escolha do método mais adequado baseia-se no quadro clínico, que varia de indivíduo para indivíduo.

Basicamente, existem dois tipos de tratamentos: o tratamento tópico, aqueles aplicados diretamente sobre a pele na forma de cosméticos, e o tratamento oral, indicado por médicos especialistas. Os medicamentos orais são mais utilizados em casos graves ou específicos.

Os princípios ativos são utilizados com base nas causas da acne, podendo ser hormonal, por estresse ou bacteriana. Estes possuem ação que visa, além do tratamento, à prevenção do agravamento dessa patologia. São produtos menos agressivos e com poucos efeitos colaterais. Na sequência de procedimentos utilizados para o manejo da acne, os produtos podem envolver ativos com diferentes mecanismos de ação.

Os higienizantes devem possuir ativos indicados para hipersecreção sebácea, que atuem, principalmente, na sua inibição. O pH do produto deverá ser um fator a ser analisado, pois, dependendo do tipo de higienizante, poderá alterar o pH cutâneo. São indicados sabonetes líquidos com pH entre 4,5 e 6,5.

Os princípios ativos higienizantes atuam na superfície da pele e eliminam os produtos por arraste, solubilizando os componentes aderidos, eliminando impurezas externas, não desengordurando excessivamente nem alterando o pH da pele (REBELLO, 2005). Já os esfoliantes são produtos que atuam superficialmente, atingindo especificamente o nível da epiderme sem atingir a derme. Podem ser químicos, físicos/mecânicos e enzimáticos.

A esfoliação química é a aplicação de um ou mais agentes esfoliantes/queratolíticos na pele, podendo ser sintéticos ou vegetais — geralmente ácidos orgânicos que resultam da atividade sintética de plantas e animais (GOMES; GABRIEL, 2009).

Os esfoliantes físicos/mecânicos utilizam abrasivos para refinar a camada córnea da pele. Eles agem por atrito (ação mecânica pela pressão entre a pele e as mãos). São veículos para esses esfoliantes: creme, gel e gel/creme. Podem ter origem vegetal, mineral, marinha ou ser derivados orgânicos sintéticos (RIBEIRO, 2010).

A esfoliação enzimática é realizada pela ação de enzimas que hidrolisam a queratina da camada córnea, o que facilita a remoção de camadas superficiais. Não são todos os tipos de acne que podem ser esfoliadas. Na acne moderada a grave, deve-se evitar a esfoliação física, pois esta pode agravar o quadro clínico, visto que esse mecanismo poderá levar à ruptura de pápulas e pústulas, correndo-se o risco de infectar glândulas sebáceas e folículos não acometidos.

Link

Neste *link* de TeleCondutas, estão disponíveis materiais de apoio de fácil utilização, passíveis de serem consultados durante o atendimento.

https://qrgo.page.link/ztvM

Rebello (2005) destaca alguns princípios ativos esfoliantes e queratolíticos:

- Esfoliantes químicos (queratolíticos): substâncias que desorganizam quimicamente a queratina, provocando uma descamação das células epidérmicas por meio de ação química.
- Esfoliantes físicos/mecânicos: promovem uma descamação leve das células epidérmicas por meio de componentes físicos com ação mecânica.
- Esfoliantes enzimáticos: provocam uma leve descamação epidérmica por meio de ação enzimática. São ativos cosméticos: bromelina (extraída do abacaxi) e papaína (extraída do mamão).

Os emolientes são substâncias alcalinas que são aplicadas com o objetivo de higienização e retirada de comedões. O princípio ativo mais usado é a trietanolamina, que tem por finalidade descontrair, amolecer e suavizar a camada córnea (camada mais superficial da epiderme). Esse princípio faz ocorrer a dilatação dos poros, facilitando a extração. Lembre-se de que a emoliência e a extração poderão ou não ser necessárias, dependendo de como a forma da pele se apresenta.

Após a emoliência, inicia-se o processo de extração. Nesse processo, é realizada a extração das lesões da acne. Esse é um procedimento realizado exclusivamente pelo profissional da área da estética. Na retirada do conteúdo dos comedões fechados, pode-se usar uma agulha de insulina (que facilita a remoção do conteúdo sólido e dificulta a evolução para lesão inflamatória). Para a remoção das pústulas, aconselha-se exercer uma pressão leve sob o local, drenando o conteúdo purulento e esvaziando a lesão. Lesões internas, como é o caso de pápulas, nódulos e cistos, não devem ser manipuladas. Para o equilíbrio do pH da pele, utiliza-se tônicos, que têm por finalidade, além de reequilibrar o pH cutâneo, complementar a limpeza, retirando os últimos vestígios de sujidades da pele.

É fundamental que o profissional da área da estética conheça com propriedade os cosméticos que utilizará, pois é a partir dessa escolha que poderá variar a função e a utilização dos produtos de forma adequada.

O produto veiculado na forma de tônico promove sensação de frescor e bem-estar, não irrita nem, sensibiliza. Segundo Bombassaro, Fernandes e França (2009), não há relato na literatura de qual seria o pH ideal para os tônicos, entretanto, afirmam que a grande parte dos cosméticos deve ter como pH o mais próximo da pele.

Como nem todos os tipos de pele têm as mesmas características, o tipo de tônico a ser usado poderá ter funções específicas, dependendo da composição do seu princípio ativo. A ação dos tônicos consiste no enrijecimento da cútis, na diminuição temporária do tamanho dos poros, reduzindo a tendência à oleosidade.

Segundo Dal Gobbo (2010):

- Tônicos adstringentes tem como mecanismo de ação contrair, estreitar e apertar os tecidos orgânicos, diminuindo a secreção das glândulas.
- Tônicos hidratantes são princípios ativos com fundão de indutores no processo de reposição de água, diminuindo a perda de água transepidermal e deixando a pele macia, suave e com aparência saudável.
- Tônicos calmantes têm por finalidade eliminar ou atenuar o processo inflamatório da pele, diminuindo o eritema pela vasoconstrição e pela desidratação dos tecidos edemaciados.
- Tônicos refrescantes promovem refrescância, aliviando o calor da pele.

Para o controle do quadro, são utilizados princípios ativos com função específica (SOUZA; ANTUNES JUNIOR, 2008). A apresentação do cosmético utilizado para essa finalidade é a forma de máscara, pois atuará por um tempo maior, o que facilitará a permeação do ativo na pele.

As máscaras são formulações cosméticas usadas para aplicação facial, em camadas mais ou menos espessas, podendo ser usadas de 10 a 30 minutos, dependendo da ação pretendida e da composição química desta.

Para o controle do quadro da acne, serão selecionadas máscaras específicas para acne não inflamatória ou acne inflamatória. Em geral, são usados princípios ativos cicatrizantes, anti-inflamatórios, descongestionantes, antissépticos, adstringentes, antisseborreicos, absorventes e/ou adsorventes.

- Cicatrizantes: são regeneradores do epitélio.
- Anti-inflamatórias e descongestionantes: possuem a propriedade de eliminar ou atenuar estados inflamatórios da pele, diminuindo o eritema pela vasoconstrição e pela desidratação dos tecidos edemaciados.
- Antissépticas: promovem assepsia da pele, encontrando ampla aplicação em peles acneicas.
- Adstringentes: são substâncias com capacidade de contrair, estreitar e apertar os tecidos orgânicos, formando uma capa protetora de proteína na pele. Inibem a proliferação de microrganismos na superfície da pele.
- Antisseborreicas, absorventes e adsorventes: removem pela capacidade de absorção e adsorção o excesso de oleosidade da pele. Normalmente são usados em forma de máscaras.

Aplicabilidade de cosméticos antiacne conforme o grau de acometimento

Existem várias possibilidades terapêuticas para o tratamento da acne, as quais dependem principalmente do tipo de afecção e seu grau de acometimento, sendo de fundamental importância que todo profissional da área da estética que venha a tratar pacientes com acne conheça a natureza dessa doença e, sobretudo, o caráter autolimitado do seu tratamento, pois a maioria dos produtos cosméticos têm a sua ação limitada para eliminar as lesões acneicas e para prevenir suas complicações.

O tratamento da acne envolve desde medidas higiênicas e profiláticas até o uso de medicamentos orais e tópicos, realização de cirurgia, tratamento estético e alternativo. Para o tratamento clínico da acne, há evidência de várias técnicas e métodos que apresentam bons resultados no que diz respeito à melhora do aspecto geral da pele e da contenção do grau de acometimento dessa doença dermatológica.

Na maioria dos casos, o controle do quadro da acne é de acordo com o grau de acometimento e a tipologia. Contudo, podemos dividi-lo em cuidados higiênicos e alimentares (profilático), uso de anti-inflamatórios, antibióticos, cosméticos, etc. (medicamentoso, devidamente recomendados e manejados por médicos especialistas neste tipo de tratamento), limpeza de pele e uso de recursos da eletrotermofototerapia (terapêutico), acupuntura, fitoterapia (alternativo), entre outros.

Na acne branda, recomenda-se o uso de antibióticos tópicos, que devem ser prescritos por médicos especializados nesse tipo de tratamento. Normalmente, são prescritos clindamicina e eritromicina, gel de peróxido de benzoíla (2, 5 ou 10%), visto que os retinoides tópicos (tretinoína) são eficazes na acne comendônica e na papulopustulosa (MANFRINATO, 2009).

Nos casos de acne moderada, recomenda-se o uso de medicações como tetraciclinas orais. Por fim, nos casos de acne grave, recomenda-se o uso de isotretinoína, um retinoide que inibe a função das glândulas sebáceas e a queratinização e tem sido muito eficaz no seu tratamento (UDA; WANCZINSKI, 2008).

No que diz respeito especificamente ao controle estético para os casos de acne, esse tipo de tratamento visa sobretudo à redução de cicatrizes deprimidas, puntiformes e/ou irregulares, diferentes técnicas podem vir a ser utilizadas, não só para tratar a acne, como também para melhorar o aspecto geral da pele acneica.

Em procedimentos de acne grau 1 e 2 podem ser utilizados cosméticos ou medicamentos de uso tópico. Tanto o ativo cosmético quanto o medicamento devem atuar na secreção do sebo, possuir ação queratolítica, reduzir a proliferação bacteriana e a oleosidade da pele, possuir ação antioxidante e anti-inflamatória. Entre os ativos cosméticos disponíveis para o tratamento da acne, temos o ácido salicílico, ácido glicólico, ácido lactobiônico e o óleo essencial de melaleuca, *Aloe vera*, camomila, calêndula, que são os mais utilizados na prática profissional.

O ácido salicílico é um queratolítico que ajuda a reduzir os comedões. É usado em loções e sabonetes, geralmente em associação com outras terapias. Contudo, pode ser irritante, causando eritema e descamação. Trata-se de um beta-hidroxiácido amplamente utilizado, tanto para *peelings* superficiais como para uso diário, em decorrência de seu alto poder esfoliativo, queratolítico e queratoplástico. Seu alto poder esfoliativo está diretamente ligado à sua solubilidade em óleos ou em lipídeos, isso porque as camadas mais externas da pele possuem grandes concentrações lipídicas, o que permite que o ácido salicílico aja, promovendo a remoção das células mortas. Além disso, é caracterizado por ser um regularizador da oleosidade e um anti-inflamatório.

O ácido glicólico origina-se da cana-de-açúcar, sendo considerado um alfa--hidroxiácido. Tem capacidade de promover um efeito de renovação da pele. É muito usado em tratamentos que promovem o rejuvenescimento celular, tanto na forma de *peelings* como de dermocosméticos. É queratolítico e esfoliante, hidratante e estimulador dos fibroblastos e hidrofílico. É ideal para tratar peles oleosas, acneicas e com manchas. Proporciona uma série de benefícios à pele: melhora da textura, equilibra a oleosidade, minimiza a acne e clareia manchas. Possui uma marcante ação superficial ao nível da camada córnea e uma ação profunda ao nível da camada papilar, que se caracteriza por uma vasodilatação superficial (MOSER, 2018).

O ácido lactobiônico ou ácido gatactoglucônico é hidratante, umectante, retentor hidríco, não irritante, altamente compatível com a pele, antioxidante eficaz e levemente queratolítico. Já o óleo essencial de melaleuca é um antibiótico natural tão eficaz quanto o peróxido de benzoíla. Entre as suas propriedades para a acne estão prevenção, controle da oleosidade, hidratação profunda e efeito cicatrizante. O óleo de copaíba possui efeito germicida, evitando afecções na pele. A *Aloe vera*, por sua vez, contém antibacterianos e anti-inflamatórios, além de vitaminas, minerais e aminoácidos essenciais. Devido à sua ação purificante e cicatrizante, seu uso permite limpar as impurezas da pele, reduzir as espinhas e acelerar a cicatrização das feridas. No entanto, a aplicação de *Aloe vera* para manejo de acne deve ocorrer preferencialmente em gel 100% puro.

Já a camomila apresenta ação calmante e anti-inflamatória, podendo ser aplicada em forma de compressas, após a limpeza da pele. No caso da calêndula, seus princípios ativos atuam de forma a produzir ação anti-inflamatória, antifúngica, adstringente, calmante e estimulante da regeneração celular.

No que diz respeito especificamente ao tratamento estético para os casos de acne, Manfrinato (2009) relata que esse tipo de tratamento visa, sobretudo, à redução de cicatrizes deprimidas, puntiformes e/ou irregulares e que diferentes técnicas podem vir a ser utilizadas, não só para tratar a acne, como também para melhorar o aspecto geral da pele acneica. Segundo Moser (2018), cabe salientar que profissionais da estética são coadjuvantes no tratamento da acne, sendo o diagnóstico e o tratamento central sempre feitos por um médico.

Referências

BIOVITAL. *Acneless*: tratamento cosmético da acne. 2016. Disponível em: http://www.biovital.ind.br/wp-content/uploads/2016/11/lit_AcneLess.pdf. Acesso em: 25 abr. 2019.

BOMBASSARO, H. M.; FERNANDES, B.; FRANÇA, A. J. *Análise dos produtos tônicos faciais quanto a sua formulação e real função*. 2009. Monografia (Curso de Tecnologia em Cosmetologia e Estética) — Universidade Vale do Itajaí, Itajaí, SC, 2009.

DAL GOBBO, P. *Estética facial essencial*: orientação para o profissional de estética. São Paulo: Atheneu, 2010.

GOMES, R. K.; GABRIEL, M. *Cosmetologia*: descomplicando os princípios ativos. 3. ed. São Paulo: Livraria Médica Paulista, 2009.

KEDE, M. P. V.; SABATOVICH, O. *Dermatologia estética*. 3. ed. São Paulo, Atheneu, 2015.

MANFRINATO, G. L. *Acupuntura estética no tratamento da acne (estudo de caso)*. 2009. 58 f. Monografia (Especialização em Acupuntura) — Instituto Brasileiro de Therapias e Ensino, Maringá, 2009.

MOSER, I. *Peeling*: como eu faço. Curitiba: [s. n.], 2018.

REBELLO, T. *Guia de produtos cosméticos*. 6. ed. São Paulo: SENAC, 2005.

RIBEIRO, C. *Cosmetologia aplicada a dermoestética*. 2. ed. São Paulo: Pharmabooks, 2010.

SOUZA, V. M.; ANTUNES JUNIOR, D. *Ativos dermatológicos*: guia de ativos dermatológicos utilizados na farmácia de manipulação para médicos e farmacêuticos. São Paulo: Pharmabooks, 2008. v. 7.

UDA, C. F.; WANCZINSKI, B. J. Principais ativos empregados na farmácia Magistral para o tratamento tópico da Acne. *Informa — Informativo Profissional do Conselho de Federal de Farmácia*, v.20, n.9–10, p. 16–25, set. 2008.

ZAGUE, V.; VELASCO, M. V. R.; BABY, A. R. Máscaras faciais. *In*: LEONARDI, G. R. *Cosmetologia aplicada*. 2. ed. São Paulo: Santa Isabel, 2008.

Leitura recomendada

AGOSTINHO, M. R.; KATZ, N. (org.). *Telecondutas*: acne. Porto Alegre: TelessaúdeRS-UFRGS, 2017. Disponível em: https://www.ufrgs.br/telessauders/documentos/telecondutas/tc_acne.pdf. Acesso em: 25 abr. 2019.

Cosméticos usados no manejo da rosácea

Objetivos de aprendizagem

Ao final deste texto, você deve apresentar os seguintes aprendizados:

- Identificar os cosméticos usados no tratamento da rosácea.
- Descrever o mecanismo de ação de ativos usados no manejo da rosácea.
- Listar os riscos e as complicações decorrentes do uso de cosméticos para o tratamento da rosácea.

Introdução

A rosácea é uma afecção que se manifesta principalmente no centro da face, mas pode se estender para bochechas, nariz, testa e queixo, com sinais inflamatórios locais. Pela predominante localização facial, a rosácea representa um problema estético relevante, que interfere de maneira negativa na autoestima e na qualidade de vida do paciente.

Quanto ao tratamento, ainda não há cura para essa disfunção, mas algumas modalidades terapêuticas podem ser empregadas, de modo a reduzir os sinais e sintomas e melhorar a aparência da pele. A cosmetologia pode ser aplicada nesta área, uma vez que se trata de uma ciência que estuda os cosméticos desde a sua matéria-prima até o desenvolvimento, a comercialização, o controle de qualidade e a eficácia desses produtos, a fim de prevenir e melhorar alterações inestéticas na pele causadas por diversas doenças, inclusive a rosácea.

Neste capítulo, você conhecerá a fisiopatologia da rosácea e entenderá de que maneira os cosméticos podem agir aliviando os sintomas. Além disso, conhecerá alguns cuidados importantes na escolha de ativos cosméticos para seu manejo, de modo a garantir ao paciente a melhora do quadro de rosácea de maneira eficaz e segura.

Fisiopatologia da rosácea

A rosácea é uma afecção crônica, vascular, inflamatória que acomete a região facial e se caracteriza pela presença de eritema, telangiectasias, pápulas e edema, que surgem principalmente na região centrofacial. Ocorre principalmente em adultos jovens, entre os 30 e 50 anos, sendo mais frequente em mulheres e em indivíduos com fotótipos mais baixos de pele.

Apesar de ser encontrada mais frequentemente em mulheres, em geral, quando estas são afetadas, o comprometimento é localizado, e a gravidade é considerada leve a moderada, ao passo que, quando acomete homens, estes apresentam quadros mais graves e extensos da afecção. Moura (2012) afirma que os fotótipos I e II da tabela de Fitzpatrick são os mais acometidos pela rosácea.

A etiologia da rosácea ainda não está completamente definida. Entretanto, vários fatores têm sido considerados predisponentes ao surgimento da doença, como doenças gastrintestinais, fatores psicogênicos, seborreia, presença de agentes infecciosos, entre outros, contudo, nenhuma delas ainda totalmente comprovada. Outros fatores relacionados são a exposição à radiação solar e ao calor.

A exposição à luz solar pode piorar a condição clínica da rosácea, desencadear o aparecimento dos sintomas, além de poder provocar um dano crônico. Em algumas situações, as lesões na pele demoram a cicatrizar e, quando expostas ao sol, podem apresentar alterações de pigmentação e fibrose.

Monteiro (2013) elenca alguns fatores que podem ser considerados agravantes da doença, como: o uso de alguns tipos de cosméticos; o tabagismo; o alcoolismo; a ingestão de alimentos apimentados, cafeinados e quentes; alterações ambientais, como vento, calor e frio excessivos; além de fatores emocionais, atividade física e disfunções hormonais. Além disso, o uso de alguns cosméticos também pode estar relacionado ao surgimento de quadros de rosácea. Ativos retinoides, quando utilizados topicamente, podem agravar ou desencadear quadros de rosácea em pacientes com predisposição à doença (COSTA, 2012).

> **Fique atento**
>
> Quadros de rosácea podem ser induzidos pelo uso de ativos esteroides tópicos ou sistêmicos após seu uso prolongado. Estes, quando aplicados em rosácea, podem inicialmente melhorar os sinais e sintomas, entretanto, resultam, posteriormente, em exacerbação do quadro de rosácea. Nesses casos, podem surgir intenso eritema, ocasionado pela vasodilatação, bem como nódulos, pápulas, pústulas, sinais de atrofia e diminuição da espessura da pele, além de aumento das telangiectasias. Esses sintomas são também associados a dor, prurido e ardência (BARBOSA, 2016).

As manifestações clínicas mais importantes da rosácea são eritema persistente, episódios de *flushing* (ruborização da face), prurido e pele extremamente sensível. O rosto se apresenta com tonalidade avermelhada, podendo, ainda, surgir pápulas, pústulas, telangiectasias e placas eritematosas. Além disso, pode haver comprometimento extrafacial, mesmo não sendo muito frequente. Nesses casos, as manifestações se estendem para o couro cabeludo, pescoço e colo. Podem haver períodos de exacerbação da doença e períodos de remissão. A Figura 1, a seguir, mostra as principais manifestações clínicas da doença.

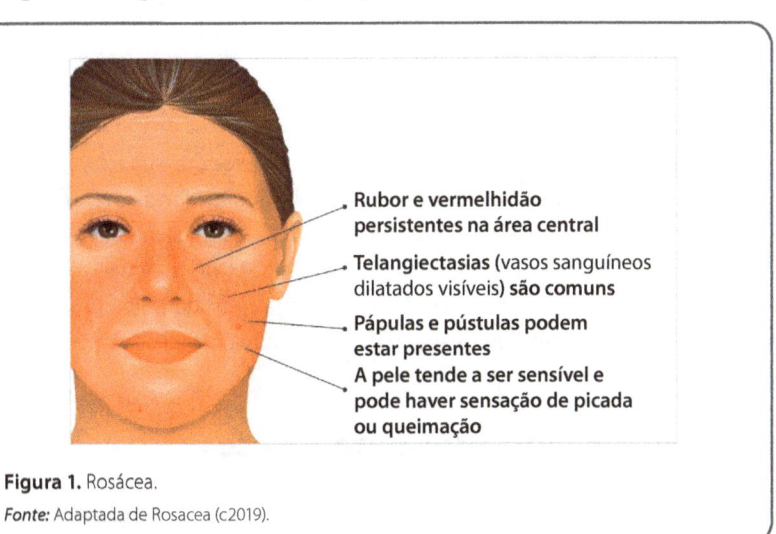

- Rubor e vermelhidão persistentes na área central
- Telangiectasias (vasos sanguíneos dilatados visíveis) são comuns
- Pápulas e pústulas podem estar presentes
- A pele tende a ser sensível e pode haver sensação de picada ou queimação

Figura 1. Rosácea.
Fonte: Adaptada de Rosacea (c2019).

Quanto aos aspectos fisiopatológicos, as alterações são, em sua maioria, dérmicas. Ocorre um aumento na visualização dos vasos sanguíneos superficiais, associado à dilatação dos vasos linfáticos. Há também um aumento na concentração de células de defesa na região, como os neutrófilos. Moura (2012) aponta que, como há um processo infamatório local, os tecidos têm seu funcionamento alterado, ficando predispostos ao aparecimento associado de processo infeccioso.

A teoria principal sugere que a maioria das alterações acontece na derme, onde os neutrófilos teriam o papel inicial na patogênese da doença. Posterior a isso, ocorre vasodilatação, edema e liberação de vários fatores pró-inflamatórios, como histamina e prostaglandinas. Não obstante, estudos atuais sugerem, ainda, que a rosácea pode estar associada a uma resposta exacerbada do sistema imune inato, que causa a liberação anormal do peptídeo catelicidina, que ativaria a resposta inflamatória exacerbada e a atividade angiogênica aumentada. A liberação dessas substâncias causaria, ainda, a degradação das fibras elásticas e de colágeno (COSTA, 2012).

> **Saiba mais**
>
> Moura (2012) explica que o *flushing* facial é o surgimento de eritema facial transitório, ocasionado pelo aumento da vascularização local, geralmente associada à exposição a fatores desencadeantes.

Não há tratamento curativo para a rosácea, uma vez que sua etiologia ainda não é comprovada. O tratamento é apenas para controlar as manifestações clínicas, conforme afirmam Kede e Sabatocivk (2015). Basicamente, o manejo dessa afecção baseia-se em uma tríade, que envolve: orientações ao paciente sobre fatores predisponentes, cuidados e tratamento da pele com enfoque direcionado para os sintomas específicos da doença.

Cosméticos indicados para rosácea

Os ativos cosméticos indicados para o manejo da rosácea serão empregados considerando-se as manifestações clínicas apresentadas nessa disfunção, ou seja, atuarão minimizando ou prevenindo os sinais e sintomas mais comuns da rosácea. Os ativos cosméticos deverão atuar sobre a sintomatologia apresentada pelo paciente. O profissional deverá optar por ativos que atuem na fisiopatologia da rosácea, como ativos cosméticos com propriedades anti-inflamatória, antieritematosa, calmante e hidratante. Esses ativos podem ser empregados de maneira isolada nos produtos cosméticos ou associados em um único produto cosmético.

A rosácea se apresenta como uma disfunção que inclui um estado inflamatório crônico que acomete a pele, ocasionando a sintomatologia inflamatória, com sinais de irritação, calor, rubor, edema e intumescimento dos tecidos, em virtude de uma resposta inflamatória exagerada. Draelos (2016) aponta que as principais manifestações clínicas encontradas na pele com rosácea são, dessa forma, resultado de uma atividade inflamatória exacerbada do organismo. Os ativos cosméticos com propriedades anti-inflamatórias, quando empregados na pele com rosácea, atuarão auxiliando o organismo a diminuir a inflamação, por meio da redução da cascata de eventos que culminam com a liberação de mediadores químicos responsáveis pelos sinais inflamatórios, reduzindo o surgimento destes. Nesse sentido, são empregados ativos como: polifenóis, *aloe vera* (também conhecida como babosa), bisabolol, camomila, ácido azelaico, alantoína, licochalcona A e extrato de alface.

Outra condição encontrada nos pacientes com rosácea são as alterações na função de barreira da pele, que se encontra muitas vezes interrompida. Parte dos sintomas, como ardor, sensação de picadas e prurido, são comuns na rosácea, e tudo isso se deve a esta disfunção. Esta barreira fisiológica presente na pele é formada por uma membrana lipídica, que mantém as células da epiderme mais unidas, evitando lesões externas e a perda de componentes dos tecidos (GONCALVES, 2016). A pele com rosácea possui uma produção sebácea reduzida, ocorrendo redução na hidratação natural da pele, levando à disfunção da barreira e ao surgimento dos sintomas. Baseando-se nisso, são empregados ativos com finalidade hidratante e umectante, de modo a restaurar a barreira cutânea fisiológica nesses pacientes e atuar sobre a sintomatologia, bem como auxiliar na restauração da barreira da pele (BARBOSA, 2016). São exemplos de ativos com finalidade hidratante: vitamina B3 (niacinamida ou nicotinamida), cactos (opúncia), ácido glicólico, ácido hialurônico e pantenol.

Contudo, devem ser evitados ativos com propriedades hidratantes e umectantes que contenham substâncias com características oclusivas difíceis de aplicar sobre a pele, uma vez que a própria fricção exagerada causada na aplicação de substâncias mais espessas pode irritar uma pele com predisposição à rosácea. Fernandes (2012) aponta que cosméticos hidratantes para a pele com rosácea podem conter dimeticona e ciclometicona, a fim de melhorar a tolerabilidade das formulações, diminuir a perda de água transdérmica, assim como o resultado cosmético.

O manejo da rosácea com uso de cosméticos com propriedades hidratantes tem como objetivo inicial aliviar sinais e sintomas. Entretanto, atua também de modo a adiar ou prevenir o surgimento de graus mais avançados da disfunção, manter o estado de remissão de sintomas e evitar as recidivas, uma vez que esses cosméticos conseguem manter a pele no melhor estado possível, auxiliando tanto no tratamento quanto na prevenção dessa disfunção (GONÇALVES, 2016).

Os sinais e sintomas da rosácea estão relacionados, ainda, com alterações vasculares que ocorrem nos tecidos da face, as quais culminam com o surgimento de vasodilatação local, gerando o sinal de rubor ou eritema e episódios de *flushings*, com aspecto de pele avermelhada. Para reduzir essa sintomatologia, emprega-se ativos com propriedades vasoconstritoras, ou seja, que evitarão a vasodilatação local. Os ativos vasoconstritores permitirão diminuir o calibre dos vasos, e, desse modo, são aconselhados no manejo do eritema facial presente em peles com rosácea, pois reduzirem o eritema facial. A Figura 2, a seguir, mostra primeiramente uma pele onde os vasos se encontram dilatados, causando o eritema facial, e, na segunda parte, a imagem ilustra a vasoconstrição dos vasos, atuando na redução do eritema da pele. Este é o efeito dos ativos que atuam no manejo do eritema facial da rosácea.

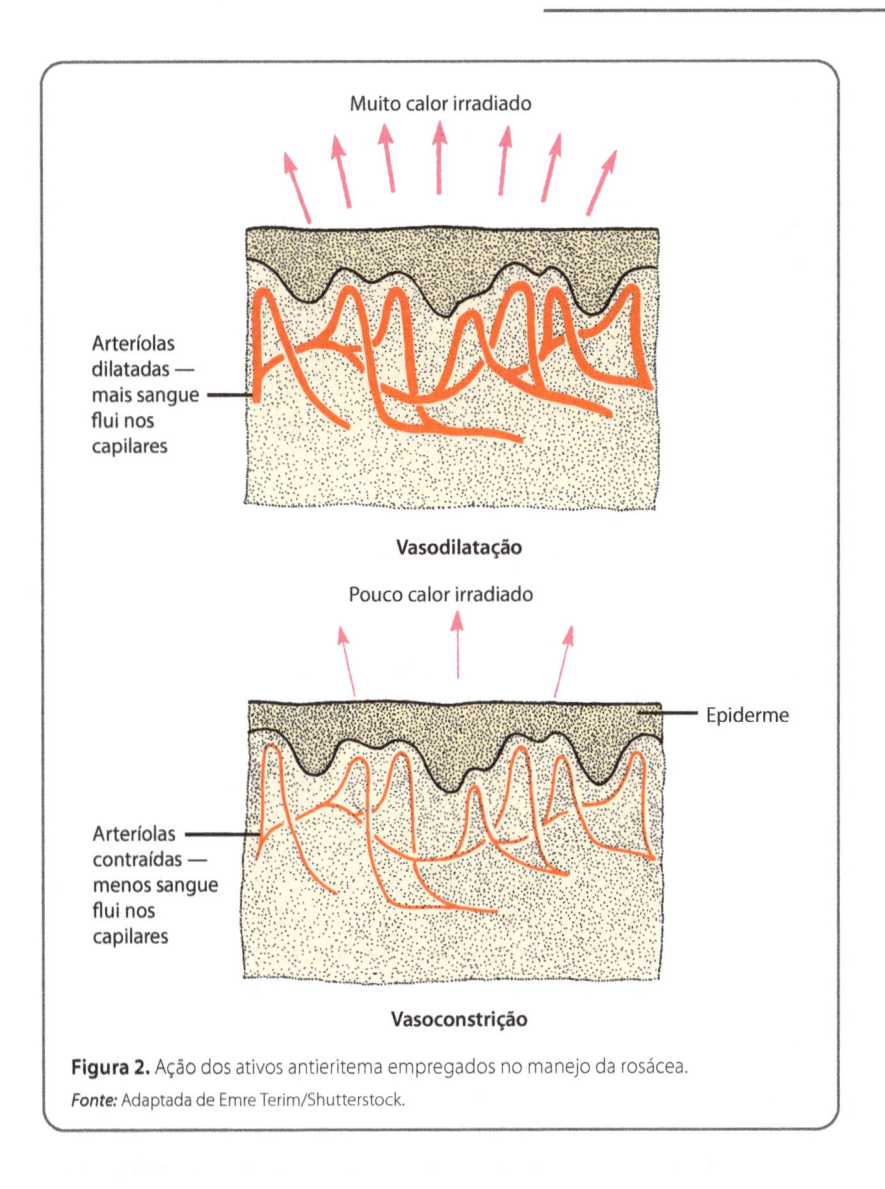

Figura 2. Ação dos ativos antieritema empregados no manejo da rosácea.
Fonte: Adaptada de Emre Terim/Shutterstock.

    De acordo com Gonçalves (2016), existem ativos que podem, ainda, ser utilizados para reforçar as paredes dos vasos sanguíneos, modular a vasomotricidade e diminuir o edema perivascular, de modo a atuarem suavizando e reduzindo a irritação e o eritema da face. Em associação a esses ativos vasoconstritores, pode-se empregar ativos calmantes, que podem acalmar e suavizar a pele. Com esta finalidade, podem ser empregados ativos cosméticos como: hamamélis, vitamina C, óleo de prímula, extrato de alteia, calmaline, extrato de calêndula, *Ginkbo biloba*, água termal, papaia, centelha asiática, semente de uva, alcaçuz, camomila dourada, castanheiro-da-índia, extrato de videira, castanha-da-índia, *Vaccinium myrtillus* e *Ruscos aculeatus*, entre outros.

> **Fique atento**
>
> Fernandes (2012) recomenda que se evite o uso de produtos cosméticos que possuam em sua formulação substâncias vasodilatadoras, pois, quando aplicados a uma pele com rosácea, pioram o quadro de eritema facial.

Em geral, todos esses ativos cosméticos podem ser empregados no manejo da sintomatologia e na prevenção das manifestações clínicas da rosácea. O propósito é o retorno do equilíbrio da pele, ao limitar a dilatação dos vasos e o processo inflamatório, bem como diminuir a sensibilidade da pele e melhorar a hidratação. Entretanto, além dos cosméticos utilizados nos protocolos realizados por profissionais da área da estética, inclui-se, ainda, no manejo da rosácea, os ativos cosméticos de uso diário, para higiene e hidratação de pele, e também ativos para reduzir os sintomas da disfunção.

Os ativos aplicados na rosácea devem obrigatoriamente reparar e manter a permeabilidade do estrato córneo e da barreira cutânea, melhorar a hidratação e atenuar a probabilidade de irritação da pele, além de que devem ser cosmeticamente agradáveis, sem aditivos capazes de induzir dermatite de contato alérgica ou irritativa, uma vez que a pele com rosácea está mais sensível e mais predisposta a reações de hipersensibilidade a cosméticos. Diante disso, conclui-se que, mesmo não havendo cura para a rosácea, os recursos cosméticos, quando bem aplicados, auxiliam na redução dos sintomas, no espaçamento das crises e na melhora do aspecto estético. Conforme Gonçalves (2016), atualmente existem disponíveis muitas modalidades terapêuticas que conseguem proporcionar alívio ao paciente, quando usados corretamente, de acordo com as manifestações. A condição da pele pode ser aperfeiçoada e conservada por meio de uma variedade de ativos cosméticos.

> **Fique atento**
>
> Na rosácea, em virtude de suas manifestações clínicas serem semelhantes a outras disfunções faciais, é necessário um cuidado específico no uso de cosméticos, baseando-se no diagnóstico correto da disfunção apresentada pelo paciente, uma vez que o uso de ativos não indicados para uma pele com rosácea pode exacerbar ou desencadear as manifestações clínicas. Um exemplo disso é a semelhança dos sinais e sintomas da rosácea com outras disfunções que acometem a face, como a acne vulgar (KEDE; SABATOCIVK, 2015).

A rosácea já foi apelidada erroneamente de "acne rosácea" e confundida com a acne vulgar durante muito tempo. Neste caso, a semelhança acontece pela presença de pápulas ou pústulas, contudo, a rosácea distingue-se da acne pela ausência de comedões e pelo fato de a acne ser uma doença que acomete a glândula sebácea, ao passo que a rosácea afeta principalmente o sistema vascular (SOCIEDADE BRASILEIRA DE DERMATOLOGIA, c2017). Essa diferença é de extrema importância, pois, como a fisiopatologia delas é distinta, os produtos cosméticos para peles acneicas, normalmente oleosas, não são indicados para cuidados da pele rosácea. Um exemplo disso são ativos cosméticos adstringentes e sebo reguladores, amplamente utilizados na acne, mas que não devem ser empregados no tratamento de rosácea, visto que agravam as manifestações clínicas. Esses produtos para acne, quando aplicados a uma pele acometida por rosácea, secam demasiadamente os tecidos, irritam a pele e causam uma resposta inflamatória vascular que piora o quadro.

Mecanismo de ação dos cosméticos para rósacea

Considerando-se os objetivos do manejo da rosácea, os cosméticos utilizados podem atuar por meio de diferentes maneiras: ativos com função anti-inflamatória; ativos que melhoram a barreira de proteção da pele e hidratação; e ativos que reduzem o eritema facial.

Ativos anti-inflamatórios

Draelos (2016) explica que os ativos a seguir são cosméticos empregados com finalidade de reduzir o processo inflamatório presente na pele com rosácea.

- Polifenóis: entre os ativos com propriedades anti-inflamatórias, cita-se o uso de polifenóis, que podem ser utilizados de maneira associada em formulações. São encontrados em uma grande variedade de produtos de origem natural, como óleo de prímula, derivados do *Ginkgo biloba*, erva-de-são-joão e chá verde, que são os exemplos de polifenóis mais utilizados destinados ao manejo da rosácea (COSTA, 2012). O chá verde é um ativo botânico que possui atividade anti-inflamatória importante quando aplicado topicamente.
- Aloe vera: esse ativo é rico em mucilagens e glicoproteínas, enzimas e sais minerais. Conforme Ruivo (2012), esta composição é responsável pela propriedade anti-inflamatória, antifúngica, antibacteriana e calmante, sendo empregada em cosméticos destinados a peles sensíveis para reduzir a irritação cutânea.
- Bisabolol: ativo com propriedades anti-inflamatórias importante, extraído por meio de processo de destilação da camomila. Utilizado principalmente em produtos cosméticos hidratantes.
- Camomila: rica em flavonoides, a camomila atua sobre o edema, por suas propriedades antiedematosas, além de ser um ativo anti-inflamatório e antipruriginoso que reduz consideravelmente o prurido cutâneo.
- Ácido azelaico: é um ativo com características antibacterianas e anti-inflamatórias. Barbosa (2016) indica que, nos casos de rosácea, indica-se o uso de gel a 15% ou creme a 20%, ou, ainda, a utilização em espuma de lavagem. Pode ser empregado em quadros de rosácea leves a moderados.
- Alantoína: anti-inflamatório natural, extraída da raiz de sínfito ou de maneira sintética do ácido úrico. Esse ativo é encontrado frequentemente em produtos cosméticos destinados a peles sensíveis.
- Licochalcona A: esse ativo é obtido da raiz de *Glycyrrhiza inflata*, que, de acordo com Costa (2012), possui finalidade anti-inflamatória e, atualmente, é amplamente utilizada em formulações destinadas a peles com rosácea, sendo considerada eficaz e bem tolerada pelos pacientes, melhorando, assim, sua qualidade de vida.
- Extrato de alface: o extrato de alface (*Lactuca sativum*) classifica-se como um ativo com propriedades semelhantes aos flavonoides, além

de possuir, em sua composição, a presença de quantidades elevadas de quercetina. Esse ativo natural pode apresentar benefícios importantes para o controle direcionado da inflamação que ocorre na rosácea.

Ativos que melhoram a hidratação e a barreira de proteção da pele

Os ativos a seguir atuam sobre a pele, hidratando e restaurando a barreira de proteção da pele.

- Vitamina B3 (niacinamida ou nicotinamida): sua utilidade na rosácea está relacionada com a melhora da função de barreira devido ao incremento da produção de lipídios e proteínas, que diminuem o eritema facial e aumentam a resistência aos agentes irritativos, além de possuir como efeito secundário a propriedade anti-inflamatória.
- Cactos (*opúncia*): substância rica em mucopolissacarídeos, que, quando aplicados a pele, formam um filme protetor sobre a epiderme. Muito utilizado em produtos cosméticos com finalidade de hidratação.
- Ácido glicólico: o ácido glicólico tem a capacidade de realizar a hidratação cutânea com uma irritação mínima. Sua aplicação suaviza a textura e o brilho da pele, além de que esse ativo tem a capacidade de reter as moléculas de água, melhorando a hidratação e a nutrição celular. Por possuir um tamanho molecular pequeno, pode penetrar nas paredes celulares e incentivar ativamente a renovação celular (ASSOCIAÇÃO BRASILEIRA DE COSMETOLOGIA, 2016).
- Ácido hialurônico: esse ativo proporciona um efeito hidratante potente na pele. Ele permite que os tecidos retenham a água, melhorando a hidratação cutânea. A Associação Brasileira de Cosmetologia (2016) aponta que seu principal benefício está relacionado ao fato de ser compatível com todos os tipos de pele. Por isso, é um ingrediente ativo muito comum na grande maioria dos hidratantes faciais. Produz uma sensação de pele mais macia ao toque.
- Pantenol: utilizado para hidratar a pele por meio de sua função umectante, prevenindo danos à pele. Devido à sua composição, é indicado para peles com sensibilidade aumentada, como a pele acometida por rosácea.

Ativos que reduzem o eritema facial

Os ativos a seguir atuam causando redução do eritema facial.

- Hamamélis: composta por taninos hidrossolúveis e flavonoides, a hamamélis tem efeito vasoprotetor e vasoconstritor, o que aumenta a elasticidade das veias e a resistência capilar, atuando na hemostasia da pele. Suas ações justificam sua aplicação cosmética nos casos de inflamações da pele (RUIVO, 2012).
- Vitamina C: é um ativo com propriedades antioxidantes e que atua também na microcirculação, fortalecendo a parede dos vasos, uma vez que possui em sua composição componentes com ação vasoprotetora.
- Óleo de prímula: utilizado para controle de eritema facial, possui em sua composição agentes polifenóis que atuam sobre a pele irritada e sensibilizada, reduzindo a vermelhidão.
- Extrato de alteia: ativo empregado principalmente em máscaras faciais com propriedades calmantes, que atuam na redução do rubor facial e da irritação facial, comumente encontrada na pele com rosácea. Esse ativo é rico em polissacarídeos, sais minerais e aminoácidos.
- Calmaline: ativo anti-irritante, utilizado em máscaras de finalização de procedimentos faciais estéticos, com finalidade de reduzir eritema e rubor facial por suas propriedades calmantes e suavizantes.
- Extrato de calêndula: rica em flavonoides, saponinas e minerais, atuando como agente suavizador da pele, com propriedades antialérgicas e protetoras, sendo indicada no tratamento de peles muito sensibilizadas (PEREIRA, 2015).
- *Ginkbo biloba*: rico em substâncias polifenólicas, como flavonoides e bioflavonoides. Atua inibindo o fator de ativação plaquetário, o que aumenta a resistência vascular dos capilares por ação venotônica, de modo a reduzir a permeabilidade vascular e realizar vasoconstrição venosa. Seu uso por meio de cremes e loções é indicado para peles sensíveis com alterações vasculares, como a rosácea.
- Água termal: é recomendada para acalmar a pele reativa das pessoas com rosácea de modo complementar. Neste caso, opta-se por águas sulfúreas, cloretadas, bicarbonatadas, radioativas, silicatadas e pouco mineralizadas.
- Papaia: é um ativo botânico natural, abundando em uma substância chamada de papaína, que é rica em enzimas proteolíticas utilizadas em produtos cosméticos, em virtude se sua propriedade calmante, com função de suavizar, normalizar e relaxar a pele.
- Centelha asiática: esse ativo também pode atuar no tratamento de disfunções vasculares inflamatórias, uma vez que atua de maneira a proteger os capilares venosos (RUIVO, 2012).

- Semente de uva: possui elevado teor de tacoferol, que garante propriedades regeneradoras e equilibrantes. Atua sobre a pele sem deixar resíduos, em virtude de sua excelente absorção.

Gonçalves (2016) cita outros ativos que podem ser empregados com propriedades antieritema facial, como alcaçuz, camomila dourada e castanheiro-da-índia, pois estes possuem propriedades vasoconstritoras que reduzem o eritema e telangiectasias nos quadros de rosácea. Os ativos como extrato de videira, castanha-da-índia, *Vaccinium myrtillus* e *Ruscos aculeatus* também são ativos que podem ser empregados no manejo da rosácea, pois possuem atividade antieritematosa devido ao mecanismo vasoconstritor que desencadeiam na pele, permitindo a redução do calibre dos vasos.

Fique atento

Muitos ativos cosméticos utilizados na sintomatologia da rosácea são substâncias de origem vegetal, os quais podem ser usados geralmente para reforçar as paredes dos vasos sanguíneos, modular a vasomotricidade e diminuir o edema perivascular. Além disso, esses ativos têm efeitos suavizantes e anti-irritantes, que melhoram a resistência da pele (GONÇALVES, 2016).

Cuidados cosméticos na rosácea

Alguns cuidados relacionados ao uso de cosméticos devem ser considerados quando se trata da rosácea, uma vez que o uso de alguns cosméticos, sejam de uso rotineiro, destinados ao cuidado com a pele ou produtos voltados para maquiagem, podem se tornar agentes desencadeadores ou agravantes das manifestações clínicas da rosácea. Por isso, além de conhecer os ativos empregados no manejo da rosácea, é necessário conhecer os produtos destinados à higiene, à hidratação, à fotoproteção e à maquiagem em pacientes com diagnóstico de rosácea, a fim de evitar complicações em seu uso.

Considerando-se que pacientes com rosácea possuem intolerância ao uso de alguns ativos presentes em cosméticos, esses produtos exigem características especiais no desenvolvimento e na avaliação da formulação, de modo a evitar que possam ocasionar complicações. Desse modo, a Anvisa classifica os produtos cosméticos destinados à pele com rosácea em produtos destinados à pele sensível, sendo que essas informações devem estar apresentadas nos rótulos obrigatoriamente. Esses produtos possuem formulações mais suaves e hipoalergênicas, reduzindo o risco de agravar o quadro de rosácea e outras disfunções dermatológicas (AGÊNCIA NACIONAL DE VIGILÂNCIA SANITÁRIA, 2001).

Quanto à apresentação dos produtos cosméticos destinados a pacientes com rosácea, é necessário um cuidado especial. Geralmente, deve-se preconizar o uso de cosméticos fluidos ou cremes com pouco conteúdo de água, e recomenda-se, ainda, evitar produtos que contenham ácido glicólico, ácido salicílico, propilenoglicol e fragrâncias fortes, visto que que esses ativos podem piorar o quadro da rosácea por desencadear eritema facial.

Além dos ativos utilizados pelo profissional de estética destinados à terapêutica dos sintomas da rosácea, outros ativos cosméticos também fazem parte do tratamento cosmetológico da rosácea. Entre os ativos cosméticos que devem ser utilizados na rotina de cuidados com a pele, citam-se os com finalidade de higienização, hidratação, maquiagem e fotoproteção. Entretanto, a escolha do ativo deve respeitar algumas particularidades, considerando-se que a pele com rosácea é extremamente sensível.

Fotoprotetores

Além dos ativos cosméticos terapêuticos para rosácea elencados anteriormente, o uso de cosméticos para fotoproteção também faz parte do plano de manejo da rosácea. Os protetores solares recomendados para o cuidado da rosácea devem possuir indicação para peles sensíveis e devem, ao menos, possuir um FPS de 30. Indica-se o uso de cosméticos fotoprotetores que contenham silicone, óxido de zinco ou dióxido de titânio, já que são bem tolerados pelas peles acometidas por rosácea.

Costa (2012) ressalta que, ao utilizar filtros solares químicos, o risco de complicações aumenta, pois estes absorvem a radiação UV e a transformam em energia calórica, o que pode provocar rubor facial e vasodilatação, piorando as manifestações clínicas da rosácea. Diante disso, filtros solares químicos não são indicados na rosácea. Neste caso, recomenda-se o uso de filtros solares físicos ou bloqueadores solares, como o óxido de zinco ou o dióxido de titânio, uma vez que estes refletem a radiação UV e previnem os fenômenos de vasodilatação, melhorando o eritema facial.

Higiene facial

Um produto cosmético destinado à limpeza deve ser rotineiramente utilizado, contudo, deve ser compatível com a condição da pele acometida pela rosácea. Os produtos indicados nesse caso devem remover a sujidade, a oleosidade e os poluentes ambientais da pele, sem, no entanto, alterar ou remover lipídeos, proteínas e a flora de maneira excessiva. Como nos casos de rosácea a pele já se encontra com uma barreira lipídica defasada, é aconselhável que se use produtos de limpeza suaves, que promovam uma limpeza delicada sem remover os componentes funcionais da pele.

Gonçalves (2016) aponta que é preciso evitar o uso de sabões na pele com rosácea, em virtude de seu pH alcalino que predispõem à destruição da camada lipídica superficial da pele, ou seja, piora a função de barreira, conduzindo a uma secura excessiva. Por isso preconiza-se o uso de produtos chamados de loções de limpeza, em forma de cremes ou leites de limpeza. Esses cosméticos não formam sabão e mantém uma fina película hidratante na pele. Ou ainda o uso de espumas, que também são adequadas para peles sensíveis. Além disso, deve-se realizar a aplicação suave, sem fricção e atrito, para evitar a vermelhidão e o ardor na pele.

Hidratação facial

Os cosméticos hidratantes aplicados a peles com rosácea devem possuir funções suavizante, vasoprotetora e anti-inflamatória. Indica-se o uso de ativos hidratantes com formulações básicas, como glicerina e manteiga de karité. Não devem ser utilizados ativos hidratantes que possuam adstringentes e abrasivos, pois podem exacerbar os sintomas da rosácea, bem como o uso de hidratantes antienvelhecimento, mesmo que ativos irritantes de grau reduzido, como o ácido láctico, retinol, ácido glicólico e ácido salicílico. A hidratação diária da pele deve ser feita com produtos hipoalérgicos e com pH semelhante ao da pele saudável (BARBOSA, 2016).

Maquiagem

A maquiagem aplicada à pele com rosácea é uma alternativa para camuflar as manifestações clínicas da rosácea e melhorar a aparência da pele e a autoestima do paciente. Nesse caso, a maquiagem é chamada de corretiva ou de camuflagem cosmética (RECH *et al.*, 2010). Para garantir a cobertura do eritema facial, que se apresenta numa tonalidade vermelha, indica-se o uso de corretivos de tons esverdeados, considerando-se que estes poderão ser úteis na camuflagem do eritema presente em quadros clínicos da rosácea.

Considerações sobre outros produtos cosméticos aplicados à rosácea

Quanto ao uso de produtos cosméticos associados a práticas de estética, são desaconselhadas quaisquer práticas com potencial abrasivo, como, por exemplo, tratamento de esfoliação com ativos cosméticos, pois irritam a pele exageradamente, aumentam a sensibilidade e causam processo inflamatório local. Deve-se ter, ainda, um cuidado especial ao indicar o uso de cosméticos para pacientes quando não se sabe ao certo se este apresenta lesões de rosácea ou outra doença que possa acometer a face. O diagnóstico prévio é essencial, principalmente relacionado ao diagnóstico diferencial da acne vulgar, comentado anteriormente.

Tanto o uso de adstringentes quanto de sebo reguladores, comuns em cosméticos antiacne, não devem ser empregados na rosácea, pois secam e irritam a pele devido a aumentarem a disfunção na barreira lipídica de proteção ou, ainda, por ativação excessiva da circulação local. Produtos adstringentes, tônicos com mentol e produtos com cânfora são exemplos de ativos indicados para acne e que não devem ser empregados na pele com rosácea.

Conforme Ribeiro (2010), os ativos queratolíticos são aplicados a algumas disfunções faciais, de modo a atuar sobre a camada córnea, removendo parte das células em excesso nessa região e o excesso de oleosidade. São indicados nos casos de acne, psoríase e verrugas, mas devem ser evitados em peles acometidas por rosácea, pois removem a camada de proteção lipídica e agridem a pele, causando irritação, pois a pele com rosácea não possui oleosidade excessiva associada à sua fisiopatologia.

Referências

AGÊNCIA NACIONAL DE VIGILÂNCIA SANITÁRIA (Brasil). Câmara Técnica de Cosméticos. *Parecer técnico nº 6, de 28 de setembro de 2001*. Uso do termo "PARA PELE SENSÍVEL" em produtos cosméticos. Brasília, DF: Agência Nacional de Vigilância Sanitária, 2001. Disponível em: http://portal.anvisa.gov.br/resultado-de-busca?p_p_id=101&p_p_lifecycle=0&p_p_state=maximized&p_p_mode=view&p_p_col_id=column-1&p_p_col_

count=1&_101_struts_action=%2Fasset_publisher%2Fview_content&_101_assetEntryId=109340&_101_type=content&_101_groupId=106351&_101_urlTitle=publicacao-cosmeticos-parecer-tecnico-n-6-de-28-de-setembro-de-2001&inheritRedirect=true. Acesso em: 2 abr. 2019.

ASSOCIAÇÃO BRASILEIRA DE COSMETOLOGIA. *Como ácidos potencializam os produtos antienvelhecimento*. 2016. Disponível em: http://www.abc-cosmetologia.org.br/como-acidos-potencializam-os-produtos-antienvelhecimento/. Acesso em: 2 abr. 2019.

BARBOSA, H. I. M. *A rosácea e a sua compreensão*: etiopatogenia e clínica. 2016. Dissertação (Mestrado Integrado em Medicina) - Faculdade de Medicina, Universidade de Coimbra, Coimbra, 2016. Disponível em: https://estudogeral.uc.pt/bitstream/10316/36181/1/TESE.pdf. Acesso em: 2 abr. 2019.

COSTA, A. *Tratado internacional de cosmecêuticos*. Rio de Janeiro: Guanabara Koogan. 2012.

DRAELOS, Z. D. *Cosmecêuticos*. 3. ed. Rio de Janeiro: Elsevier, 2016.

FERNANDES, A. I. P. *Cuidados dermocosméticos para uma pele saudável*: aconselhamento farmacêutico nos casos mais comuns. 2012. Dissertação (Mestrado Integrado em Ciências Farmacêuticas) - Faculdade de Ciências e Tecnologia, Universidade do Algarve, Algarve, 2012. Disponível em: https://sapientia.ualg.pt/bitstream/10400.1/3134/1/Monografia%20-%20Adriana%20Fernandes.pdf. Acesso em: 2 abr. 2019.

GONÇALVES, M. M. B. M. M. *Cuidados dermocosméticos na rosácea*. 2016. Monografia (Estágio Curricular do Mestrado Integrado em Ciências Farmacêuticas) — Faculdade de Farmácia, Universidade de Coimbra, Coimbra, 2016. Disponível em: https://eg.uc.pt/bitstream/10316/41895/1/Monografia.pdf. Acesso em: 2 abr. 2019.

KEDE, M. P. V.; SABATOVICH, O. *Dermatologia estética*. 3. ed. São Paulo: Atheneu, 2015.

MONTEIRO, E. *Rosácea*: mais que um rosto vermelho. Revista Brasileira de Medicina, v. 70, p. 29-32, 2013. Especial Dermatologia & Cosmiatria.

MOURA, A. K. A. *Estudo da imunidade inata na rosácea: células de Langerhans, células dentríncas pasmocitóides, receptores toll-like e expressão da forma induzida da enzima óxido nítrico sintase em biópsias de pele*. 2012. Tese (Doutorado em Ciências) — Faculdade de Medicina, Universidade de São Paulo, São Paulo, 2012. Disponível em: https://www.teses.usp.br/teses/disponiveis/5/5133/tde-10052013-104258/publico/AnaKarinaAlvesMoura.pdf. Acesso em: 2 abr. 2019.

PEREIRA, A. I. F. *Tratamentos termais e dermatoses: evidências da cosmética termal como adjuvante*. 2015. Dissertação (Mestrado em Aconselhamento e Informação em Farmácia) — Escola Superior de Tecnologia da Saúde, Instituto Politécnico do Portoa, Porto, 2015. Disponível em: http://recipp.ipp.pt/bitstream/10400.22/7855/1/DM_PereiraAna_2015.pdf. Acesso em: 2 abr. 2019.

RECH, G. *et al*. *Camuflagem cosmética*: o uso da maquiagem para a correção dos defeitos da pele. 2010. Artigo científico (Graduação em Cosmetologia e Estética) — Universidade do Vale do Itajaí, Ilha, 2010. http://siaibib01.univali.br/pdf/Gabriela%20Rech%20e%20 Isete%20Heiderscheidt.pdf. Acesso em: 2 abr. 2019.

RIBEIRO, C. J. *Cosmetologia aplicada a dermoestética*. 2. ed. São Paulo: Pharmabook, 2010.

ROSACEA. *In*: ACNE.ORG. c2019. Disponível em: https://www.acne.org/rosacea.html. Acesso em: 2 abr. 2019.

RUIVO, J. S. P. *Fitocosmética*: aplicação de extratos vegetais em cosmética e dermatologia. 2012. Dissertação (Mestrado em Ciências Farmacêuticas) — Faculdade de Ciências da Saúde, Universidade Fernando Pessoa, Porto, 2012. Disponível em: https://core.ac.uk/download/pdf/61014253.pdf. Acesso em: 2 abr. 2019.

SOCIEDADE BRASILEIRA DE DERMATOLOGIA. *Rosácea*. c2017. http://www.sbd.org.br/dermatologia/pele/doencas-e-problemas/rosacea/62/. Acesso em: 2 abr. 2019.

Ativos queratolíticos

Objetivos de aprendizagem

Ao final deste texto, você deve apresentar os seguintes aprendizados:

- Identificar os cosméticos queratolíticos.
- Descrever o mecanismo de ação de queratolíticos químicos.
- Relacionar os benefícios, os riscos e as indicações dos agentes queratolíticos.

Introdução

Desde os tempos antigos, as civilizações sempre procuraram substâncias que lhes proporcionassem a melhoria do aspecto da pele. Com isso, a matéria-prima originária e os principais tratamentos cosméticos utilizados surgiram por meio das descobertas e da evolução da ciência, proporcionando saúde à pele através da ação de processos químicos antes nem imaginados.

Os ativos queratolíticos são exemplos de produtos que promovem a melhora da qualidade da pele por meio de um processo conhecido como esfoliação química, que garante benefícios importantes para a beleza estética e o bem-estar do indivíduo, desde que observados o uso adequado do produto, sua composição e percentuais, o período de tratamento e os cuidados externos e profissionais.

Neste capítulo, você conhecerá os ativos queratolíticos, entendendo seu mecanismo de ação na pele, bem como relacionará seus benefícios, riscos e indicações.

Cosméticos queratolíticos

Em algum momento, você já deve ter se deparado com o termo "esfoliante químico". Há um tempo não muito distante, as pessoas descobriram os benefícios da esfoliação da pele, utilizando recursos como buchas, grânulos de açúcar e até mesmo sal. Por isso, quando se fala em esfoliação, a lembrança remete rapidamente às formas de esfoliação dessa época, que, com o passar do tempo, tornaram-se menos comuns, devido à inserção da indústria cosmética nesse campo, que trouxe opções mais seguras e com resultados mais eficazes para se esfoliar a pele. No entanto, quando falamos de esfoliação cosmética, há um outro tipo de ativo que desempenha esta função de esfoliar, porém sem a presença de pequenos grânulos: os esfoliantes químicos. Grande parte desses ativos possui uma propriedade conhecida como queratolítica.

De forma simples e de fácil entendimento, o termo queratolítico significa "quebra" da queratina, ou seja, são substâncias dotadas de propriedades específicas, capazes de desorganizar quimicamente a molécula de queratina, removendo as células epiteliais em seus diferentes níveis, dependendo da sua concentração e de outras características do produto cosmético e também da forma de aplicação. Essas substâncias são conhecidas como ativos queratolíticos.

Assim, é possível entender que os ativos queratolíticos agem sobre as células presentes na pele — os queratinócitos —, diminuindo a coesão entre eles, o que antecipa o processo de descamação da pele, proporcionando, como resultado, a renovação celular. Por suas ações, esses ativos são muito eficazes para a melhora da aparência de peles espessas por hiperqueratinização, afinando-as.

Esses agentes, em sua maioria, são ácidos: cítrico, láctico, glicólico, málico, mandélico, salicílico, tartárico, pirúvico, retinoico e tricloroacético, estes dois últimos proibidos para cosméticos comercializados e autorizados apenas para uso médico. Outras substâncias que também possuem propriedades queratolíticas: enxofre, gluconolactona, peróxido de benzoíla, resorcina, retinol, salicilato de dimetilsilanodiol — ácido salicílico vetorizado com silício (MATOS, 2014).

É fundamental que você saiba que tais ativos também podem apresentar outras propriedades agregadas, como despigmentantes, seborreguladoras, anti-inflamatórias, entre outras, além da propriedade queratolítica. Da mesma forma, outros ativos são formulados sinteticamente a partir desses ativos ou são integrados em *blends* (misturas), como, por exemplo o *Acnebiol*, um *blend* de ativos produzido pela indústria cosmética que contém os queratolíticos ácido salicílico e salicilato de dimetilsilanodiol, juntamente com outros ativos específicos para o tratamento de acne.

> **Saiba mais**
>
> **Blends** de ativos cosméticos são misturas ou combinações de ativos contidas nas formulações, as quais são adquiridas prontas e designadas por nomes comerciais. Exemplo: Acnebiol — composto por ácido salicílico; salicilato de dimetilsilanodiol; acetilmetionato de zinco; extratos de *Aloe vera*, lúpulo, limão, pepino; elastina e colágenos hidrolisados.

Os ativos queratolíticos mais utilizados na área da Estética são os alfa-hidroxiácidos (AHAs) e os beta-hidroxiácidos (BHAs).

Os alfa-hidroxiácidos, ou AHAs, comumente conhecidos como "ácidos de frutas", são utilizados nos cosméticos por ação esfoliante queratolítica e também como hidratantes, emolientes e nos tratamentos de danos solares, hiperpigmentação e, em nível clínico, ictiose e eczema. Por suas propriedades queratolíticas e de redução da hiperqueratinização, os AHAs representam ativos importantes para acne, redução de queratoses actínicas e melhora na aparência de peles envelhecidas. Suas atividades e benefícios associados dependem do tipo de AHA empregado, de sua concentração e fórmula. Entre eles estão: o ácido glicólico, retirado da cana de açúcar; o ácido málico, da maçã; ácido lático, do leite fermentado e do suco do tomate; ácido tartárico, da uva; e ácido pirúvico (MICHALUN; DINARDO, 2016).

O ácido pirúvico é um ativo que apresenta propriedades queratolíticos, bem como ação antimicrobiana e antisseborreica e estimula a formação de fibras colágenas e elásticas.

Também são encontrados no mercado cosmético *blends* de AHAs para formulações cosméticas, como o Bio-AHAs e o *Biofruits* AHAs, que associam os diversos tipos de ácidos, a fim de proporcionar resultados mais rápidos e eficazes (MARQUES; GONÇALVES, 2013).

Os beta-hidroxiácidos (BHAs) reduzem a espessura da pele por meio de esfoliação superficial, e são excelentes ativos para produtos antiacne por suas propriedades biocompatíveis com os lipídeos encontrados nos folículos pilossebáceos. O ácido salicílico é o BHA mais utilizado em cosméticos, extraído da *Salix alba*, ou salgueiro branco, e também encontrado em algumas plantas, como folhas de gualtérias, casca de salgueiro e de bétula.

Nas formulações cosméticas, o ácido salicílico é utilizado para promover a renovação celular e a redução da espessura da camada córnea, a fim de facilitar a permeação de outros ativos e a remoção de queratose óstio-folicular, as chamadas "rolhas de queratina", células mortas queratinizadas que se acumulam nos óstios foliculares devido à não descamação dos corneócitos, obstruindo o canal folicular e proporcionando um ambiente anaeróbio ideal à proliferação de bactérias, como a *Propionibacterium acnes*, por exemplo (MATOS, 2014).

Os AHAs e os BHAs empregados nas formulações cosméticas podem ser extraídos de fontes naturais ou obtidos por vias sintéticas. Esses ativos estão disponíveis nas mais modernas formas cosméticas, como soluções, loções, cremes, pomadas, shampoos, sabões, géis, pastas e agentes de limpeza, mediante indicação de tratamento.

Conforme sua concentração, os ativos queratolíticos podem ser incorporados aos cosméticos de uso diário, impedindo que a pele adquira aparência espessa e removendo o excesso de queratina lentamente. Em concentrações mais altas, esses ativos serão encontrados apenas em cosméticos profissionais, utilizados em protocolos semanais, quinzenais ou mensais.

Os cosméticos queratolíticos também auxiliam na preparação da pele para processos sequenciais e contínuos, uma vez que removem as células mortas e auxiliam na desobstrução dos folículos pilossebáceos. É um processo comum que pode ser finalizado com tratamentos específicos para cada tipo de pele e necessidade, como hidratação, nutrição, entre outros, considerando-se as interferências externas e a possibilidade de hipersensibilidade.

Tais cosméticos, em virtude de apresentarem resultados rápidos e eficazes, são empregados nos tratamentos de alterações cutâneas ou estéticas, e algumas de suas substâncias, consagradas na medicina dermatológica e estética, são de uso restrito em cosméticos. Conforme seus limites de concentração e pH, sua aplicação é classificada com base na profundidade de penetração de seu ativo na pele, de acordo com suas respectivas propriedades e mecanismo de ação.

Como você deve ter percebido, os cosméticos queratolíticos despertaram grande interesse por seus efeitos esfoliantes, que aceleram a renovação celular, sendo sua aplicação simples e eficaz como medida potencializadora de resultados. Todavia, ainda é necessário bons conhecimentos sobre esses cosméticos para uma aplicação segura.

A seguir, você conhecerá os mecanismos de ação dos ativos queratolíticos na pele, a fim de compreender como essas substâncias poderão ser eficientes e eficazes em seu tratamento estético, e poderá relacionar seus benefícios, riscos e indicações posteriormente.

Mecanismos de ação de queratolíticos químicos

Para que você entenda melhor a ação dos agentes queratolíticos, poderá relacioná-los com os *peelings*, procedimentos estéticos que promovem a descamação da pele, a fim de acelerar sua renovação celular, garantindo um aspecto jovial e saudável. Isso porque, em quase sua totalidade, os procedimentos de *peeling* utilizam-se de soluções cosméticas contendo os ativos queratolíticos. Assim, primeiramente, relacionaremos a função dos ativos queratolíticos com a ação dos *peelings* na pele.

O *peeling* químico origina alterações na pele por meio de três mecanismos: estimulação do crescimento epidérmico após a remoção do estrato córneo; destruição de camadas específicas da pele lesada, pois, ao destruir as camadas e substituí-las por tecido mais normalizado, obtém-se um melhor resultado estético; e indução do tecido a uma reação inflamatória, ativando mediadores da inflamação para posterior produção de colágeno novo e de substância fundamental na derme (KEDE; SABATOVICH, 2009).

Os três mecanismos de ação do *peeling* são perceptíveis: no primeiro mecanismo, você vê a pele totalmente avermelhada e sente ardência; no segundo, você observa a ação do *peeling* por meio da descamação da pele; por fim, no terceiro, você observa a pele mais fina, com uma aparência mais saudável e luminosa.

Para que os três passos aconteçam, há necessidade de que o mecanismo de ação dos agentes queratolíticos leve à desorganização química da molécula de queratina e dos queratinócitos, removendo as células epiteliais em seus diferentes níveis.

Os agentes queratolíticos químicos interagem com as células epiteliais que constituem a epiderme, mais especificamente na camada córnea, uma camada mais superficial, que possui características importantes para a função de barreira, como a coesão entre as células. Essa substância vai penetrando entre as células sem causar toxicidade, visando a conseguir os benefícios para os tratamentos estéticos (PIMENTEL, 2008).

Esses agentes, então, atuam reduzindo a coesão entre as células, reagindo com o "cimento celular" existente entre os corneócitos/queratinócitos, dissolvendo-o, de forma a promover uma esfoliação da superfície da pele e acelerar a renovação celular. A alteração do pH promovida pela substância queratolítica induz a ruptura das ligações de queratina e a desobstrução dos folículos pilossebáceos, tornando a permeação epidérmica mais eficiente. Como resultado, obtém-se uma renovação celular intensificada, a qual melhora a textura da pele, que fica com uma superfície mais lisa, clara, luminosa e com rugas superficiais reduzidas, revitalizando-a, de forma a estimular os fibroblastos no aumento da produção de colágeno e elastina, garantindo à pele mais resistência, além de reduzir manchas solares superficiais e aumentar a síntese do metabolismo basal.

Nesse processo, há a dissolução das lamelas (cimento celular) e/ou o aumento da proteólise (ruptura das ligações proteicas pela água) dos corneodesmossomas (ligações entre as células da camada córnea), sem alterar a velocidade da camada germinativa, provocando aceleração na eliminação dos queratinócitos sem interferir na camada mitótica (PEREIRA; MEJIA, [2013]).

Assim, aplicando-se tal substância na pele, ocorre uma estimulação epidérmica que resulta na remoção do estrato córneo. Após essa penetração, há uma reação inflamatória tecidual, estimulando os mediadores químicos que promovem a síntese de colágeno e a reparação cutânea.

De modo geral, podem ocorrer algumas complicações diretamente relacionadas à indicação incorreta do procedimento, a orientações deficientes ou não obedecidas pelo cliente e/ou à má técnica de aplicação, conforme o tipo de ativo aplicado na pele (ROTTA, 2008).

Vale destacar também que, quanto maior a concentração de um ácido e menor o seu pH, mais rápida e profunda é a sua permeabilidade. Diversos são os ácidos aplicados nos procedimentos de *peelings* químicos, os quais ser utilizados isoladamente, em aplicação associada ou em aplicação sequencial no mesmo procedimento. Dentre eles, os mais utilizados são: glicólico, mandélico, retinoico, salicílico, ascórbico (vitamina C), lático e resorcina/fenol, sendo que o retinoico e o fenol são de uso médico.

A escolha do agente ou da técnica específica a ser empregada pode estar relacionada ao conhecimento do profissional e dos limites de atuação de sua profissão, bem como à necessidade da pele. O ácido salicílico (BHA), por exemplo, possui uma especificidade em seu mecanismo de atuação, pois, em baixas concentrações, de 0,5 a 3%, pode ser queratoplásico (estimula a formação da camada córnea), e, em concentrações de 4 a 20%, tem ação queratolítica — remoção da camada córnea (BAGATIN, 2011).

Essa propriedade dos beta-hidróxiácidos permite a dissolução das lamelas e/ou o aumento da proteólise dos corneodesmossomas, provocando aceleração na eliminação dos queratinócitos, bem como proporcionando a provável ruptura dos lipídeos dos comedões, acelerada pelo aumento das escamas após seis horas do contato da pele com o ácido salicílico.

Dessa forma, o ácido salicílico é efetivo por suas características queratolítica, bacteriostática, fungicida, antimicrobiana e anti-inflamatória, auxiliando na regularização da queratinização folicular, redução de bactérias existentes sobre a pele na região afetada pela acne, diminuição da ação sebácea, que impede a oclusão do folículo em razão de sua penetração facilitada na unidade sebácea (propriedade lipofílica), e inibição de processos inflamatórios. Para isso, sua indicação para cosméticos é que contenha de 1 a 2% do ativo para uso diário como sabonete, tônico adstringente e gel antiacne (KAWATA, 2011).

O ácido salicílico em tratamento estético é recomendado para acne comedônica e pápulo-pustulosa, devido ao estímulo de renovação celular, à sua fácil aplicação, aos efeitos colaterais reduzidos, ao fato de ser lipossolúvel e de, em solução alcoólica, poder ser utilizado como *peeling* de forma superficial. Quando relacionado a outros tipos de ácidos, também proporciona resultado eficaz no tratamento.

Como é possível perceber, os agentes queratolíticos químicos aceleram a renovação celular por meio de um mecanismo de ação simples e eficaz, potencializando resultados para diversos tratamentos estéticos. Entretanto, ainda há a necessidade de bons conhecimentos sobre esses agentes para uma aplicação segura.

Benefícios, riscos e indicações dos agentes queratolíticos

Após entender os mecanismos de ação dos agentes queratolíticos, você deve estar ansioso para conhecer os benefícios, os riscos e as indicações de cada um deles.

Há muito tempo, as formulações cosméticas contendo hidroxiácidos são empregadas para o tratamento de diversas condições da pele, como acne, verrugas, psoríase, entre outras hiperqueratoses, e com a finalidade de clareamento e minimização do envelhecimento da pele (KORNHAUSER *et al.*, 2009).

De forma geral, os AHAs são incorporados às formulações cosméticas para fins esfoliantes no pH ideal entre 3 e 3,5, com indicações e auxiliares para tratamento de rugas, hiperpigmentação, peles oleosas e com acne e cicatrizes superficiais e estrias. Por segurança, a ANVISA limitou a concentração e o pH desses ativos em cosméticos, de acordo com a CATEC (Câmara Técnica de Cosméticos), por meio do Parecer Técnico nº. 7, de 28/09/2001 (atualização em 16/02/2006), recomendando a utilização de AHAs e derivados na concentração máxima de 10% e pH maior ou igual a 3,5 para produtos cosméticos.

Entre os AHAs, o ácido glicólico possui maior potencial de penetração, devido ao seu menor peso molecular, e reduz a coesão entre os corneócitos e espessamentos da camada córnea, o que reduz o acúmulo de células mortas associado a problemas como acne, pele seca e rugas. Esse AHA não somente dissolve o cimento celular responsável pela queratininização anormal, desprendendo as células mortas da pele, como também melhora a hidratação cutânea, aumentando a captação e a interação com a água. Isso ocorre porque o cimento celular ativado pela ação do ácido glicólico eleva a capacidade de captação de reter a umidade do próprio ácido hialurônico presente na pele. Esse tipo de ácido é mais utilizado em fotótipos I e II, em razão de seu benéfico para peles com propensão à acne, auxiliando na redução de manchas da idade (queratose actínica, nas concentrações utilizadas por médicos — 70%), sendo adicionado às formulações de produtos antienvelhecimento, devido à sua capacidade hidratante e normalizadora das funções da pele, levando à redução das linhas de expressão e de rugas, bem como a cosméticos utilizados para higienização da pele, a fim de promover uma esfoliação suave diariamente ou preparo da pele para outros procedimentos estéticos (MICHALUN; DINARDO, 2016).

O ácido mandélico pode ser utilizado em todos os fotótipos, inclusive os mais altos, por possuir maior peso molecular, permitindo uma penetração na pele mais uniforme (Figura 1). Também é muito utilizado no preparo de peles para *peeling* a laser e recuperação de pele pós-cirurgia a laser. O ácido mandélico é aplicado a tratamentos de desordens cutâneas, como anti-idade, e atua na renovação celular e na remoção da camada córnea em casos de envelhecimento natural e fotoenvelhecimento, minimizando rugas e marcas de expressão; como antiacne, age no processo inflamatório, colaborando com a cicatrização; e, na ação clareadora, inibe a síntese de melanina e atua na remoção da melanina já depositada na superfície da pele, sendo utilizado na concentração de até 10% e com pH de 3,5 (MARQUES; GONÇALVES, 2013).

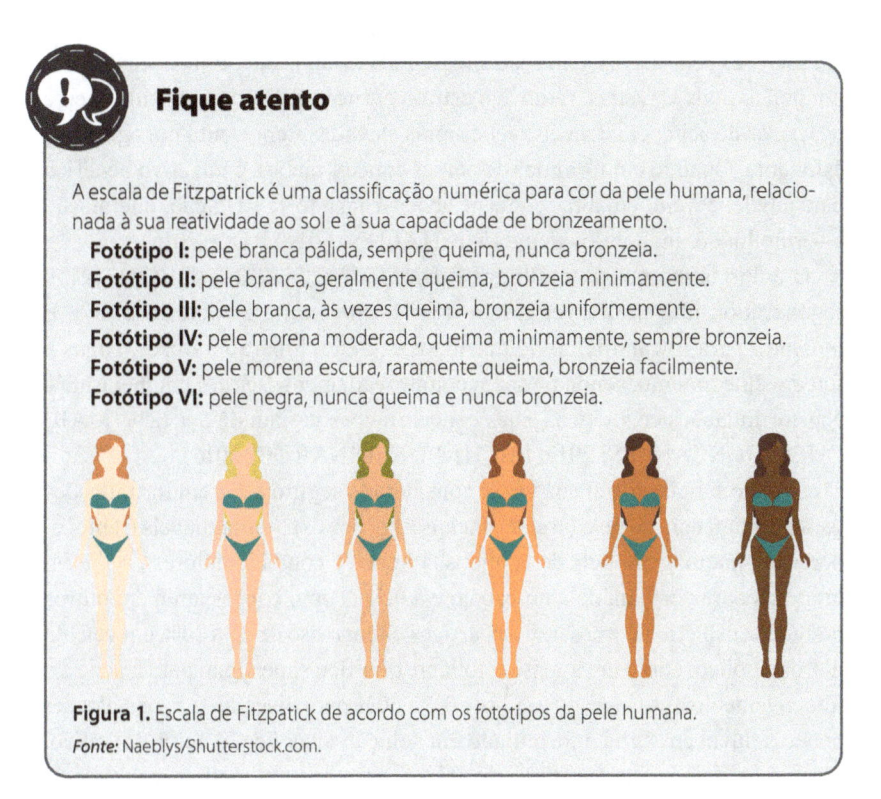

> **Fique atento**
>
> A escala de Fitzpatrick é uma classificação numérica para cor da pele humana, relacionada à sua reatividade ao sol e à sua capacidade de bronzeamento.
> **Fotótipo I:** pele branca pálida, sempre queima, nunca bronzeia.
> **Fotótipo II:** pele branca, geralmente queima, bronzeia minimamente.
> **Fotótipo III:** pele branca, às vezes queima, bronzeia uniformemente.
> **Fotótipo IV:** pele morena moderada, queima minimamente, sempre bronzeia.
> **Fotótipo V:** pele morena escura, raramente queima, bronzeia facilmente.
> **Fotótipo VI:** pele negra, nunca queima e nunca bronzeia.
>
> **Figura 1.** Escala de Fitzpatick de acordo com os fotótipos da pele humana.
> *Fonte:* Naeblys/Shutterstock.com.

Quanto aos ácidos málico e tartárico, são geralmente aplicados em associação a outros AHAs em produtos antienvelhecimento e raramente são utilizados como único AHA em um cosmético, sendo também pouco indicados, devido ao seu considerável poder irritativo e à dificuldade de estabilidade em formulações. O ácido málico possui ações de renovação celular e clareadoras, ao passo que o ácido tartárico induz a renovação celular por meio da esfoliação química, removendo as células mortas da superfície, atuando no fotoenvelhecimento, no tratamento da acne e no clareamento da pele.

A resorcina, o ácido salicílico e o ácido lático são ativos empregados em formulações esfoliantes para *peelings* químicos, a fim de produzir uma lesão controlada na pele nos tratamentos de queratoses e rugas actínicas, discromias pigmentares, acnes vulgar e rosácea (BAGATIN, 2011).

A resorcina, correlacionada ao ácido de Fenol estrutural e quimicamente, é uma substância solúvel em água, álcool e éter. Em uma concentração de 5%, apresenta ação queratolítica, sendo utilizada com maior segurança em concentrações de 10 a 30% apenas para uso médico. Na forma de resorcinol, em soluções bem suaves, tem ação antisséptica e suavizante. Em concentrações um pouco mais elevadas, remove o estrato córneo, utilizado particularmente nos casos de acne; em concentrações mais elevadas, representa um agressivo esfoliante. Quando em fórmulas de baixas concentrações, é um ativo benéfico para a pele, porém, em altas concentrações, causa forte irritação, queimação e vermelhidão, incluindo edema (MICHALUN; DINARDO, 2016).

O ácido lático possui múltiplas funções além da ação esfoliante, como regenerador, hidratante, regulador de pH, umectante e bacteriostático. É indicado para o tratamento de dermatoses, acne, hiperqueratoses, rugas e fotoenvelhecimento, sendo também comprovadamente seguro em melasmas. Nas formulações cosméticas, suas concentrações variam de 5 a 12% (MARQUES; GONÇALVES, 2013; MICHALUN; DINARDO, 2016).

O ácido salicílico, por sua vez, é considerado seguro a 2% em formulações para permanência na pele (cremes faciais e corporais) e enxaguáveis (removedores de maquiagem, géis de banho, shampoos e condicionadores), a 1% em produtos para permanência no cabelo e a 0,5% como conservante em outros produtos cosméticos. Apesar disso, artigos citam o uso de 25 a 30% em veículo hidroalcoólico, como um agente esfoliante químico superficial para a acne e o fotoenvelhecimento leve, ou ainda de 0,5 a 60% para diversas funções. Por ser pouco solúvel em água e formulado em solução alcoólica, o ácido salicílico, quando associado a outros tipos de ácidos, promove um melhor resultado. É importante ressaltar que a utilização de concentrações acima de 10% é mais indicada para uso médico ou para o profissional com bom conhecimento sobre os efeitos e cuidados com sua aplicação.

Como complicação maior desse tipo de ácido está o evento de salicilismo, acompanhado de zumbido, redução de audição, tonturas e cefaleia, se utilizado em concentrações elevadas e grande período de tempo. Também há ressalvas de sua utilização durante a gestação, sendo liberado apenas por pouco tempo e em pequena extensão devido a relatos de malformações em animais. Para lactentes, é considerado seguro, porém, em altas doses, altera a função plaquetária destes (ZAMPRONIO; DREHER, 2011; AZULAY, 2008). O quadro de tóxico de salicilismo por absorção da pele também pode ocorrer em crianças, sendo os principais sintomas náuseas, dispneia, tinido e alucinações, sintomas estes que foram descritos por um adulto no tratamento de psoríase extensa com uso de ácido salicílico em forma de pomada.

Entretanto, o ácido salicílico apresenta baixa incidência dessas complicações e, isoladamente, não tem potência suficiente para atuar como agente de *peeling* químico, sendo sempre superficial, visto que evapora rapidamente, não permitindo uma penetração profunda (BORGES; SCORZA, 2016; KEDE;

SABATOVICH, 2009). Também se destaca em estudos clínicos como agente para *peelings* superficiais devido à vantagem de ter sua ação mais bem controlada e seu efeito previsível. Em peles envelhecidas, atua como esfoliante e coadjuvante para auxiliar na hidratação da camada córnea. Entretanto, com a idade e em longo prazo de uso, o resultado torna-se menos eficiente, apresentando corneócitos e queratinócitos muito variáveis. Contudo, mesmo com a redução de água na camada córnea, a esfoliação renova as células, promovendo melhor hidratação e atenuando sinais característicos de pele envelhecida (ENOKIHARA; PECORA, 2011).

O ácido salicílico também apresenta como efeitos clínicos a diminuição da hiperpigmentação e da rugosidade da pele, atribuídas à ação desse ácido que requer, em nível celular, diversas mitoses e a regeneração de uma nova epiderme abaixo da lesão criada superficialmente.

No que diz respeito à irritação dérmica, o ácido salicílico é caracterizado como levemente irritante em formulações cosméticas a 2%, porém sem relatos de sensibilização dérmica. Ainda quanto à rápida absorção do ácido salicílico quando aplicado sobre a pele, depende da composição do veículo, do pH, da estrutura da pele e das condições de aplicação (p. ex., uma ou repetidas doses, oclusão).

Por fim, os retinoides constituem, atualmente, o grupo mais potente de agentes queratolíticos, pois aumentam o *turnover* das células epiteliais, normalizando a queratinização, levando à ruptura de comedões e à aceleração da divisão corneocítica, inibindo a formação de novos comedões e melhorando o aspecto de hiperpigmentação pós-inflamatória, principalmente nas peles mais escuras. As formulações mais comumente utilizadas são à base de tretinoína 0,025 a 0,1%, e os efeitos colaterais mais comuns são eritema e descamação, mais intensos quanto maior a concentração do retinoide. A melhora clínica é visível após 1 a 3 meses. Há necessidade do uso contínuo de protetor solar, devido ao aumento de irritabilidade da pele. Nessa classe, enquadra-se também o ácido retinoico derivado da vitamina A. Tanto a tretinoína tópica quanto o ácido retinoico são de uso médico em tratamentos para queratinização excessiva, acne e antienvelhecimento, e estão associados a diversos efeitos adversos, como irritação, fotossensibilidade, ressecamento da pele e vermelhidão (STEINER; STEINER, [2010?]).

Nas formulações cosméticas, é permitido o uso do retinol, um retinoide revitalizador cutâneo associado aos tratamentos de acne, pele oleosa, rosácea, rugas e linhas de expressão. Esse ativo, além de ter função queratolítica, atua no crescimento e na diferenciação das células epidérmicas, estimulando a síntese de novos vasos sanguíneos, melhorando o tônus da pele, além de ter ação antioxidante e de proteção das fibras dérmicas, combatendo as enzimas que degradam o colágeno e a elastina por exposição à radiação ultravioleta. É mais fraco que o ácido retinoico, porém tem maior poder de penetração e é menos irritante. Seu uso por períodos prolongados ou em concentrações muito altas pode causar dermatites em peles sensíveis (MICHALUN; DINARDO, 2016).

É importante ressaltar que qualquer tratamento estético com ativos queratolíticos deve ser realizado por um profissional habilitado, com conhecimentos relevantes, para compreender cada processo e orientar o cliente quanto à continuidade dos cuidados fora da cabine estética. Ainda, que o processo de tratamento começa com a correta identificação da pele do paciente e dos hábitos que podem interferir no resultado ou causar maiores complicações.

O cliente, por sua vez, deve ser orientado quanto ao seguimento de todas as recomendações repassadas pelo esteticista, bem quanto à escolha do profissional de estética quanto a critérios técnicos e éticos.

Para tanto, é essencial que, entre essas recomendações para o cliente, esteja o uso de protetor solar diariamente, a fim de se evitar manchas hiperpigmentadas ou maiores danos à pele devido à sensibilização que os ativos queratolíticos proporcionam à pele.

Referências

AGÊNCIA NACIONAL DE VIGILÂNCIA SANITÁRIA (Brasil). Câmara Técnica de Cosméticos. *Parecer técnico nº 7, de 28 de setembro de 2001 (atualizado em 16/2/2006)*. Brasília, DF, 2006 Utilização de alfa-hidroxiácidos em produtos cosméticos. Brasília, DF: Agência Nacional de Vigilância Sanitária, Disponível em: http://portal.anvisa.gov.br/informacoes-tecnicas13?p_p_id=101_INSTANCE_WvKKx2fhdjM2&p_p_col_id=column--2&p_p_col_pos=1&p_p_col_count=2&_101_INSTANCE_WvKKx2fhdjM2_groupId=106351&_101_INSTANCE_WvKKx2fhdjM2_urlTitle=publicacao-cosmeticos-parecer-tecnico-n-7-de-28-de-setembro-de-2001-atualizado-em-16-2-2006-&_101_INSTANCE_WvKKx2fhdjM2_struts_action=%2Fasset_publisher%2Fview_content&_101_INSTANCE_WvKKx2fhdjM2_assetEntryId=109125&_101_INSTANCE_WvKKx2fhdjM2_type=content. Acesso em: 15 mar. 2019.

AZULAY, R. D. *Dermatologia*. 5. ed. Rio de Janeiro: Guanabara Koogan, 2008.

BAGATIN, E. Peeling de ácido salicílico. *In:* MAIO, M (org.). *Tratado de medicina estética*. 2. ed. São Paulo: Roca, 2011.

BORGES, F. S.; SCORZA, F. A. (org.). *Terapêutica em estética*: conceitos e técnicas. São Paulo: Editora Phorte, 2016.

ENOKIHARA, M. Y.; PECORA, C. S. Peelings químicos. *In:* MAIO, M. (org.). *Tratado de medicina estética*. 2. ed. São Paulo: Roca, 2011.

KAWATA, Y. *A efetividade do peeling de ácido salicílico na regressão da acne vulgar*. 2011. Trabalho de conclusão de curso (Tecnólogo em estética e cosmética) — Centro Universitário Filadélfia, Londrina, 2011.

KEDE, M. P. V.; SABATOVICH, O. *Dermatologia estética*. São Paulo: Atheneu, 2009.

KORNHAUSER, A. *et al.* The effects of topically applied glycolic acid and salicylicacid on ultraviolet radiation-induced erythema, DNA damage and sunburn cell formation in human skin. *Journal of Dermatological Science*, v. 55, n. 1, p. 10–17, 2009.

MARQUES, M. A.; GONÇALVES, S. M. F. Como utilizar produtos cosméticos. *In:* PEREIRA, M. F. L. *Cosmetologia*. São Caetano do Sul: Difusão Editora, 2013.

MATOS, S. P. *Cosmetologia aplicada*. São Paulo: Érica, 2014.

MICHALUN, M. V.; DINARDO, J. C. *Milady:* dicionário de ingredientes para cosmética e cuidados da pele. 2. ed. São Paulo: Cengage Learning, 2016.

PEREIRA, A. M. V.; MEJIA, D. P. M. *Peelings químicos no rejuvenescimento facial*. [2013]. Disponível em: http://portalbiocursos.com.br/ohs/data/docs/18/96_-_Peelings_quYmicos_no_rejuvenescimento_facial.pdf. Acesso em: 15 mar. 2019.

PIMENTEL, A. S. *Peeling, máscara e acne*: seus tipos e passo-a-passo do tratamento. São Paulo: LMP, 2008.

ROTTA, O. *Guia de dermatologia*: clínica, cirúrgica e cosmiátrica. São Paulo: Manole, 2008.

STEINER, D.; STEINER, T. Acne. *RBM Revista Brasileira de Medicina*, v. 69, [2010?]. Especial Cosmiatria 2. Disponível em: http://www.moreirajr.com.br/revistas.asp?fase=r003&id_materia=5052. Acesso em: 15 mar. 2019

ZAMPRONIO, F. P. C.; DREHER, D. Z. *Atuação da fisioterapia dermato-funcional nas disfunções estéticas decorrentes da gravidez*. 2011. Artigo do curso Fisioterapia Dermato Funcional) — Universidade Regional do Noroeste do Estado do Rio Grande do Sul, Rio Grande do Sul. Disponível em: http://bibliodigital.unijui.edu.br:8080/xmlui/bitstream/handle/123456789/498/ARTIGO-pos-fisioterapia-dematofuncional.pdf?sequence=1. Acesso em: 15 mar. 2019.

Leituras recomendadas

COSTA, A. *Tratado Internacional de cosmecêuticos*. Rio de Janeiro: Guanabara Koogan, 2012.

DRAELOS, Z. D. *Dermatologia cosmética*: produtos e procedimentos. São Paulo: Santos, 2012.

GOMES, R. K.; DAMAZIO, M. G. *Cosmetologia*: descomplicando os princípios ativos. 4. ed. São Paulo: LMP, 2013.

GUERRA, F. M. R. M. *et al*. Aplicabilidade dos peelings químicos em tratamentos faciais: estudos de revisão. *Brazilian Journal of Surgery and Clinical Research*, v. 4, n. 3, p. 33–36, 2013. Disponível em: http://www.mastereditora.com.br/periodico/20130929_214058.pdf. Acesso em: 15 mar. 2019.

RAMANATHAN, S.; HEBERT, A. A. Management of acne vulgaris. *Journal of Pediatric Health Care*, v. 25, n. 5, p. 332–337, 2011.

RIVITTI, E. A. *Dermatologia de Sampaio e Rivitti*. 4. ed. São Paulo: Artes Médicas, 2018.

SOUZA, V. M.; ANTUNES JUNIOR, D. *Ativos dermatológicos e nutracêuticos*. São Paulo: Daniel Antunes Junior, 2016. 9 v.

YAN, Y. D. *et al*. Evaluation of physicochemical properties, skin permeation and accumulation profiles of salicylic acid amide prodrugs as sunscreen agent. *Internacional Journal of Pharmaceutics*, v. 419, n. 1–2, p. 154–160, 2011.

Cosméticos esfoliantes

Objetivos de aprendizagem

Ao final deste texto, você deve apresentar os seguintes aprendizados:

- Descrever o que são os ativos esfoliantes físicos.
- Explicar o modo de ação de agentes esfoliantes.
- Relacionar os benefícios e as indicações dos esfoliantes.

Introdução

A esfoliação é uma etapa importante dos procedimentos estéticos para promover o afinamento do estrato córneo, complementando a higienização da pele e estimulando a renovação celular. Com essa finalidade, podem ser utilizados os esfoliantes físicos, produtos cosméticos que contêm ativos abrasivos para promover o arraste e a remoção das células mortas localizadas na camada córnea da pele por meio do atrito. Procedentes de diferentes fontes, são essenciais para facilitar a penetração dos ativos de tratamento na pele nos demais procedimentos estéticos.

Neste capítulo, você conhecerá os ativos esfoliantes físicos, seu modo de ação na pele, benefícios e indicações.

Ativos esfoliantes físicos

É bem provável que você já conheça os benefícios da esfoliação para a pele e também saiba de alguns recursos utilizados em casa ou há um certo tempo, como buchas, grânulos de açúcar e sal. No entanto, o ato de esfoliar a pele não é tão recente assim.

Os antigos egípcios já se valiam das técnicas de esfoliação há mais de 6 mil anos. Utilizando misturas de óleos animais, pó de alabastro (um tipo de pedra) e sal marinho para formar uma pasta, que era esfregada sobre o corpo e o rosto para eliminar as impurezas. Já os gregos untavam seu corpo com óleo natural e, em seguida, cobriam-no com areia e esfregavam sobre a pele antes de tomar banho, a fim de ter uma pele limpa e macia.

Na Idade Média, o ácido tartárico do vinho era usado como agente ativo na esfoliação corporal, o que atualmente conhecemos como um ativo muito aplicado para a esfoliação química. Por volta de 1800, óleos e sucos naturais eram misturados com elementos granulados, como açúcar ou pó de pedras, para uso esfoliante cotidiano e caseiro. Após 100 anos, aproximadamente, a pedra pomes tornou-se um dos produtos mais usados nesse processo, principalmente em peles ressecadas nos pés. Todavia, somente em 1940 surgiu como procedimento médico o *peeling* cutâneo, no qual a esfoliação é realizada por meio da aplicação de agentes químicos. Na época, vários estudos permitiram o avanço das técnicas existentes e a descoberta de muitas substâncias esfoliantes, bem como foram descartadas outras ainda utilizadas, as quais ofereciam risco à saúde.

Com o passar do tempo, a inserção e o desenvolvimento da indústria cosmética nesse campo, surgiram opções mais seguras e com resultados mais eficazes para se esfoliar a pele, utilizando-se de pequenos grânulos formulados com cuidados específicos, a fim de favorecer a busca constante da manutenção por uma pele mais jovem e saudável.

Em 1990, já havia no mercado esfoliantes em gel ou em creme, além de produtos para esfoliação química. Dentre os procedimentos cosméticos, os tipos de *peeling* continuaram evoluindo e se modernizando.

Assim, é possível perceber como o desenvolvimento da indústria cosmética no Brasil e no mundo em conjunto com fatores como o aumento da expectativa de vida da população e a participação ativa da mulher no mercado de trabalho buscaram alternativas seguras e eficazes para o tratamento da pele por meio dos ativos esfoliantes.

Atualmente, a tendência "verde" incentiva as indústrias de cosméticos na busca pela inovação, valendo-se de matérias-primas de origens diversificadas como uma opção de substituição de materiais sintéticos por naturais. A essa nova classe de produtos designa-se o nome de "biocosméticos", um conceito de desenvolvimento sustentável, em que um grande número de resíduos industriais, como matérias-primas, origina produtos de alto valor agregado, além de remover uma grande quantidade de poluentes do ambiente. Nesse contexto, o uso de óleos e extratos vegetais provenientes principalmente da grande biodiversidade brasileira também tem sido fonte de pesquisas de muitas indústrias, bem como suas sementes, folhas e cascas, garantindo composições cosméticas com propriedades agregadas à esfoliação física, como antioxidantes, características hidratantes, antienvelhecimento cutâneo e propriedades capazes de aumentar a elasticidade, diminuir o ressecamento e regenerar a pele (NOVAK *et al.*, 2014).

Você deve estar se perguntando por que os esfoliantes são tão procurados e o que a esfoliação física faz na pele. Os ativos esfoliantes físicos promovem a esfoliação da camada superficial da pele por meio do arraste e da ação abrasiva, e podem ser de baixa, média ou alta abrasão, além de serem sintéticos ou naturais, de origem vegetal, animal ou mineral.

Uma vez que a esfoliação é uma técnica empregada para a remoção de células mortas da superfície da pele, ela acelera o processo de renovação natural da pele. Como resultado, obtém-se uma pele com aparência mais jovem e saudável.

Saiba mais

Os esfoliantes podem ser classificados conforme sua ação:
- **física:** promovida por efeito mecânico por meio de ação abrasiva;
- **química:** promovida por agentes químicos (p. ex., ácidos);
- **biológica:** promovida por agentes enzimáticos, conhecidas como enzimas proteolíticas, capazes de quebrar as moléculas das proteínas encontradas na pele com maior segurança e menor irritabilidade que as opções anteriores.

A esfoliação mecânica ou física é considerada como um processo suave e contínuo promovido por meio de matérias-primas ou partículas à base de polietileno, poliamida, ceras e até materiais biodegradáveis, nos quais é possível reduzi-los a tamanhos e formas adequadas para uso (ANTUNES JUNIOR, 2016).

A seguir, veja como os ativos esfoliantes físicos são classificados.

Esfoliantes físicos vegetais: compostos por grânulos arredondados de função abrasiva, originados de pós de sementes de frutas, geralmente de uso facial, como *apricot* (damasco), tâmaras, amêndoas, uvas e os chamados *bioscrubs*, derivados de partículas retiradas das sementes e de substâncias prensadas destas, formando uma manteiga, como açaí, andiroba, buriti, cupuaçu, guaraná, murumuru; ou compostos por grânulos arredondados de função abrasiva derivados de casca, folhas e sementes maiores, como casca de araucária, coco e nozes, pó de bambu (*Bamboo Exfoliating Extract*), fibra vegetal (*Lipo Luffa*), folhas de melaleuca (*Melafresh Exfol*), partículas esféricas de ceras naturais de jojoba e carnaúba, sementes de morango, framboesa e kiwi ou carboidratos, como açúcar cristal ou mascavo e micropartículas de arroz (*Rice Exfoliator*).

Esfoliantes físicos minerais: pedra pome, quartzo, microcristais de alumínio (óxido de alumínio), sílica, argila e microgrânulos de argila.

Esfoliantes físicos marinhos: pó de ostra, pó de pérola, sal marinho (cloreto de sódio), algas, diatomáceas (microrganismos unicelulares que vivem em água fria ou doce e são recobertos por uma carapaça constituída por dióxido de silício — mesmo material empregado na produção de vidro).

Esfoliantes físicos sintéticos: pérolas de polietileno, grânulos de náilon, partículas esféricas de cera sintética e biodegradável de diversas cores (MARQUES; GONÇALVES, 2013).

Comumente utilizadas em cosméticos esfoliantes, as microesferas de polietileno têm se tornado grandes vilãs para o meio ambiente, devido ao grande impacto ambiental causado pelos microplásticos, inclusive com proibições em países como Estados Unidos e Canadá, fato que tem obrigado os fabricantes de cosméticos a buscarem alternativas biodegradáveis e menos impactantes ao meio ambiente.

Esses microplásticos presentes nos cosméticos são, em sua maioria, compostos por polietileno (PE), policrilato de metila (PMMA), náilon, tereftalato de polietileno (PET) e polipropileno (PP), e, por seu tamanho, ultrapassam o sistema de filtragem de água de plantas industriais e também da rede de tratamento de água urbana, sendo despejados no meio ambiente, poluindo o sistema hídrico e impactando toda a cadeia alimentar ao serem ingeridos por peixes e outros animais marinhos (ANTUNES JUNIOR, 2016).

Outro tipo de esfoliante físico e suave é a gomagem, ou gomage. Embora sua função seja a mesma que a os demais ativos esfoliantes, sua aplicação e remoção são realizadas de formas diferentes. Ambas têm a função de promover a remoção das células mortas e as impurezas da pele. Os esfoliantes físicos tradicionais são apresentados nas formas cosméticas de gel, sérum ou emulsão, contendo grânulos de baixa, média ou alta abrasão, ao passo que a gomagem se apresenta em cremes contendo elevada consistência, com ou sem grânulos de baixa ou média abrasão. Quanto ao seu modo de uso, os esfoliantes físicos tradicionais são aplicados por meio de movimentos circulares suaves até sua completa secagem, e seus grânulos são removidos com o auxílio de toalhas secas ou úmidas, gaze ou algodão, dependendo de sua consistência. Já as gomagens devem ser aplicadas por meio de uma fina camada sem massagem. Após a sua secagem, promove-se sua remoção por meio de movimentos retos ou circulares, formando-se "rolinhos", que serão removidos posteriormente com o movimento das mãos ou com o auxílio de uma toalha ou papel seco (MATOS, 2014).

Atualmente, é comum encontrar no mercado cosméticos com ativos esfoliantes físicos incorporados em sua formulação com óleos vegetais, principalmente para uso corporal. A adição de óleos, como o de oliva, semente de uva, amêndoas, entre outros, ao esfoliante corporal auxilia na regeneração dos lipídeos presentes na camada córnea da pele, reestruturando a camada lipídica protetora (manto hidrolipídico), o que proporciona uma pele mais hidratada e com aspecto saudável, além de reduzir os danos do processo agressivo causado pelo arraste dos ativos esfoliantes físicos.

Além disso, há os produtos multifuncionais, em que os ativos esfoliantes físicos são incorporados em produtos de limpeza/higienização, como sabonetes, cremes e loções de limpeza, para uso diário em casa pelo cliente e com ação abrasiva mais suave, a fim de potencializar os resultados do tratamento realizado em cabine.

Como é possível perceber, o uso de ativos esfoliantes físicos despertou um grande interesse em virtude de proporcionar a melhora da aparência da pele e ser de fácil aplicação.

Ação dos agentes esfoliantes físicos

Você já deve ter observado como a aparência da pele após o processo de esfoliação física melhora e deve estar se perguntando como uma simples aplicação de um produto pode apresentar como resultado imediato uma pele mais macia e luminosa.

É possível que você compreenda esse processo ao conhecer os mecanismos de ação dos agentes esfoliantes físicos. Primeiro, relembraremos algumas informações importantes sobre a pele que são essenciais para que você entenda como acontece uma esfoliação.

A parte mais externa da pele, o estrato córneo (ou camada córnea), é uma estrutura metabolicamente ativa com importante participação na resposta inflamatória e na interação com as demais camadas epidérmicas. É composta por corneócitos (queratinócitos anucleados e alongados) e matriz lipídica de membranas lamelares paralelas, contendo ceramidas, colesterol e ácidos graxos livres, responsáveis pela manutenção da umidade e pela estabilidade do estrato córneo. Essa disposição é essencial para sua função de barreira cutânea, provendo sua permeabilidade e regulando a perda de água transepidérmica, de forma a garantir a hidratação cutânea (LUCCA; LACERDA, 2012).

Você poderá observar essa estrutura da epiderme e do estrato córneo na Figura 1.

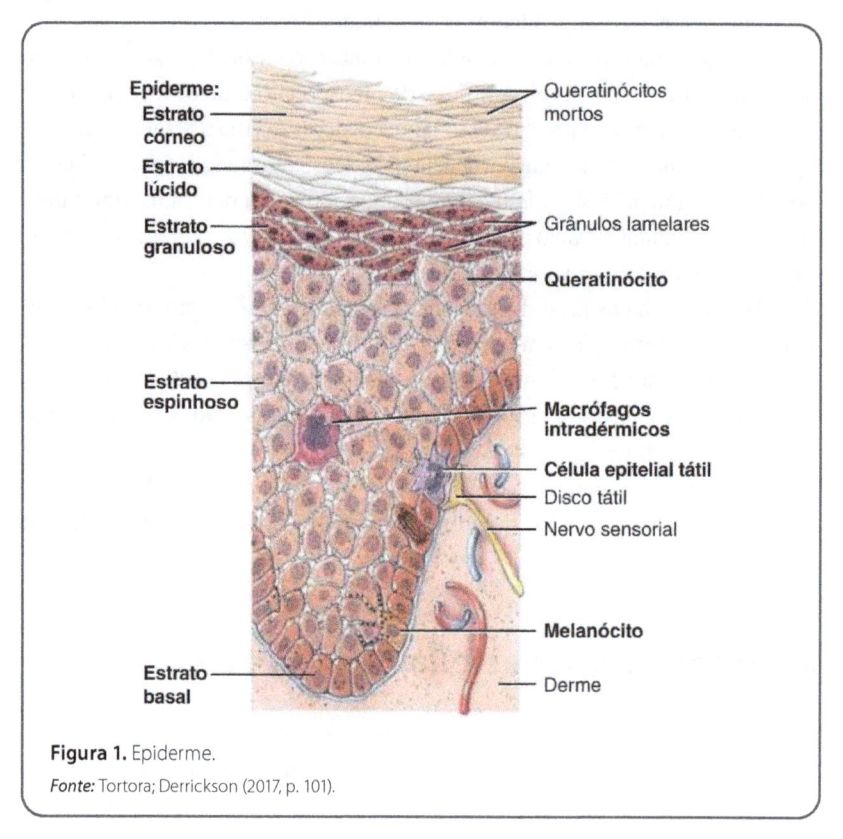

Epiderme:
- Estrato córneo
- Estrato lúcido
- Estrato granuloso
- Estrato espinhoso
- Estrato basal

Legendas: Queratinócitos mortos; Grânulos lamelares; Queratinócito; Macrófagos intradérmicos; Célula epitelial tátil; Disco tátil; Nervo sensorial; Melanócito; Derme.

Figura 1. Epiderme.
Fonte: Tortora; Derrickson (2017, p. 101).

Algumas alterações genéticas ou ambientais podem interferir na produção lipídica e na barreira cutânea, desde radiação ultravioleta, uso de corticoides até a alteração do pH da pele, que retarda o reparo tecidual e intensifica as anormalidades na adesão dos corneócitos (células do estrato córneo).

Para que haja o processo de reparo tecidual, há a necessidade de que a descamação fisiológica das células epidérmicas seja dinâmica, garantindo a hidratação, flexibilidade e integridade do tecido. A esse processo chamamos de homeostasia do estrato córneo, em que as reações enzimáticas destroem gradativamente as ligações entre as células mais superficiais, resultando, assim, na descamação da pele. A homeostasia depende do mecanismo de sinalização, como quantidade de água, pH e nível de cálcio, que inicia a cascata de eventos necessários para promover esta "esfoliação natural e fisiológica", recuperando o estrato córneo e reparando a barreira cutânea. Assim, a pele tem a capacidade de reparar danos proporcionados por traumas, lesões, ação de agentes externos, como detergentes, abrasivos e até procedimentos estéticos, como os conhecidos *peelings* (VIEIRA; COSTA; SILVA, 2012) (ver Figura 2).

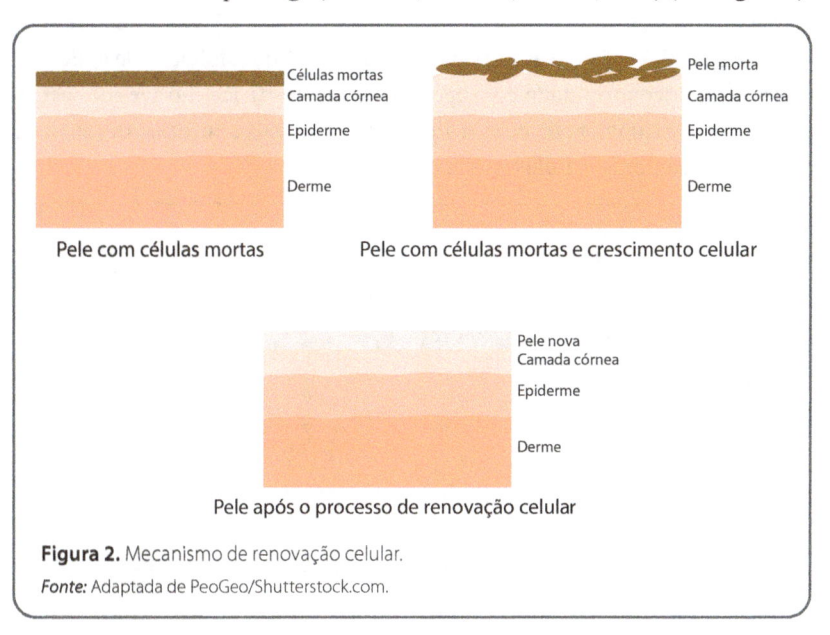

Figura 2. Mecanismo de renovação celular.
Fonte: Adaptada de PeoGeo/Shutterstock.com.

Dessa forma, a esfoliação, também chamada tecnicamente de microdermoabrasão, é um artifício extraordinário para o rejuvenescimento cutâneo, justamente por acelerar o processo de reparo tecidual, aumentando a descamação e eliminando as células mortas, que deixam a pele com aparência envelhecida, sem viço, sem luminosidade, sem maciez, com aspecto áspero e seco. Além disso, a esfoliação celular promove maciez, o aspecto jovial, o aumento do *turnover* (renovação celular), facilitando a permeação de outros ativos através da pele (VIEIRA; COSTA; SILVA, 2012).

De modo geral, os esfoliantes físicos promovem a esfoliação mecânica por meio de agentes quimicamente inertes, por arraste ou leve fricção sobre a pele, facilitando a perda de adesão das células superficiais do estrato córneo e promovendo o efeito de microabrasão por esfoliar e estimular a renovação celular.

Assim, a esfoliação das camadas mais externas aciona um mecanismo de estimulação para que o organismo promova uma aparência mais saudável e bonita da pele a partir do crescimento e da renovação celular, resultando nas alterações da arquitetura celular, como hiperplasia dos queratinócitos, aumento da espessura da epiderme, diminuição da quantidade de melanina depositada, aumento na produção de fibras colágenas e na irrigação sanguínea, aumento da permeabilidade cutânea e na compactação do estrato córneo (ANTUNES JUNIOR, 2016).

Na Figura 3, você pode observar o procedimento de esfoliação de aplicação de um cosmético formulado com agentes esfoliantes físicos através da secção transversal de camadas de pele, a fim de remover as impurezas, desobstruir os poros e esfoliar as células mortas da pele.

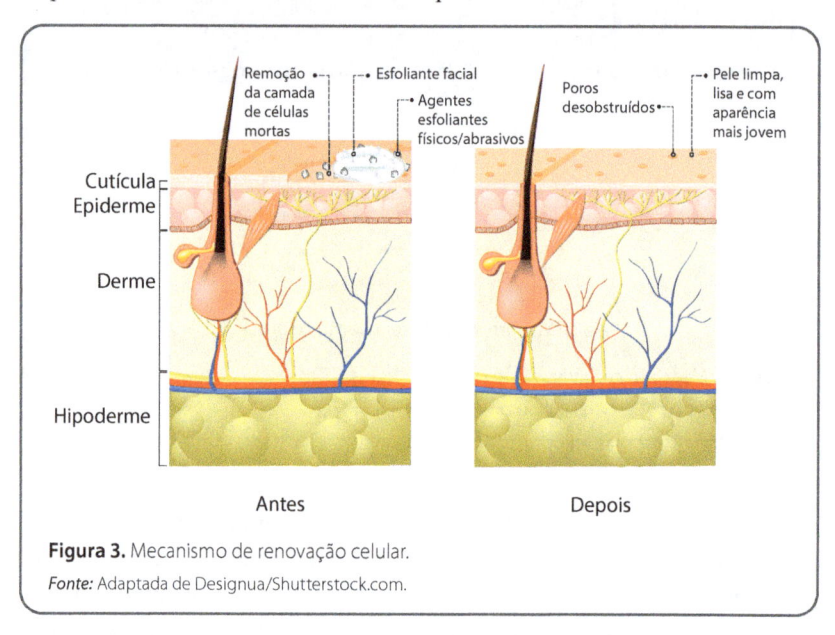

Figura 3. Mecanismo de renovação celular.
Fonte: Adaptada de Designua/Shutterstock.com.

Como é possível perceber, a esfoliação física demonstra-se uma etapa eficaz para auxiliar nos procedimentos estéticos de prevenção e melhora do aspecto jovial e luminoso da pele.

Benefícios e indicações dos esfoliantes físicos

Como a esfoliação física é uma técnica utilizada para remover as células mortas e afinar a espessura da camada córnea, é importante que você atente para seus benefícios, estando atento às indicações de cada tratamento estético e à necessidade de cada cliente, uma vez que ela pode ser incorporada como uma das etapas dos procedimentos estéticos.

Um dos principais fatores que você deve observar é que os esfoliantes físicos possuem diferentes tamanhos ou granulometrias, e, por essa característica, podem ser classificados como esfoliantes de baixa, média ou alta abrasão.

De maneira geral, pode-se associar o grau de abrasão conforme o tipo de pele, sensibilidade, condição cutânea, necessidade, finalidade do procedimento estético a ser aplicado em seguida, bem como região do corpo a ser esfoliada. Recomenda-se baixa e média abrasão para aplicações faciais, conforme condições da pele, e alta abrasão para corporais.

Para a aplicação desse tipo de cosmético, recomenda-se realizar massagem com movimentos circulares e pressão gradual, conforme a necessidade de abrasão do tipo de pele em tratamento.

Os agentes esfoliantes são incorporados em sabonetes líquidos e em barras, em géis, em cremes e também associados a óleos e manteigas vegetais. A escolha de cada forma cosmética é determinada pela aplicação e o uso do produto. Para uso corporal em cabine, os cosméticos esfoliantes em géis e cremes são os mais aceitos. Entretanto, os cosméticos em gel são os prediletos quanto ao quesito facilidade de aplicação e remoção, em virtude de apresentarem fácil remoção das partículas esfoliantes após a secagem do gel. Os cremes geralmente necessitam de remoção com toalhas umedecidas ou enxague. Já os sabonetes líquidos e em barra são mais indicados para uso domiciliar como complemento do tratamento em cabine ou escolha do consumidor na etapa de cuidados com a pele. Em sua maioria, possuem baixa ou média abrasão e podem ser utilizados diariamente mediante a necessidade de cada pele.

Os cosméticos esfoliantes também podem ser formulados a partir de dois tipos de componentes principais: os sólidos e os oleosos. As partículas sólidas são os agentes de esfoliação física, que atuam superficialmente no arraste de células queratinizadas e outras substâncias, como impurezas, poluição e resíduos de outros cosméticos depositados sobre a pele. Já parte oleosa é composta pela mistura de óleos vegetais como agente carregador (veículo) dessas partículas e também como agente umectante com função hidratante. Outra particularidade é a adição de óleos essenciais como agentes conservantes naturais. Nestas formulações, o teor de partículas sólidas é determinado com base no local de aplicação e conforme seu uso, sendo 3% para a área facial, 4 a 9% para corporal e acima de 10% para pés, pernas e áreas mais grossas (OLIVEIRA, 2018).

Quanto à indicação, a esfoliação física é uma das etapas dos procedimentos estéticos realizada após a higienização da pele, com a função de remover as células mortas, as impurezas e os resquícios de cremes e outros produtos que aderem ao manto hidrolipídico. Por reduzir a espessura da camada córnea, favorece a permeação dos demais ativos com diversas finalidades, como clareamento de manchas, hidratação, nutrição, redução de gordura localizada e celulite, entre outros. Assim, é indicada para todos os tratamentos com o intuito de melhorar as condições da pele, a fim de potencializar a sua permeabilidade para os demais ativos.

Além disso, conforme a sua origem, os agentes esfoliantes físicos também podem apresentar características complementares, que agregam maiores benefícios aos seus tratamentos estéticos. Observe, no Quadro 1, alguns benefícios adicionais de alguns esfoliantes físicos.

Quadro 1. Agentes esfoliantes físicos e suas propriedades

Agente físico esfoliante	Origem	Propriedades	Indicação
Bioscrub* Açaí	Açaí (semente e polpa)	Nutritiva, revitalizante, hidratante	Antienvelhecimento/ hidratação/nutrição
Bioscrubs* ARS Açaí + Guaraná	Açaí e guaraná	Baixa abrasividade, remove impurezas e melhora a circulação	Qualquer tratamento
Bioscrub* Andiroba	Andiroba (semente e óleo da semente)	Hidratante, cicatrizante, repelente, anti-inflamatória	Renovação cutânea
Bioscrub* Buriti	Buriti	Rico em vitamina A, antioxidante e anti-inflamatória	Acne, peles sensíveis e antienvelhecimento
Bioscrub* Cupuaçu	Cupuaçu (manteiga e semente)	Hidratante, emoliente e auxiliar na recuperação da elasticidade da pele	Corporal e capilar

(Continua)

(Continuação)

Quadro 1. Agentes esfoliantes físicos e suas propriedades

Agente físico esfoliante	Origem	Propriedades	Indicação
Bioscrub* Murumuru	Murumuru	Nutritiva e emoliente	Corporal e capilar
Bioscrub* Semente de Açaí	Açaí (semente e óleo da semente)	Maior abrasividade e auxilia no rejuvenescimento pele	Corporal, pés e mãos
Coconut Exfoliant Pulp*	Coco (polpa e casca)	Abrasividade leve, emoliente e hidratação	Renovação celular
Fango Thalasso Thermal*	Sal mineral, carvão mineral, sílica, argilominerais, algas marinhas	Facilita a troca de ativos, controla a oleosidade, hidratante, clareadora, tonificante, nutritiva e remineralizadora	Máscaras faciais, corporais e capilares
Farmal Fiber T*	Fibra natural da tapioca	Renovação celular	Facial e corporal
Melafresh Exfol*	Pó da folha de melaleuca	Anti-inflamatória, bactericida e fungicida	Facial (máscaras e esfoliantes) e corporal
Rice Silk*	Sílica natural do arroz	Clareadora e redução da oleosidade	Facial

*Nomes comerciais dos ativos esfoliantes físicos, matérias-primas desenvolvidas pela indústria química para formulação dos cosméticos.

Fonte: Adaptado de Vieira; Costa; Silva (2012); Antunes Junior (2016).

> **Fique atento**
>
> Como cuidados essenciais antes da esfoliação física, você deve considerar:
> - se a pele precisa de uma esfoliação;
> - se a pele está ou não sensibilizada;
> - o tempo de aplicação entre uma esfoliação e outra;
> - a capacidade de abrasão do produto a ser utilizado;
> - o tipo de forma cosmética à qual o agente esfoliante físico foi inserido.

Cabe ressaltar, ainda, a indicação do uso de esfoliantes físicos nos protocolos de tratamentos estéticos capilares para preparação da pele do couro cabeludo, uma vez que promovem a melhora da permeabilidade dos ativos aplicados após esse processo mecânico, que auxilia na remoção de células mortas e na desobstrução dos óstios foliculares.

Para a aplicação capilar são recomendados cosméticos que contenham os agentes esfoliantes físicos de baixa abrasividade, muitas vezes formulados juntamente com ativos calmantes, cicatrizantes e seborreguladores, entre outras ações.

Igualmente, o recurso de aplicação das argilas é recomendado para promover esfoliação física capilar em razão de também possuir a ação de abrasividade, além da reposição de oligominerais.

Como indicações da esfoliação, pode-se incluir prevenção da acne, controle da oleosidade, remoção das células mortas, preparação para outros procedimentos estéticos, prevenção de pelos encravados no depilar ou ao barbear, auxílio no clareamento de manchas e em todos os procedimentos que exijam preparação e higienização profunda da pele.

Contudo, é preciso cuidados com o procedimento, a fim de não causar lesões e infecções, pois este é contraindicado em casos de herpes (principalmente ativa), psoríase, dermatites, se a pele estiver com feridas, machucados ou queimada pelo sol. Além disso, não é recomendada a aplicação de esfoliantes físicos em caso de acne com pústulas, devido à possibilidade de provocar a ruptura da lesão e espalhar o pus com o atrito na pele, agravando o problema.

Como a pele de cada pessoa pode responder de forma diferente e tem características próprias, fazer ou não a esfoliação, e com que frequência, é algo que está condicionado às suas particularidades. No geral, peles oleosas e/ou espessas comportam a esfoliação até duas vezes por semana, respeitando sua sensibilidade, e uma vez por semana é o ideal para peles normais ou em tratamentos estéticos faciais e corporais. Para pele seca, o ideal é uma vez a cada 15 dias e dar prioridade para utilizar produtos menos abrasivos e em forma cosmética de creme. Para os esfoliantes corporais também se recomenda a utilização uma vez por semana.

Independentemente do tipo de pele ou uso facial, corporal ou capilar, lembre-se de recompor o manto hidrolipídico, proteção e hidratação natural, por meio do uso de ativos hidratantes e nutritivos específicos para cada caso logo após o processo de esfoliação.

É importante também que você saiba que os produtos cosméticos são formulados após pesquisas, testes e estudos específicos para que sejam compatíveis com a fisiologia da pele, favoreçam seu funcionamento e proporcionem benefícios. Profissionais habilitados se empenham para desenvolver produtos seguros e eficazes ao consumidor, após anos de estudo e dedicação.

Dessa forma, recursos caseiros, como sal, açúcar e outros, apesar de parecerem inofensivos, podem ser agressivos, pois não são preparados para a aplicação na pele. Seus grânulos, em sua maioria, são pontiagudos e podem causar microarranhões e feridas na pele se passados com muita força ou grande frequência, representando uma porta de entrada a diversos microrganismos patológicos, o que pode resultar em infecções, processos de irritação, dermatites ou até substâncias que podem desencadear alergias.

Referências

ANTUNES JUNIOR, D. Peelings e a proibição do uso de microplásticos em cosméticos. *In*: SOUZA, V. M.; ANTUNES JUNIOR, D. *Ativos dermatológicos*: dermocosméticos e nutracêuticos. São Paulo: Daniel Antunes Junior, 2016.

LUCCA, L. C. P.; LACERDA, D. Diferenças entre as peles masculina e feminina. *In*: COSTA, A. *Tratado internacional de cosmecêuticos*. Rio de Janeiro: Guanabara Koogan, 2012.

MARQUES, M. A.; GONÇALVES, S. M. F. Como utilizar produtos cosméticos. *In*: PEREIRA, M. F. L. *Cosmetologia*. São Caetano do Sul: Difusão Editora, 2013.

MATOS, S. P. *Cosmetologia aplicada*. São Paulo: Érica, 2014.

NOVAK, A. C. *et al*. Biocosmetics. *In*: BRAR, S. K.; DHILLON, G. S.; SOCCOL, C. R. (ed.). *Biotransformation of waste biomass into high value biochemicals*. New York: Springer, 2014. p. 389–411.

OLIVEIRA, J. S. *Aplicação dos resíduos industriais do processamento de polpa de frutas na formulação de cosmético esfoliante*. 2018. Trabalho de Conclusão de Curso (Bacharelado em Engenharia Química) — Departamento de Engenharia Química, Centro de Tecnologia, Universidade Federal do Rio Grande do Norte, Natal, 2018. Disponível em: https://monografias.ufrn.br/jspui/bitstream/123456789/7887/3/AplicacaodosResiduos_Oliveira_2018.pdf. Acesso em: 18 mar. 2019.

TORTORA, G. J.; DERRICKSON, B. *Corpo humano*: fundamentos de anatomia e fisiologia. 10. ed. Porto Alegre: Artmed, 2017.

VIERA, A. G.; COSTA, J. C. M.; SILVA, M. R. Microabrasivos. *In*: COSTA, A. *Tratado internacional de cosmecêuticos*. Rio de Janeiro: Guanabara Koogan, 2012.

Cosméticos empregados no manejo da lipodistrofia geloide

Objetivos de aprendizagem

Ao final deste texto, você deve apresentar os seguintes aprendizados:

- Identificar os cosméticos empregados no manejo da lipodistrofia geloide.
- Descrever o modo de ação de agentes anticelulite.
- Analisar e comparar produtos quanto à eficácia nos diferentes graus de acometimento da lipodistrofia geloide.

Introdução

A lipodistrofia ginoide ou geloide (LDG), comumente conhecida como celulite, é uma afecção que acomete principalmente as mulheres e causa alterações do relevo cutâneo em áreas do corpo, como coxas e nádegas. Ativos cosméticos são muito utilizados para promover a melhora da pele acometida por LDG, e acredita-se que sejam eficazes nos aspectos relacionados à sua fisiopatologia.

Embora nenhum ativo tenha apresentado a solução para a eliminação completa das alterações de relevo ocasionadas pela LDG, os cosméticos dotados de ativos específicos são considerados complementares e importantes em seu tratamento.

Neste capítulo, você conhecerá os ativos empregados em cosméticos no manejo da LDG, seu mecanismo de ação na pele, bem como sua eficácia nos diferentes graus de acometimento.

Cosméticos usados na lipodistrofia geloide

É bem provável que você já tenha ouvido sobre os diversos fatores que originam os estudos e a compreensão da temida celulite que assombra as mulheres e que contribuem para a dificuldade de um tratamento ideal e determinante para essa condição. No entanto, você deve estar se perguntando como a diversidade de produtos anticelulite existentes no mercado pode contribuir para a melhora de sua aparência e a prevenir sua progressão.

Não há uma resposta simples, pois a etiologia multifatorial da LDG exige uma abordagem mais ampla, uma vez que ela acomete mais de uma estrutura da pele. Então, revisaremos um pouco esse contexto, a fim de compreender a relação e a interação dos ativos cosméticos com suas alterações.

O termo "celulite", descrito inicialmente, em 1920, como uma alteração inestética da pele, caracterizada como uma distrofia não inflamatória celular e causada por alterações como reação frente à trauma, infecção ou estímulo glandular, embora inadequado por denotar um quadro de inflamação da pele, foi consagrado pelo seu uso comum. Ao longo dos estudos, outras denominações foram propostas, como lipoesclerose nodular, paniculopatia edemato--fibroesclerótica, paniculose, hidrolipodistrofia ginoide, fibroedema geloide, liposdistrofia ginoide e LDG (VANZIN; CAMARGO, 2011).

Sabe-se, entretanto, que há uma complexa inter-relação entre os fatores etiológicos que atuam de maneira direta ou indireta na fisiopatologia da LDG, o que exige sua separação em quatro "unidades operacionais" do tecido dermo-hipodérmico: unidade matricial-intersticial; unidade microcirculatória; unidade neurovegetativa e unidade energético-adiposa (PASCHOAL; CUNHA, 2012).

Nesse contexto, destaca-se o fibroblasto, célula da unidade matricial--intersticial responsável pelo início do ciclo vicioso patogênico, que, atingido nocivamente, modifica primariamente o *turnover* das moléculas extracelulares, com alterações físico-químicas dos glicosaminoglicanos e proteoglicanos, substâncias que compõem a matriz amorfa e a matriz fibrilar (colágeno e elastina). A perda das funções biológicas, então, desencadeia alterações na difusão de nutrientes, metabólitos, hormônios e neurotransmissores entre as células do tecido e o sistema circulatório (unidade microcirculatória), além das terminações nervosas simpáticas (unidade neurovegetativa), influenciando as propriedades funcionais dos neurorreceptores, prejudicando a diferenciação celular e a interação entre as células e entre a sua matriz, justificando-se os fenômenos como hipertrofia e resistência à lipólise nos adipócitos locais (unidade energético-adiposa), bem como variações de pressões nos diferentes compartimentos teciduais, infiltração edematosa geloide da matriz intersticial, fenômenos fibróticos e alterações microcirculatórias.

Assim, atualmente, acredita-se que a LDG possui uma fisiopatologia microscópica como causa, sendo justificada pela hiperpolimerização anormal do tecido conectivo, a alteração primária do tecido adiposo e a alteração microvascular, como sinônimo de insuficiência venal crônica, com sinais e sintomas de micro-hemorragias, presença de telangiectasias, dor local e diminuição da temperatura decorrente da redução desta circulação local. Ainda, segundo análise no interstício, observou-se aumento da concentração proteica e da pressão intersticial, bem como diferenças entre triacilgliceróis e ácidos graxos livres na análise bioquímica da gordura dos adipócitos com LDG, extravasamento edema local, formação de fibras reticulares anômalas, micro e macronódulos (VANZIN; CAMARGO, 2011).

Entende-se, então, a associação de ativos em formulações cosméticas anticelulite como resposta ao tratamento influenciado por diversos fatores, nos quais cada ativo terá sua atuação específica em um fator da LDG.

Cabe ressaltar também que o fator hormonal é fundamental no desencadeamento da LDG, bem como é agravante do processo já iniciado, sendo evidenciado: pela presença quase que exclusiva nas mulheres, por ser o principal fator após a puberdade e agravante da condição durante a gravidez e a menstruação, pela reposição hormonal ou utilização de contraceptivos estrogênicos e, por fim, pela interação do estrogênio com outros hormônios.

As principais ações dos ativos utilizados em LDG para um resultado efetivo podem ser divididas em quatro grupos quanto ao seu mecanismo de ação: **ações no interstício celular**, que atuam na estrutura da derme, da flacidez tecidual e do tecido subcutâneo; **atuantes na microcirculação**; **atuantes no metabolismo lipídico**, com a inibição da adipogênese e da lipogênese e a ativação da lipólise; e **agentes antioxidantes** (HEXSEL; SOIREFMANN; PORTO, 2012). Veja o Quadro 1, a seguir, para uma relação entre os ativos anticelulite e os seus mecanismos de ação.

Quadro 1. Ativos anticelulite conforme mecanismo de ação

Ação	Ativos
Inibidores de adipogênese	Fisetina, Frambinona, Liporeductil*, Myrriceline TM*, Nano-framboesa*, Pro Svelty*, Provislim TM*, Scopariane*, Silusyne*, Sveltessence*
Inibidores de lipogênese	Ácido hidroxítrico, Adiporeguline*, Fisetina, Floridzina, Frambinona, Garcínia Camboja, Myriceline TM*, Nano-framboesa, neurocafeína, Slimbuster L*
Ativadores de lipólise	Hera, L-Carnitina, Liporeductil*, Metilxantinas, Ioimbina, Regu-Slim*, Slimbuster* H e L, Teobromina, Teofilina, Xantagosil*, Algisium C*, Bioex antilipêmico, cafeína, Cafeisilane C
Atuantes no interstício	*Centella asiatica*, ácido ascórbico, enzimas de difusão, enzimas proteolíticas, vegetais e algas, retinol, silícios orgânicos e silanóis
Atuantes na microcirculação	Bétula, Caobromine, **Capsicum**, castanha-da-índia, *Centella asiatica*, flavonoides, *Ginkgo biloba*, laranja amarga, mirtilo, hera, xantagosil, bioex antilipêmico, mentol, slimbuster H, Pilosella, *Ruscus melitlotus*, silício, *Carica papaya* (papaia), *Ananas sativus* (abacaxi), *Cynara scolymus*, *Melilotus officinalis*, *Vitis vinifera* (uva rosa), *Hedera helix*
Tensores	ATP Flex, Coheliss, Coupe D'eclat, Dermochorella, DMAE, Idebenona, Liftline*, Raffermine, Regu-Slim*, Slimbuster L*, Tensea lift, Tensine, Toniskin*
Metabolismo lipídico (em geral)	Metilxantinas, agonistas beta-adrenérgicos, antagonistas alfa-adrenérgicos
Restauração dérmica	Retinoides; proliferadores de peroxissomo (PPAR)
Agentes antioxidantes	Vitamina C, vitamina E, *Ginkgo biloba* e *Vitis vinifera* (uva rosa)

*Nomes comerciais.

Fonte: Adaptado de Hexsel, Soirefmann e Porto (2012) e Matos (2014).

Entre os agentes atuantes na microcirculação destacam-se: *Ginkgo biloba*, extrato de *Centella asiatica*, *Ruscus melitotus*, silício, *Carica papaya* (papaia), *Ananas sativus* (abacaxi), *Cynara scolymus*, *Melilotus officinalis*, *Vitis vinifera* (uva rosa), *Hedera helix* (HEXSEL; SOIREFMANN; PORTO, 2012).

Por ser rico em flavonoides, biflavonoides e terpenos, o *Ginkgo biloba* age como antagonista do fator antiplaquetário, reduzindo a viscosidade e melhorando a perfusão sanguínea nos capilares e nas arteríolas. Além disso, ele possui potente ação antioxidante e antiedematosa, sendo recomendado na concentração de 1 a 3% para aplicação em cosméticos.

A *Centella asiatica* tem ações anti-inflamatória, estimulante tecidual e vascular, é de origem vegetal e contém substâncias flavonoides, auxiliares na redução de edemas e aceleradoras da integração do metabolismo de lisina e prolina, aminoácidos essenciais na formação do colágeno. Age na celulite, atuando no meio intersticial na circulação e na redução de edemas (ROSA; ZANATTA; DAVID, 2016).

Quanto ao extrato de *Centella asiatica*, ele estimula a drenagem linfática e a atividade dos fibroblastos, e, em um estudo duplo-cego com 35 pacientes, observou-se a redução dos adipócitos com sua aplicação. É recomendado na concentração de 2 a 5% para formulações cosméticas.

Rico em flavonoides e ácido hidroxicumarínico, os princípios ativos do *Ruscus melilotus*, utilizados na concentração de 1 a 3%, aumentam a resistência dos capilares, diminuem a permeabilidade capilar, reduzem o edema e melhoram a drenagem linfática.

Como componente estrutural dos tecidos conectivos, o silício regula o metabolismo e a divisão celular, melhorando a capilaridade venosa e a permeabilidade linfática.

Com efeito anti-inflamatório e redutor de edema, as frutas e as folhas da papaia e do abacaxi são utilizados na concentração de 2 a 5%.

Apresentando ação diurética, na redução de edema, *Cynara scolymus* promove a melhora da circulação em casos de celulite. Já o *Melilotus officinalis* tem efeito na redução da permeabilidade capilar e melhora a drenagem linfática.

Por sua vez, a *Vitis vinifera* (uva rosa) possui princípios ativos, como leucocianidas e procianidinas, que melhoram a drenagem linfática, a microcirculação, inibem a elastase e a colagenase, têm efeito protetor nos capilares, melhoram a oxigenação tecidual e têm ação antioxidante.

Rica em flavonoides e saponinas, a *Hedera helix* atua promovendo a redução do edema e da permeabilidade capilar e melhora as circulações linfática e venosa.

As metilxantinas (cafeína, aminofilina e teofilina) são os principais ativos que agem no metabolismo lipídico nos tratamentos cosméticos anticelulite, sendo que a cafeína atua diretamente no adipócito, promovendo a lipólise por inibição da fosfodiesterase, bem como age estimulando a microcirculação.

Em estudo comparativo com análise histológica dos efeitos da cafeína e do silanetriol arginate cafeína, a cafeína apresentou redução de 17% no diâmetro dos adipócitos, ao passo que o silanetriol arginate cafeína apresentou 16% (HEXSEL; SOIREFMANN; PORTO, 2012).

Outros ativos que também causam lipólise por meio da inibição da fosfodiesterase são os agonistas beta-adrenérgicos epinefrina e isoproterenol e os antagonistas alfa-andrenérgicos di-hidroergotamina, ioimbina, piperoxan e fentolamina, que, em cosméticos, estão associados a outros ativos anticelulite.

O extrato de café verde, ou *Coffea arabica*, além das ações antioxidantes, também apresenta função inibidora de fosfodiesterase e tonificantes, e, na maioria das vezes, são adicionados em associações como Coffea Active® e Coffee Oil® (GONÇALVES; ANTUNES JUNIOR; MASTRANDÉA, 2013).

Como agentes que atuam na estrutura da derme e do tecido subcutâneo, enquadram-se os retinoides e ativos que estimulam as propriedades tensoras e melhoram a elasticidade da pele, como compostos associados ao silício, ácido linoleico, associação de aminoácidos, entre outros.

Por fim, as vitaminas C e E e o extrato de *Ginkgo biloba* e de uvas são empregados como agentes antioxidantes, a fim de proteger as estruturas celulares da ação prejudicial dos radicais livres.

Assim, é possível entender que a maioria dos produtos de ação tópica são formulados com a associação de diversos ativos, que atuam de forma sinérgica. Embora haja poucos estudos controlados e publicados na literatura que documentem a ação em conjunto de ativos de modo combinado, os poucos que se encontram disponíveis mostram as combinações mais efetivas que o placebo e resultados de melhora efetiva em até 68% (HEXSEL; SOIREFMANN; PORTO, 2012).

Uma associação de ativos muito utilizada em cosméticos é o Bioex® Antilipêmico, composto por arnica, castanha da índia, *Centella asiatica*, cavalinha, alga fucus, hera e erva-mate, o qual atua como estimulante metabólico, ativador da microcirculação, descongestionante e antilipêmico.

Atualmente, a indústria química cosmética formula *blends* de ativos, associando-os, de forma que possam atuar de forma mais eficaz nas diversas alterações cutâneas e fisiológica causadas pela LDG. Observe, no Quadro 2, uma relação sobre os *blends* de ativos anticelulite.

Quadro 2. *Blends* de ativos anticelulite

Ativo	Composição	Ação
Algisil C®	Silanetriol arginate	Age na comunicação celular e desencadeia o efeito lipolítico e antifibrose, sendo recomendado em concentrações de 5% para cosméticos anticelulite. Estudos recentes apontam o óxido nítrico como mediador biológico no metabolismo dos adipócitos devido à presença de uma enzima específica NO-sintetase nos adipócitos; estimula a secreção desta enzima nos queratinócitos da epiderme e nos fibroblastos da derme, ao passo que o ácido nítrico ativa a lipólise através dos receptores específicos localizados na membrana dos adipócitos. Nestes estudos, os queratinócitos e os fibroblastos são expostas ao ativo Algisil C® em um modelo de cultura celular biocompartimentado, e as substâncias secretadas por essas células foram coletadas e testadas sobre os adipócitos. Observou-se, então, que essas substâncias secretadas pelos fibroblastos estimulados pelo Algisil C® induzem uma potente resposta lipolítica, o que não acontece somente na presença do aminoácido L-arginina, naturalmente presente na pele e que fornece o substrato da NO-sintetase. O Algisil C® também apresenta uma importante atuação nos graus de celulite mais avançados devido à sua propriedade de prevenção da formação de fibrose, um evento conhecido como *cross-linking*, induzido pela glicação, que altera irreversivelmente as proteínas. O *cross-linking* do colágeno da pele desencadeia a sua retração, o que se visualiza como os "furinhos" na superfície da pele. Essa ação foi evidenciada em testes *in vitro* e revelou a propriedade deste ativo em proteger o colágeno da glicação.
Adiporeguline®	Cafeína, aspartame e genesteína	Potencializam a hidrólise dos triacilgliceróis, aumentando a AMPc e a atividade da enzima lipase, bem como aumentando a eliminação do glicerol.

(Continua)

(Continuação)

Quadro 2. *Blends* de ativos anticelulite

Ativo	Composição	Ação
Cafeisilane C®	Alginato de silaxanotriol-cafeína	Ativa a hidrólise dos triacilgliceróis, combate a flacidez, tem ação antioxidante e drenante.
Cafeiskin®		Associa a cafeína aos extratos de *Ginkgo biloba*, *Centella asiatica* e castanha-da-índia.
Amarashape®	Ativo nanotecnológico com a associação da sinefrina (extraída da laranja amarga - *Citrus aurantium amara*) com a cafeína	Atua na redução de medidas como indutor da lipólise. É utilizado em concentrações de 1 a 3% para cosméticos anticelulites. Esse ativo age promovendo a lipólise por estimulação direta, proporcionada pela sinefrina (substância semelhante estruturalmente à adrenalina) por meio da afinidade pelos receptores adrenérgicos dos adipócitos, bem como por estimulação indireta da lipólise pela cafeína, inibidora da fosfodiesterase, uma das enzimas responsáveis pela via negativa do metabolismo lipídico, aumentando a concentração de AMPc intracelular e estimulando a lipase para dissociação da molécula de triacilglicerol. Em estudos realizados com 20 mulheres de 24 a 48 anos com uso diário de cosméticos contendo o Amarashape®, durante seis semanas, duas vezes ao dia, observou-se a redução média de 2,5 cm do diâmetro abdominal e melhora na maciez, firmeza e elasticidade cutânea.
Liporedux®	L-carnitina e ácido linoleico	O ácido linoleico aumenta a quantidade de L-carnitina que penetra no adipócito, potencializando seu efeito redutor.

(Continua)

(Continuação)

Quadro 2. *Blends* de ativos anticellulite

Ativo	Composição	Ação
Slimbuster H®	*Phycophetalum olacoides extract* (*maraopuama*), *Trichilia catigua extract* (*catuaba*), *Pfaffia sp extract* (*Pfaffia*)	Promove a melhora do fluxo sanguíneo, com redução de edema e ação lipolítica direta. É ideal para o tratamento anticelulite nos graus mais avançados. A sua composição de ativos promove ação lipolítica, exercendo o bloqueio dos receptores alfa-adrenérgicos e estimulando a produção de TNF-alfa em adipócitos, o que desencadeia a quebra dos triacilgliceróis intracelulares por demanda energética. Observou-se uma redução significativa do conteúdo dos triacilgliceróis nos testes *in vitro* realizados por meio de coloração dos adipócitos tratados com Slimbuster H®, bem como melhora no fluxo da microcirculação, avaliada por ultrassonografia.
Slimbuster L®	*Coffea arabica seed oil*, *Brassica campestris sterols*	Age simultaneamente na redução da gordura localizada por aumentar os níveis de leptina e promover ação regeneradora do tecido, reunindo diterpenos e ácidos graxos insaturados de óleo de café verde e fitoesteróis de *Brassica campestres*. Em sua comprovação de eficácia da atividade lipolítica, observou-se, após 48 horas, maior liberação de ácidos graxos livres, redução do acúmulo de triacilgliceróis intracelulares nos adipócitos e triplo da quantidade de leptina comparada ao controle. Além disso, houve aumento significativo na produção de colágeno tipos I e IV, elastina e glicosaminoglicanos (GAG's), confirmando a importante ação firmadora no combate à flacidez da pele, decorrente do processo de redução de gordura localizada.
Pheoslim®	Extrato de *Phyllacantha fibrosa*	Estimula a lipólise.

(Continua)

(Continuação)

Quadro 2. *Blends* de ativos anticelulite

Ativo	Composição	Ação
Drain Intense OE®	Associação de óleos essenciais de alecrim, cipreste, artemísia e zimbro	Possui ação tônica e estimulante sobre oxigenação e circulação e inibe a elastase, diminuindo a degradação do tecido.
Xantagosil C®	*Acefylline Methylsilanol Mannuronate*	É um silanol (silício biologicamente ativo) com ação inibitória sobre a fosfodiestarase e aumento da concentração de AMPc da xantina presente neste ativo, resultando em atividade lipolítica associada à ação reestruturante do silício. Os resultados foram observados por meio da avaliação realizada com 24 voluntárias que utilizaram produto contendo 6% do ativo por 60 dias, observando-se a redução das medidas nas áreas de quadril, coxas, joelhos e braços, o que caracterizou esse ativo como eficaz para os tipos de lipodistrofia, exceto sobre regiões mais esclerosadas.
Iodotrat®	Moléculas de iodo orgânico	Não exerce ação tóxica na pele ou qualquer tipo de estimulação hormonal. Atinge os adipócitos, estimulando a lipólise, ativando a circulação, diminuindo a constrição de vasos linfáticos e aumentando fluxo de nutrientes.
Liporeductyl®	Cafeína, *Ruscus aculeatus*, compostos iodados como *tea-hidroiodite*, *ivy* (*Hedera helix*), carnitina, escina e glicil-histidil-lisina	Inibe a formação de adipócitos, é lipolítica e ativa a microcirculação.

Fonte: Adaptado de Gonçalves, Antunes Junior e Mastrandéa (2013) e Vanzin e Camargo (2011).

Alguns ativos tensores promovem a melhora da aparência da pele, como DMAE, Liftline, Raffermine, Tensine e Toniskin. Além disso, alguns produtos também recebem a adição de componentes dotados de tecnologia refletora de luz, que promove um disfarce óptico capaz de uniformizar e alisar a textura da pele, como pó de pérola, turmalina, entre outras, comumente utilizados em produtos de maquiagem e faciais para disfarçar poros dilatados e linhas de expressão.

Como é possível perceber, os cosméticos empregados no manejo da LDG são compostos por uma diversidade de ativos, que, associados, atuam de forma sinérgica, a fim de proporcionar a melhora da aparência da pele e de suas alterações cutâneas.

A seguir, você aprenderá a ação dos agentes anticelulite na pele, bem como a aplicação dos produtos quanto à sua eficácia nos diferentes graus de acometimento da LDG.

Ação dos agentes anticelulite

Para que você compreenda a ação dos agentes anticelulite utilizados nos cosméticos e seus mecanismos de interação com pele, lembre-se das alterações fisiológicas e de como ocorre a LDG.

Uma das grandes falhas nas abordagens de tratamento estético para LDG, comumente conhecida como "celulite", dá-se quando o profissional considera tal patologia como sendo a única e mais importante alteração no tecido adiposo. Observe a Figura 1 para mais alterações presentes na LDG. O início das transformações ocorre na matriz intersticial mediante alteração bioquímica de seus componentes principais, desencadeando hiperpolimerização, com aumento de sua viscosidade e comprometimento de suas principais funções. Assim como as alterações circulatórias, as celulites são consequências da má condução de água e macromoléculas intersticiais, originando edema local, redução da irrigação sanguínea e dificuldade nas trocas metabólicas, o que causa prejuízo da circulação linfática, decorrente do aumento da pressão oncótica na substância fundamental. Além disso, observa-se fibrose da matriz intersticial devido à proliferação desordenada das fibras colágenas e perda de sua elasticidade, acarretando a compressão dos lóbulos de adipócitos já hipertróficos e a formação de micronódulos, bem como a compressão das terminações nervosas ou desencadeamento de reações inflamatórias (MATOS, 2014).

Alterações na lipodistrofia geloide

- **Adipócitos**
  - ↑ Lipogênese (acúmulo de lipídeos)
  - Hipertrofia
  - Micronódulos Macronódulos (aspecto visual da GLD - "celulite")
- **Fibroblastos**
  - Alterações na GAG (glicosaminoglicanas) (↑ hidrofilia)
  - Edema intersticial
  - Fibroesclerose
- **Circulação**
  - ↑ Permeabilidade vascular
  - ↓ Tônus vascular
  - Insuficiência venolinfática

Figura 1. Alterações da LDG onde os ativos anticelulite devem atuar.
Fonte: Adaptada de Vanzin e Camargo (2011).

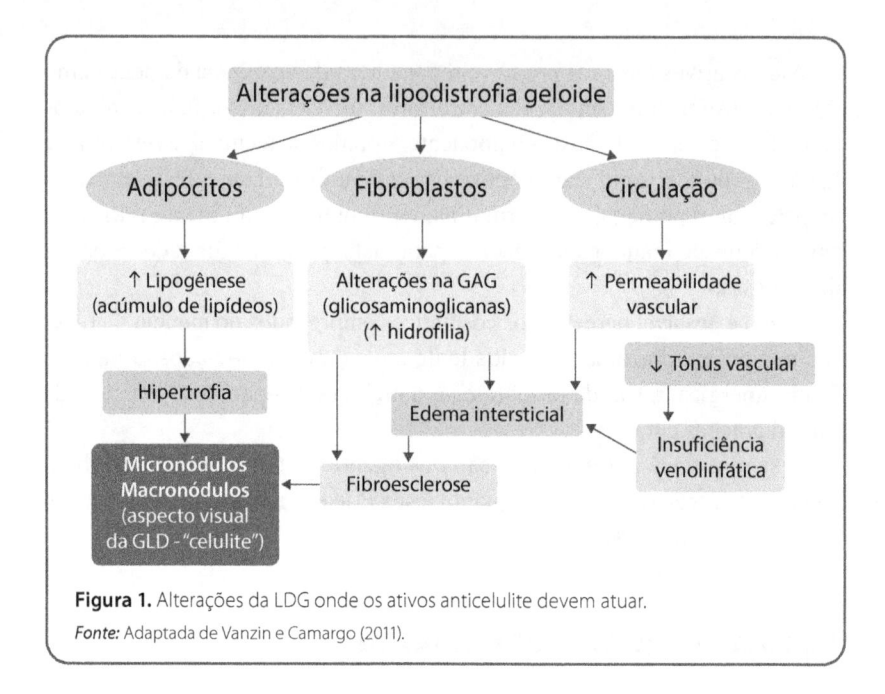

Por esses motivos, os mecanismos de ação dos ativos utilizados na LDG devem atender aos diferentes fatores que a acometem, a fim de se alcançar um resultado efetivo, como promover ações no interstício celular, na microcirculação e na flacidez tecidual, inibição da adipogênese e da lipogênese e ativação da lipólise (Figura 2).

Assim, os ativos atuantes no interstício auxiliarão na despolimerização da substância geloide. Para o comprometimento da circulação, os ativos reduzirão a permeabilidade dos vasos capilares, diminuindo o extravasamento de líquidos extracelulares e auxiliando o fluxo sanguíneo. Já os ativos tensores atuarão nos danos sofridos pelo tecido e na flacidez promovida pelas alterações nas fibras elásticas, reduzindo o aspecto inestético provocado por esta afecção.

Os ativos que atuam no interstício possuem como papel fundamental induzir e regular a proliferação dos fibroblastos, favorecer a regeneração das fibras colágeno e elastina, restaurando a elasticidade do tecido, e atuar como agente auxiliar na regressão dos fenômenos de fibrose (MEDEIROS, 2009).

Como reação bioquímica, a lipólise é iniciada pela ação da adrenalina, uma substância que se junta aos receptores adrenérgicos dos adipócitos, desencadeando a liberação de AMPc, responsável pela ativação da enzima fosfodiesterase e, consequentemente, da lipase. Esta última causa a dissociação (quebra efetiva) das moléculas de triacilgliceróis, liberando glicerol e ácidos graxos livres, requisitados na produção de energia. Dessa forma, o uso de produtos cosméticos indutores da lipólise auxiliam na redução de medidas (VANZIN; CAMARGO, 2011).

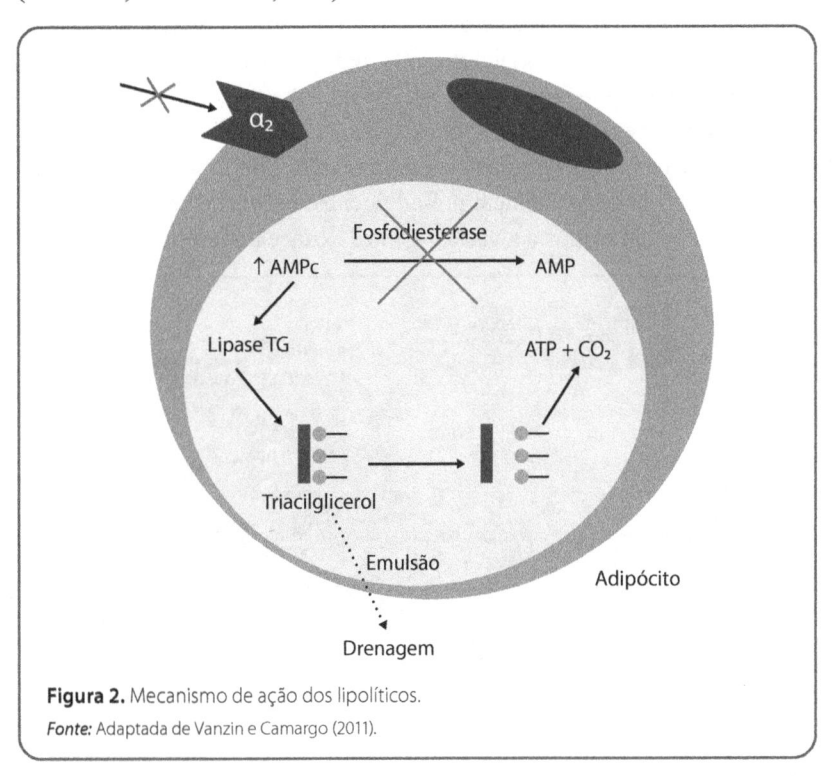

Figura 2. Mecanismo de ação dos lipolíticos.
Fonte: Adaptada de Vanzin e Camargo (2011).

No entanto, atualmente, sabe-se que apenas o esvaziamento do adipócito através da lipólise não é suficiente para a melhoria dessas alterações, é preciso associá-lo a ativos que atuem na lipogênese, tanto na hiperplasia dos adipócitos quanto na adipogênese (Figura 3). Essas ações podem ser alcançadas por meio de ativos que promovam a **ativação do NFκβ**, um fator celular que estimula a síntese do fator de necrose tumoral (TNFα) e se conecta a receptores adrenérgicos nos adipócitos, estimulando o **aumento de AMPc** e o **bloqueio de PPARγ**, um tipo de receptor celular responsável pela diferenciação celular e potente ativador de adipogênese, capaz de converter a diferenciação de células originárias (mesenquimais) em adipócitos. Assim, bloqueando o receptor PPARγ, combate-se a hiperplasia (aumento do número de adipócitos) do tecido adiposo. Além disso, é importante haver a **redução da expressão de C/EBP**, um fator de transcrição essencial na diferenciação dos adipócitos, ativados pela simples entrada de ácidos graxos na célula adiposa, e que inicia a replicação de adipócitos para uma reserva maior de energia. Por fim, a há **redução do acúmulo de triacilgliceróis**, obtida pela inibição do fator de transcrição **C/EBP** e pelo bloqueio do receptor **PPARγ**, que passam a dificultar a formação de triacilgliceróis, reduzindo a hipertrofia (aumento do tamanho) dos adipócitos (VANZIN, 2016).

Para entender esse contexto sobre a adipogênese, antes, é importante que você tenha em mente que os adipócitos são formados a partir das células-tronco mesenquimais, as quais incluem pré-adipócitos e são capazes de se dividir e se diferenciar em resposta a vários agentes extracelulares em adipócitos.

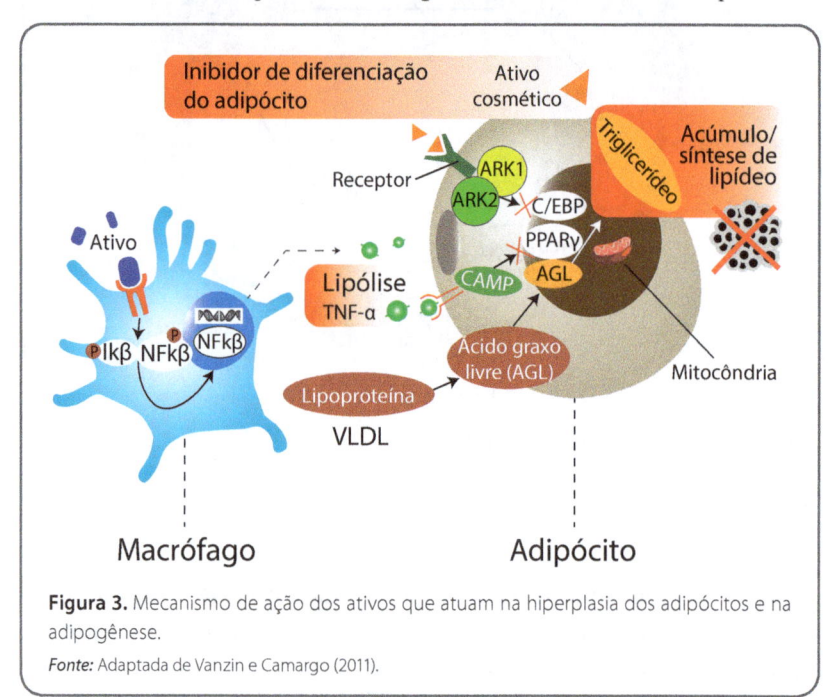

Figura 3. Mecanismo de ação dos ativos que atuam na hiperplasia dos adipócitos e na adipogênese.
Fonte: Adaptada de Vanzin e Camargo (2011).

Quanto à atuação junto à microcirculação, a maioria dos ativos são compostos por substâncias, como flavonoides, saponinas e cumarinas, que promovem aumento da resistência dos capilares, diminuem a permeabilidade vascular com redução do edema intersticial, aumentam a tonicidade do parede dos vasos e diminuem a agregação plaquetária, inibindo a formação de microtrombos (MEDEIROS, 2009).

Por fim, os agentes antioxidantes atuam protegendo as membranas celulares da derme e do tecido subcutâneo da toxicidade dos radicais livres. Para entender essa ação, é preciso lembrar-se do que são os radicais livres e como eles agem no organismo.

Os radicais livres são moléculas que apresentam em sua composição um elétron a menos e, por isso, são altamente instáveis e reativos. Para que se torne estável novamente, essa molécula precisa "roubar" elétrons, como forma de completar sua estrutura, ligando-se, então, a outras moléculas, como, por exemplo, ao DNA, prejudicando seu funcionamento normal. Diariamente, por meio de diversas reações metabólicas naturais do organismo, as moléculas de radicais livres são liberadas na corrente sanguínea. Portanto, não é possível evitar a formação dos radicais livres, os quais são necessários para algumas funções, em pequenas quantidades, como para auxiliar no bom funcionamento do sistema imune. Entretanto, é preciso que haja um equilíbrio, e não sejam produzidos em excesso.

Para reduzir esse processo, há os ativos antioxidantes, moléculas com carga positiva que se combinam com os radicais livres, tornando-os inofensivos (Figura 4).

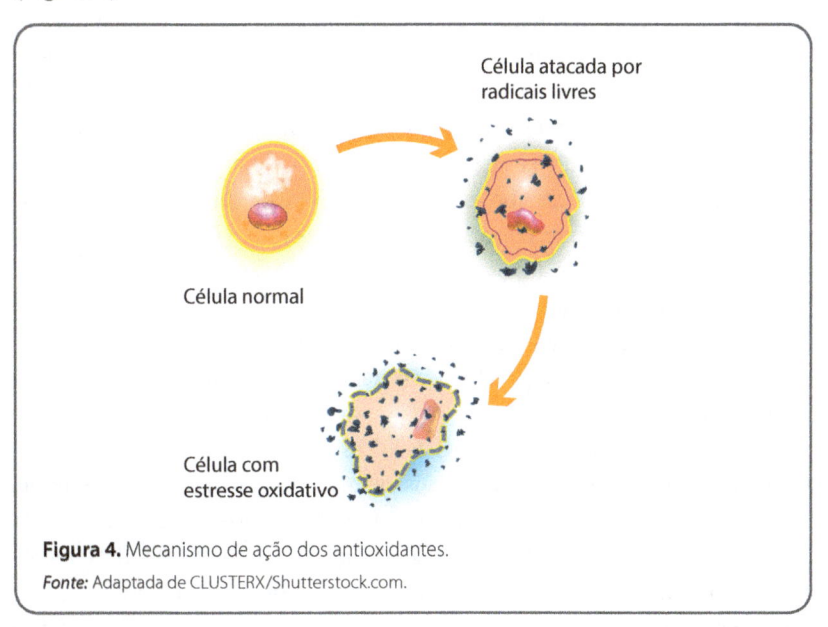

Figura 4. Mecanismo de ação dos antioxidantes.
Fonte: Adaptada de CLUSTERX/Shutterstock.com.

Como é possível perceber, somente a ação associada dos diversos tipos de ativos anticelulite demonstra-se uma etapa eficaz para auxiliar nos procedimentos estéticos de prevenção e melhora do aspecto das alterações cutâneas e fisiológicas da LDG.

A seguir, você identificará a aplicação dos produtos quanto à sua eficácia nos diferentes graus de acometimento da LDG.

Diferentes graus de acometimento da lipodistrofia geloide

É possível que, neste momento, você esteja se perguntando: como determinar a escolha para a aplicação dos ativos anticelulite? Há relação entre os diferentes graus de acometimento da LDG?

Como os ativos anticelulite possuem diferentes mecanismos de ação para atuar nas diferentes alterações cutâneas, bem como essas alterações ocorrem com o passar do tempo e/ou simultaneamente, você pode relacionar a ação de ativo com a alteração proveniente de cada grau de acometimento, priorizando o tratamento cosmético, conforme a necessidade avaliada para o seu cliente.

Resumidamente, para os tratamentos tópicos anticelulite, há a necessidade de promover a melhora simultânea da circulação, otimizando, assim, o retorno venoso e o reforço da parede dos capilares. A associação com a ação lipolítica é essencial, principalmente nos níveis mais avançadas da LDG (VANZIN; CAMARGO, 2011). Uma dica importante é estar atento para a associação dos ativos com os recursos estéticos disponíveis, de modo a atuar na LDG de forma mais efetiva. Lembre-se, ainda, que a resposta do tratamento está condicionada a diferentes fatores, como concentração e forma de atuação do ativo, interação entre os ativos, veículo do produto cosmético e a pele a que será aplicado e o método de aplicação.

Como principal fator a ser considerado em relação aos produtos cosméticos, está a dificuldade do princípio ativo de ultrapassar a barreira córnea e alcançar as camadas mais profundas da pele. Assim, exige-se a presença de substâncias (emolientes, surfactantes, solventes), técnicas (microabrasão, iontoforese, eletroporação, massagem) e vetores (lipossomos e nanopartículas) que facilitem essa penetração do ativo na pele (HEXSEL; SOIREFMANN; PORTO, 2012).

Além disso, vale ressaltar que a identificação do grau está diretamente ligada ao grau de conhecimento que você tem sobre LDG e como você o relaciona com cada ativo. Dessa forma, há a necessidade de se realizar uma avaliação tátil e visual minuciosa.

Observe, no Quadro 3, algumas dicas importantes quanto à atuação dos ativos nos diferentes graus de acometimento da LDG.

Quadro 3. Quadro celulítico e atuação cosmética

Graus	Histologia	Quadro clínico	Ação cosmética
I	Espessamento da derme, aumento da permeabilidade capilar, micro-hemorragias, alteração dos adipócitos, ectasia capilar, vênulas pós-capilares com microaneurismas.	Assintomático.	Foco: prevenção Ativos vasoprotetores, firmadores, hidratantes e antioxidantes.
II	Hiperplasia e hipertrofia das estruturas dos adipócitos, dilatação capilar, micro-hemorragias e espessamento da membrana basal capilar.	Observa-se com compressão ou pós-contração da musculatura, palidez e diminuição da temperatura e da elasticidade tecidual.	Foco: atuação na microcirculação, na estrutura da derme e do tecido subcutâneo e de antioxidantes, bem como no metabolismo lipídico.
III	Alteração tecido adiposo com diminuição das células adiposas e neoformação das fibras de colágeno; encapsulamento de adipócitos degenerados, formando micronódulos; espessamento e esclerose da camada interna das arteríolas, dilatação das vênulas, com formação de microaneurismas e hemorragias; neoformação de rede capilar.	Pele com aspecto "casca de laranja" sem contração muscular; palidez; presença de micronódulos, dor e diminuição da temperatura e da elasticidade à apalpação.	Foco: atuação no metabolismo lipídico, na microcirculação, na estrutura da derme e do tecido subcutâneo; antioxidantes.

(Continuação)

(Continuação)

Quadro 3. Quadro celulítico e atuação cosmética

Graus	Histologia	Quadro clínico	Ação cosmética
IV	A estrutura lobular do tecido adiposo desaparece com a presença de nódulos de adipócitos degenerados e encapsulados por tecido fibroso; atrofia da derme, telangiectasias, microvarizes e varizes.	Características anteriores com mais evidência e nódulos visíveis associadas à depressão da pele (retrações).	Cosméticos de grau III podem ser aplicados, porém a atuação, neste momento, deverá ser com procedimentos médicos.

Fonte: Adaptado de Vanzin e Camargo (2011).

Além da classificação por graus, a LDG também pode ser subdivida em: dura, flácida, edematosa e mista, fato que requer maior atenção para aplicação adequada dos cosméticos, bem como associação com outros recursos estéticos. Os tratamentos associados têm ênfase nos ativos lipolíticos para os casos de LDG dura; ênfase nos ativos que agem na estrutura da derme e do tecido subcutâneo para LDG flácida; ênfase para ativos drenantes e vasoprotetores que atuam na microcirculação. Nos casos de LDG mista, é necessário associar as diferentes formas de atuação dos ativos.

Fique atento

Entendendo alguns termos técnicos utilizados
Hiperplasia: aumento na quantidade de células.
Hipertrofia: aumento no tamanho das células.
Ectasia capilar: dilatação de vaso capilar, arterial ou venoso, ou de vaso linfático.
Microaneurisma: pequenas áreas de dilatação dos pequenos vasos sanguíneos.
Lipólise: liberação de ácidos graxos e glicerol pelos adipócitos.
Lipogênese: armazenamento de energia na forma de triacilgliceróis.
Adipogênese: processo de diferenciação celular pelo qual os pré-adipócitos se tornam adipócitos.
Elastase: degradação da elastina.
Colagenase: degradação do colágeno.
Modelo de cultura celular biocompartimentado: acessório com vários compartimentos utilizado para estudos com células.
Receptores alfa-adrenérgicos: ligados à desaceleração da queima de gordura.
Receptores beta-adrenérgicos: ligados ao aumento da queima de gordura.
Células mesenquimais: células multipotentes capazes de se diferenciar e produzir qualquer tipo celular necessário em um processo de reparação, como osteoblastos, condroblastos, hepatócitos ou adipócitos.

Referências

GONÇALVES, M. M.; ANTUNES JUNIOR, D.; MASTRANDÉA, H. Introdução e princípios ativos aplicados à hidrolipodistrofia ginoide. *In*: PEREIRA, M. F. L. (org.). *Cosmetologia*. São Caetano do Sul: Difusão, 2013.

HEXSEL, D.; SOIREFMANN, M.; PORTO, M. D. Lipodistrofia ginoide - celulite. *In*: COSTA, A. *Tratado internacional de cosmecêuticos*. Rio de Janeiro: Guanabara Koogan, 2012.

MATOS, S. P. *Cosmetologia aplicada*. São Paulo: Érica, 2014.

MEDEIROS, L. B. Abordagem terapêutica. *In*: KEDE, M. P. V.; SABATOVICH, O. *Dermatologia estética*. 2. ed. São Paulo: Atheneu, 2009.

PASCHOAL, L. H. C.; CUNHA, M. G. *Fisiopatologia e atualização terapêutica da Lipodistrofia Ginoide (LDG)*: celulite. 2. ed. Rio de Janeiro: Di Livros, 2012.

ROSA, A. W.; ZANATTA, D. S.; DAVID, R. B. O uso da fitoterapia no manejo da lipodistrofia ginoide. *Revista Brasileira de Nutrição Clínica*, v. 31, n. 1, p. 75–79, 2016. Disponível em: http://www.braspen.com.br/home/wp-content/uploads/2016/11/15-O-uso-da-fitoterapia.pdf. Acesso em: 20 mar. 2019.

VANZIN, S. B. Fisiopatologia das lipodistrofias. *In*: SOUZA, V. M.; ANTUNES JUNIOR, D. *Ativos dermatológicos*: dermocosméticos e nutracêuticos. São Paulo: Daniel Antunes Junior, 2016.

VANZIN, S. B.; CAMARGO, C. P. *Entendendo cosmecêuticos*: diagnósticos e tratamentos. 2. ed. São Paulo: Santos, 2011.

Leituras recomendadas

CUNHA, M. G.; CUNHA, A. L. G.; MACHADO, C. A. Hipoderme e tecido adiposo subcutâneo: duas estruturas diferentes. *Surgical & Cosmetic Dermatology*, v. 6, n. 4, p. 355–359, 2014. Disponível em: http://www.surgicalcosmetic.org.br/exportar-pdf/6/6_n4_361_en/Hipoderme-e-tecido-adiposo-subcutaneo-duas-estruturas-diferentes. Acesso em: 20 mar. 2019.

QUEIROZ, J. C. F. *et al*. Controle da adipogênese por ácidos graxos. *Arquivos Brasileiros de Endocrinologia & Metabologia*, v. 53, n. 5, p. 582–594, jul. 2009. Disponível em: http://www.scielo.br/pdf/abem/v53n5/11.pdf. Acesso em: 20 mar. 2019.

ROMERO SÁNCHEZ, J.; SERRANO RIAÑO, J. Y. Mecanismos de acción de activos lipolíticos y su inactividad en la membrana celular del adipocito. *Salud Areandina*, v. 1, n. 1, p. 78–86, jul./dic. 2012. Disponível em: http://revia.areandina.edu.co/ojs/index.php/Nn/article/view/313/341. Acesso em: 20 mar. 2019.

TEIXEIRA, C. S. L. *TNF-Alfa e metabolismo do adipócito*. 52 p. Dissertação (Mestrado em Ciências Farmacêuticas) — Instituto Superior de Ciências da Saúde Egas Moniz, Almada, Portugal, 2015. Disponível em: https://comum.rcaap.pt/bitstream/10400.26/10984/1/Teixeira,%20Chantelle%20Sim%C3%B5es%20Leite.pdf. Acesso em: 20 mar. 2019.

TOKARSKA, K. *et al*. Cellulite: a cosmetic or systemic issue? Contemporary views on the etiopathogenesis of cellulite. *Advances in Dermatology and Allergology/Postepy Dermatologii i Alergologii*, v. 35, n. 5, p. 442–446, Oct. 2018. Disponível em: https://www.termedia.pl/Journal/-7/pdf-33343-10?filename=Cellulite.pdf. Acesso em: 20 mar. 2019.

Cosméticos empregados no manejo das estrias

Objetivos de aprendizagem

Ao final deste texto, você deve apresentar os seguintes aprendizados:

- Identificar os cosméticos empregados no manejo das estrias.
- Descrever o modo de ação de cosméticos utilizados no manejo das estrias.
- Relacionar os benefícios e as indicações dos cosméticos antiestrias.

Introdução

As estrias se apresentam na pele como estado de atrofia, assim, entre e as principais abordagens cosméticas estão aumentar a produção de matriz extracelular pelos fibroblastos e a hidratação fisiológica como função preventiva.

Da prevenção à tentativa de reparação tecidual, as ações cosméticas para o tratamento de estrias também buscam a emoliência, a regeneração dérmica e a renovação epidérmica, a fim de promover a melhora em sua aparência.

Neste capítulo, você conhecerá os ativos empregados em cosméticos no manejo das estrias, seu mecanismo de ação na pele, bem como seus benefícios e indicações.

Cosméticos para tratamento das estrias

Você já refletiu o quanto é difícil alcançar resultados nas abordagens de tratamento para estrias? Esse fato é fácil de se entender quando comparamos nossa pele a outras estruturas dotadas de tecido ou propriedades elásticas, que podemos visualizar com mais facilidade, e percebemos que, depois que estas se rompem, só nos resta costurá-las ou jogá-las fora.

Imagine a pele como um tecido ressecado, sem emoliência. As fibras desse tecido tornam-se frágeis, não possuem força para suportar uma tração mais forte e, ao serem esticadas, rompem-se facilmente, assim como um elástico que, com o passar do tempo, vai ficando ressecado e perdendo sua propriedade de elasticidade.

Pensando dessa forma, é possível entender o que acontece com a nossa pele, porém, não podemos jogá-la fora, e, como forma de manter seu equilíbrio, o corpo tentará repará-la de alguma forma, "costurá-la" com os recursos que possui. Nesse caso, sua linha são as estruturas celulares disponíveis para o processo de reparação tecidual.

As estrias se apresentam na pele como estado de atrofia, um tipo de condição decorrente de dois processos: pela redução da atividade dos fibroblastos na matriz celular de boa qualidade, com ruptura das fibras já existentes, e pela desidratação cutânea.

Assim, as peles mais secas e/ou com pouca nutrição têm mais predisposição para formação de estrias, como o tecido que citamos inicialmente (Figura 1).

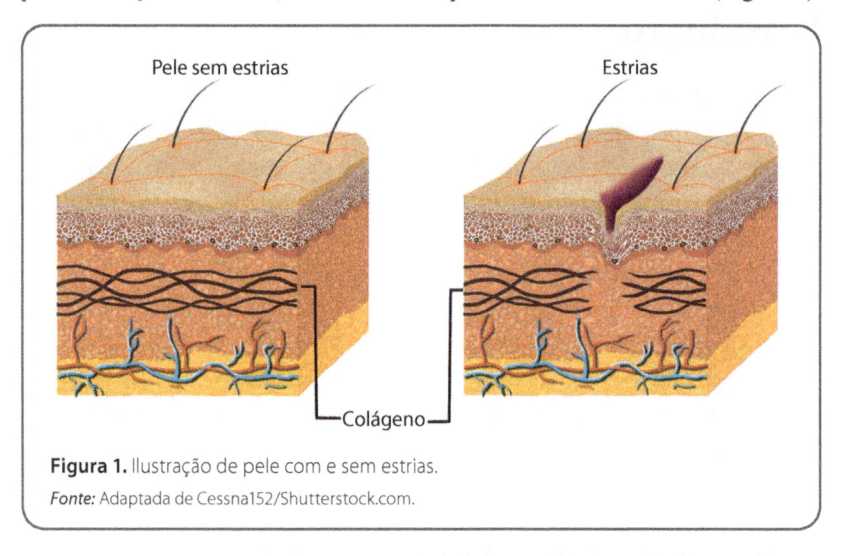

Figura 1. Ilustração de pele com e sem estrias.
Fonte: Adaptada de Cessna152/Shutterstock.com.

Alguns autores também apontam o processo de glicação e o estresse oxidativo como alguns dos motivos para a formação de estrias na pele.

A glicação é o mecanismo que forma ligações não enzimáticas entre açúcares redutores ou lipídeos oxidados e proteínas, lipídeos e ácidos nucleicos, conhecidos como AGEs (do inglês *advanced glycation end-products* [produtos finais da glicação avançada]) (Figura 2). Essas substâncias tornam-se as fibras de colágeno e elastina rígidas e endurecidas sem maleabilidade, elasticidade e força para suportar uma tração, o que permite que se rompam com facilidade (MARQUES; SANTOS, 2013).

Imagine o açúcar que fica na colher quando você prepara uma calda, fervendo com água, e que, depois, ao resfriar, torna-se duro. Esse açúcar endurecido na colher pode ser comparado ao processo de glicação.

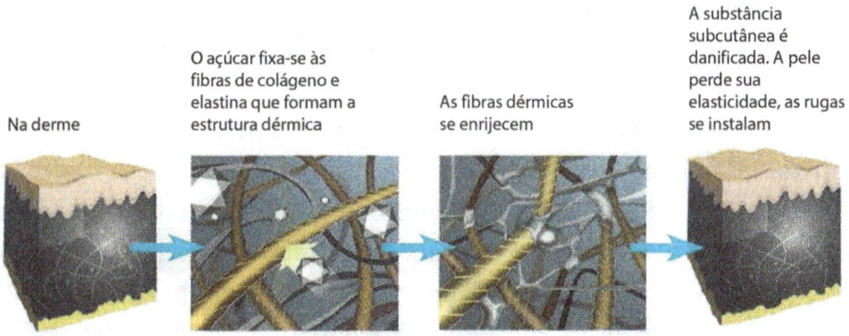

Figura 2. Processo de glicação e efeitos na derme.
Fonte: Adaptada de Marques e Santos (2013).

Já o estresse oxidativo é um processo natural do organismo que origina radicais livres (ROS) e, dentro de sua capacidade funcional, consegue eliminá-los espontaneamente, protegendo as células. Quando há um desequilíbrio no metabolismo celular, o organismo não consegue dar conta desses radicais livres que, em grande número, comprometem as células saudáveis em virtude de sua reatividade e instabilidade. Isso causa alterações dérmicas, resultantes da diminuição da síntese e dos níveis de colágeno devido à aceleração de sua decomposição (MARQUES; SANTOS, 2013).

As principais abordagens cosméticas para estrias exigem o aumento da produção de matriz extracelular pelos fibroblastos, promovida por substâncias com ações "redensificantes" ou "preenchedores de fora para dentro", conhecidas como ativos *injection free*, igualmente empregadas em produtos antienvelhecimento, e, ainda, aplicação de fator de crescimento transformador (TGF-β) na pele, preferencialmente sobre a estria esfoliada. Outra substância com atividade comprovada cientificamente no tratamento de estrias é o conceito de hidratação fisiológica como função preventiva.

Além disso, destaca-se que um dos objetivos principais da aplicação de cosméticos no tratamento de estrias é a prevenção do surgimento de novas estrias. Devido à sua etiologia, esse tipo de atrofia acomete uma grande área do tecido, o que exige o tratamento do todo.

Assim, da prevenção à tentativa de reparação tecidual, as ações cosméticas para o tratamento de estrias buscam: emoliência, hidratação, regeneradores dérmicos e renovadores epidérmicos (MATOS, 2014). Entre os ativos com estudos comprovados de eficácia para estrias estão o Aosaine® e o Hydroxyprolisiane CN®.

O Aosaine® (*Hydrolyzed Ulva lactuca extract*) é um hidrolisado de proteínas de algas marinhas provenientes da alga Aosa (*Ulva lactuca*), o qual possui propriedades da elastina marinha de ação antielastase, aumenta a síntese proteica e acelera a regeneração celular. Testes *in vitro* em culturas de fibroblastos humanos demonstraram ação significativa para: inibição da elastase — metaloproteinase de matriz que leva à ruptura da elastina nas estrias; aumento da síntese proteica; estimulação da respiração celular, melhorando o funcionamento das células; e regeneração celular. Considerando-se que as estrias se originam em função do rompimento das fibras e da perda da elasticidade da pele, o Aosaine® ajuda a manter a integridade das proteínas estruturais da pele e melhora sua capacidade de regeneração, agindo como ativo efetivo para prevenção e podendo ser associado a ativos para hidratação fisiológica, na concentração de 0,4 a 2%.

Já o Hydroxyprolisilane CN® (metilsilanol hidroxiprolina aspartato) tem ações comprovadas na regeneração do tecido e na melhora da cicatrização cutânea, podendo ser associado a ativos hidratantes fisiológicos em formulações cosméticas, na concentração de 0,4 a 2%. Para efeito de regeneração e cicatrização tecidual, foram aplicados gel com ativo e gel placebo sobre a pele envelhecida artificialmente após escarificação, diariamente, durante duas semanas. Com completa cicatrização, realizou-se biópsias para a observação histológica da epiderme e da derme. Na pele não tratada (gel placebo) foi identificado espessamento da epiderme não tratada, ao passo que, na pele tratada com gel com ativo, foram identificadas características próximas às da pele normal. Dessa forma, na pele não tratada, observou-se a regeneração desorganizada das fibras de colágeno, ao passo que, na pele tratada com ativo, as fibras de colágeno apresentaram-se organizadas, proporcionando melhor aparência e mais elasticidade no tecido.

Como prevenção, destacam-se: o lactato de amônio (*ammonium lactate*), derivado dos alfa-hidroxiácidos com função umectante e que aumenta a quantidade de glicosaminoglicanos na derme; colágeno, composto pelos aminoácidos glicina, prolina e hidroxiprolina, o qual retém água na pele, proporcionando hidratação e proteção; elastina, formada pelos aminoácidos glicina, prolina, desmosina e isodesmosina, a qual confere ação protetora e flexibilidade à pele; vitamina E, com ação antioxidante e protetora; PCA Na, a qual proporciona umectação, melhorando a qualidade da pele; e óleo de semente de uva, rico em ácido linoleico, proporcionando hidratação e nutrição à pele (DIAS, 2013).

A maioria das substâncias ativas utilizadas como hidratantes fisiológicos no desenvolvimento de cosméticos compreende as substâncias presentes naturalmente no manto hidrolipídico, como esqualeno, fosfolipídeos (principal fonte: lecitina de soja), colesterol, ureia, lactatos, ceramidas, ácidos graxos (oleico, linoleico e linolênico, presentes em óleos vegetais) e triacilgliceróis.

Os ativos Dragonise (carnosina) e Alistin (*decarboxy carnosine HCl*) atuam com propriedades antiglicantes, desglicantes e antioxidantes (MARQUES; SANTOS, 2013).

Como recursos de tratamento, ainda temos a idebenoma, um derivado da coenzima Q10, com ação clareadora e estrutura semelhante à hidroquinona, ação antioxidante e estimulante da síntese de colágeno; vitamina C, um antioxidante que promove a estimulação da síntese de colágeno, inibição da tirosinase, restauração de fibras elásticas, aumento da densidade dermoepidérmica; óleo de rosa mosqueta, rico em ácidos linoleico, linolênico, oleico, araquidônico, transretinoico ou tretinoína natural, vitamina C e caretenoides, o qual apresenta grande atividade no processo de proteção da pele e é estimulante da cicatrização e da regeneração tecidual; alfa-hidroxiácidos, com ação hidratante e queratolítica, utilizados na concentração de até 10% e com pH igual ou maior a 3,5; argila, rica em minerais, como magnésio, manganês, zinco, selênio, boro, fósforo, potássio, silício, titânio, ferro e cobre, agindo por absorção das toxinas, estímulo do metabolismo local e reposição de oligominerais na pele; Regu®Strech, combinação de peptídeo, pantenol e extrato orgânico de marrúbio, potencializa a síntese de colágeno e estimula a reparação; e fator de crescimento transformador (nanofator TGF-b3 polipeptídeo), que possui capacidade de promover a diferenciação e a proliferação celular dos queratinócitos e dos fibroblastos e o aumento na produção da matriz extracelular na derme (DIAS, 2013).

Um produto considerado inovador no mercado é a "caneta antiestrias", composta por três tipos de silícios orgânicos: Hyaxel® (silício com ácido hialurônico), que promove renovação epidérmica; Hydroxiprolisiane C® (silício com hidroxiprolina), que promove regeneração dérmica; e DSBC (silício com ácido salicílico). Seus estudos preconizam a aplicação média de três vezes ao dia pelo período de quatro semanas para melhora das estrias vermelho--arroxeadas, e 120 dias, no mínimo, para as branco-nacaradas (MATOS, 2014).

Por fim, uma outra abordagem cosmética seria o disfarce colorimétrico com o ativo di-hidroxiacetona, que reage com as proteínas da pele, resultando em uma coloração semelhante ao bronzeado, reduzindo a visibilidade das estrias se aplicado pontualmente sobre elas (MATOS, 2014). Ver Quadro 1, a seguir, para uma relação das ações cosmetológicas dos cosméticos ativos antiestrias.

Quadro 1. Ativos antiestrias conforme mecanismo de ação

Ação cosmetológica	Ativos
Injection free – ação redensificante dérmica	Antarctine*, Densiskin*, DMAE, Epiderfill*, Padinactive Skin*, Longevicell*, Pulpactyl*, silícios orgânicos
Emoliência	Algas marinhas, *Aloe vera*, óleo de amêndoas, de gergelim, rosa mosqueta, semente de uva, silicone, vitaminas A e E
Hidratação fisiológica	Esqualeno, fosfolipídeos (principal fonte: lecitina de soja), colesterol, ureia, lactatos, ceramidas, ácidos graxos (oleico, linoleico e linolênico), ácido hialurônico, alfa-hidroxiácidos, lipossomos de *Aloe vera* e de hamamélis, PCA-Na, Reestructil, Ureia, vitamina B5
Regeneradores dérmicos	Hydroxyprolisilane CN*, Aosaine*, retinol (vitamina A), alfa-hidroxiácidos, extratos de *centella asiatica*, lipossomos de pantenol, Hyaxel*, Restructil*, *retinol-like*
Renovadores epidérmicos	Alfa-hidroxiácidos, hidrolisado de soja, lipossomos de *Aloe vera* e de hamamélis, Hyacel*, lipossomas de papaína, lipossomos de pantenol, óleo de rosa mosqueta, vitamina B5
Disfarce colorimétrico	Di-hidroxiacetona
Antioxidantes e antiglicantes	Dragosine* e Alistin*

*Nomes comerciais.

Fonte: Adaptado de Matos (2014).

Como é possível perceber, os cosméticos empregados no manejo das estrias podem ser compostos por uma diversidade de ativos, que, associados, funcionam de forma sinérgica, a fim de harmonizar as alterações cutâneas e melhorar a aparência da pele.

Ação dos cosméticos antiestrias

Para que compreenda a ação dos agentes antiestrias utilizados nos cosméticos, é importante que você conheça seus mecanismos de interação com a pele, lembrando-se das alterações fisiológicas e como ocorre a formação das estrias.

Produtos que estimulem a neocolagênese, aumentando a produção de fibras novas não danificadas e diminuindo a produção das metaloproteinases, são benéficos para melhorar a aparência das estrias já instaladas; são efeitos encontrados com a aplicação de retinoides (MAZZUCO; DINI, 2012).

Os alfa-hidroxiácidos também apresentam uma importante atuação no manejo das estrias, sobretudo os ácidos glicólico e ascórbico, importantes ativos para que você entenda seus mecanismos de ação.

O uso prolongado do ácido glicólico apresenta melhora na textura da pele devido à sua capacidade de induzir síntese dérmica de ácido hialurônico e glicosaminoglicanos pelos fibroblastos, o que proporciona algum grau de melhora em estrias recentes. Já o ácido ascórbico também possui a propriedade de promover a síntese de colágeno, atuando como cofator essencial das enzimas lisil-hidroxilase e prolil-hidroxilase, essenciais para a biossíntese dos colágenos I e III. Tanto o ácido glicólico quanto o ácido ascórbico podem ser associados à mesma formulação (HEXSEL; HEXSEL; DINI, 2012).

Os ativos conhecidos como *injection free* possuem ação redensificante dérmica, ou seja, seu mecanismo de ação é o aumento da produção da matriz extracelular, aumentando a espessura da derme e, como consequência, ampliando a retenção de água na pele (Figura 3). Como resultado, obtém-se uma pele mais firme, com superfície mais lisa, uniforme, hidratada e saudável.

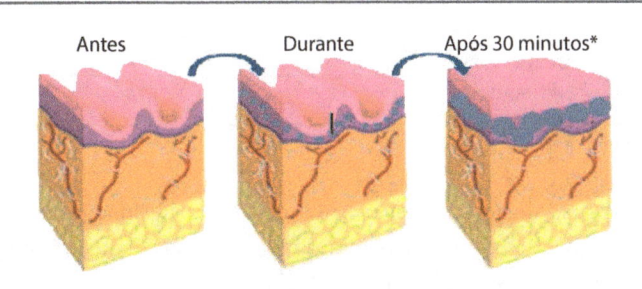

Figura 3. Mecanismo de ação de ativos de ação redensificante dérmica, em que nanoesferas de ácido hialurônico na camada basal da epiderme intumescem de volume, preenchendo as alterações de relevo de dentro para fora em curto período de tempo. (*) Após a aplicação, as moléculas de ácido hialurônico desidratado encontram a água presente na epiderme e se intumescem, preenchendo as rugas de dentro para fora.
Fonte: Adaptada de Epiderfil ([201-?]).

A matriz extracelular é formada principalmente por colágeno, elastina, glicosaminoglicanos e glicoproteínas de estruturas, comunicando-se com as demais células, controlando sua atividade metabólica e fornecendo a função de proteção eficiente à pele. Toda a atividade dessa estrutura é controlada por mediadores extracelulares, como citocinas e hormônios, que demandam a síntese das principais proteínas da pele e a manutenção da matriz extracelular. Contudo, qualquer desordem acarreta prejuízos nessa proteção, como na velocidade da síntese proteica e na sua arquitetura, alterando também as propriedades de elasticidade e sustentação do tecido. Então, as substâncias de redensificação dérmica estimulam a proliferação e a síntese da matriz celular pelos fibroblastos, o que auxilia no processo de minimização das alterações de relevo presentes nas estrias (Figura 4).

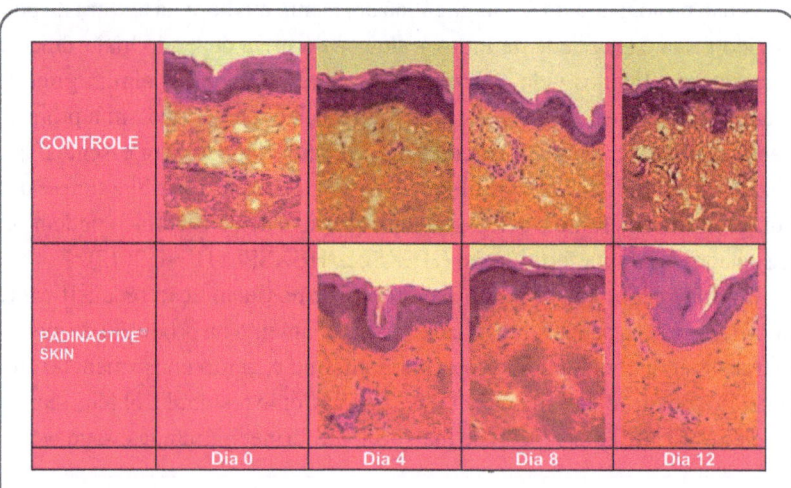

Figura 4. Histomorfologia em biópsias de pele tratada com ativos de ação de redensificação dérmica (Padinactive® Skin).
Fonte: Pharma Special ([201-?]).

Os ativos emolientes suplementam a pele com substâncias naturalmente presentes no manto hidrolipídico, retardando a atrofia cutânea e o surgimento de novas estrias (MAZZUCO; DINI, 2012).

Os ativos de hidratação por emoliência promovem o amolecimento do estrato córneo, que forma um filme sobre a pele, minimizando a perda de água transepidermal. Já os regeneradores dérmicos estimulam a atividade dos fibroblastos e aumentam o teor de colágeno e elastina, ao passo que os renovadores epidérmicos podem auxiliar na minimização da aparência das estrias na epiderme por influenciarem no *turnover* celular (MATOS, 2014).

Como é possível perceber, a ação associada dos diversos tipos de ativos antiestrias demonstra-se uma etapa eficaz para auxiliar nos procedimentos estéticos de prevenção e melhora do aspecto das alterações cutâneas e fisiológicas das estrias.

Benefícios e indicações dos cosméticos antiestrias

É importante que você considere que os tratamentos para estrias dificilmente promovem a sua melhora total, como no tecido original. Contudo, é possível amenizar o aspecto inestético dessas alterações.

Por esses motivos, você deve considerar cada cliente de forma individualizada, os diversos aspectos que originaram essas alterações e os aspectos do cliente, como condição, tipo e fotótipo da pele, localização das estrias, sensibilidade, alimentação, bem como condições de gestação e lactação.

Os tratamentos cosméticos devem iniciar com a prevenção e logo ao surgimento das estrias, prontamente enquanto ainda há vascularização, o que possibilita o realinhamento de fibras colágenas e elásticas (DIAS, 2013).

Os cosméticos antiestrias podem ser utilizados nos tratamentos associados aos demais procedimentos estéticos e também como primeira opção terapêutica, em particular para estrias recentes, atuando sobretudo na hidratação cutânea e na prevenção quanto ao agravamento ou surgimento de novas estrias. No entanto, a formulação adequada do veículo é fundamental para que o ativo seja disponibilizado de maneira eficaz, entendendo sua facilidade de difusão no veículo selecionado e sua solubilidade relativa na superfície da pele. Por isso, as formulações cosméticas incluem veículos promotores de permeação cutânea, conhecidos como *skin enhancers*. Estes podem ser promotores químicos, como os solventes água, álcool ou metilalquilssulfóxido, ou surfactantes que causam modificações na estrutura da bicamada lipídica e alteração no coeficiente de partição do veículo na pele, bem como incluir sistemas vesiculares ou carreadores coloidais, como lipossomos, nanoemulsões e nanopartículas para veicular os ativos, aumentando seu poder de solubilidade. Esses promotores melhoram a capacidade de permeação do ativo através pele, aumentando a profundidade de sua ação, o que se torna útil no tratamento de estrias, devido à sua necessidade de atingir, além da epiderme, a derme superficial e profunda, a fim de alcançar melhores resultados (MAZZUCO; DINI, 2012).

O uso diário de cosméticos é imprescindível para o tratamento e é de conhecimento que as estrias rubras ou avermelhadas-arroxeadas são ideais para o início do tratamento. Entretanto, é importante que você considere uma abordagem cosmética tanto para as estrias recentes e eritematosas quanto para as estrias albas e tardias, uma vez que, nesse tratamento, lida-se com quadros clínicos e histológicos diferentes em uma mesma pessoa, e, em ambos os tipos de estrias, a abordagem principal é a correção de alterações de relevo e cor. Por isso, a associação de técnicas e ativos permite alcançar as diversas alterações e os melhores resultados (BIOT *et al.*, 2009).

Outro fato fundamental a ser considerado é que nem todo ativo cosmético pode ser aplicado em todos os tipos e fotótipos de pele. A escolha dos cosméticos está sujeita principalmente a fatores como o fotótipo da pele, uma vez que, para os fotótipos mais altos, há restrições devido à maior atividade de fibroblastos e, consequente, à maior probabilidade de estímulo da produção melânica como resposta de agressão à pele. Assim, os fotótipos IV a VI apresentam maior tendência à formação de sequelas pigmentares em tratamentos com alfa-hidroxiácidos com o ácido glicólico. Nesses fotótipos, o ácido glicólico pode ser substituído pelo ácido mandélico, que possui maior peso molecular, permitindo uma penetração na pele mais uniforme (DIAS, 2013).

Fique atento

A escala de Fitzpatrick é uma classificação numérica para a cor da pele humana, relacionada à sua reatividade ao sol e à sua capacidade de bronzeamento:
Fotótipo I: pele branca pálida, sempre queima, nunca bronzeia.
Fotótipo II: pele branca, geralmente queima, bronzeia minimamente.
Fotótipo III: pele branca, às vezes queima, bronzeia uniformemente.
Fotótipo IV: pele morena moderada, queima minimamente, sempre bronzeia.
Fotótipo V: pele morena escura, raramente queima, bronzeia facilmente.
Fotótipo VI: pele negra, nunca queima e nunca bronzeia.

Além disso, é essencial observar se, junto às estrias, há flacidez acentuada, o que pode potencializar a aparência dessas alterações, exigindo um alinhamento dos tratamentos de estrias e flacidez para um resultado mais eficaz (DIAS, 2013).

Referências

BIOT, M. P. R. N. *et al*. Estrias: abordagem terapêutica. *In*: KEDE, M. P. V.; SABATOVICH, O. (org.). *Dermatologia estética*. 2. ed. São Paulo: Atheneu, 2009. p. 518-525.

DIAS, L. C. V. Estrias. *In*: PEREIRA, M. de F. L. (org.). *Recursos técnicos em estética*. São Caetano do Sul: Difusão, 2013. v. 2. p. 365-377.

EPIDERFIL. [201-?]. 1 ilustração. Disponível em: http://midelt.com.br/upload/img/16_0405_epiderfil.jpg. Acesso em: 17 mar. 2019.

HEXSEL, D.; HEXSEL, C. L.; DINI, T. D. F. Tratamento de celulite e estrias. *In*: KADUNC, B. *et al.* (ed.). *Tratado de cirurgia dermatológica, cosmiatria e laser*: da Sociedade Brasileira de Dermatologia. Rio de Janeiro: Elsevier, 2012. p. 413-420.

MARQUES, M. A.; SANTOS, A. L. dos. Glicação. *In*: PEREIRA, M. de F. L. (org.). *Cosmetologia*. São Caetano do Sul: Difusão, 2013. p. 371-381.

MATOS, S. P. de. *Cosmetologia aplicada*. São Paulo: Érica, 2014.

MAZZUCO, R.; DINI, T. D. F. Estrias de distensão. *In*: COSTA, A. *Tratado internacional de cosmecêuticos*. Rio de Janeiro: Guanabara Koogan, 2012. p. 519-526.

PHARMA SPECIAL. Padinactive® Skin. [201-?]. Disponível em: http://www.farmacia-naturalfarma.com.br/noticias/58f0528b1706009a447d9f85de27cc29.pdf. Acesso em: 17 mar. 2019.

Fitocosméticos

Objetivos de aprendizagem

Ao final deste texto, você deve apresentar os seguintes aprendizados:

- Identificar o conceito de fitocosméticos.
- Relacionar as indicações dos fitocosméticos na estética facial.
- Descrever as indicações dos fitocosméticos na estética corporal.

Introdução

Também conhecidos como naturais ou orgânicos, os fitocosméticos contêm ativos de origem vegetal, podendo ser um extrato, óleo ou óleo essencial, e correspondem a um segmento da ciência cosmetológica que se dedica ao estudo e à aplicação dos extratos e princípios ativos obtidos dos vegetais em proveito da higiene, estética, correção e manutenção de um estado normal e sadio da pele. Esse termo é explorado pela indústria cosmética brasileira como tendência mundial e nacional e vem adquirindo grande aceitação entre os consumidores. No entanto, o emprego dos produtos vegetais para fins de embelezamento encontra referências há milhares de anos.

Neste capítulo, você conhecerá o conceito de fitocosméticos e suas indicações nas estéticas facial e corporal.

O que são fitocosméticos?

Você já refletiu sobre os inúmeros benefícios que as plantas possuem e sobre a sua importância quanto ao bem-estar, à saúde e à preservação do meio ambiente? Que há uma grande procura por produtos cosméticos seguros, sustentáveis, ecologicamente corretos? Pois bem, o mercado para esse tipo de cosméticos tem crescido cada vez mais nos últimos anos, como resultado de uma sociedade mais preocupada com o meio ambiente e capaz de satisfazer suas necessidades sem comprometer a subsistência das gerações futuras, com produtos à base de substâncias naturais, sem agrotóxicos e contendo embalagens recicláveis e ecologicamente corretas.

A esta categoria de cosméticos, também conhecidos como naturais ou orgânicos, dá-se o nome de fitocosméticos, um segmento da ciência cosmetológica que se dedica ao estudo e à aplicação dos extratos e princípios ativos obtidos dos vegetais em proveito da higiene, estética, correção e manutenção de um estado normal e sadio da pele.

Esse termo é explorado pela indústria cosmética brasileira há mais de 10 anos e vem se caracterizando como tendência mundial e nacional, adquirindo grande aceitação entre os consumidores. No entanto, o emprego dos produtos vegetais para fins de embelezamento encontra referências há milhares de anos.

As culturas mais antigas, preocupadas com a aparência, já se valiam desses recursos para seus tratamentos estéticos e de embelezamento. Historicamente, ingredientes derivados de plantas podem ser considerados como os primeiros cosméticos, e eram utilizados como corantes naturais para pinturas no corpo e para os cabelos, bem como óleos perfumados e extratos vegetais para cuidados com a pele (CASTELLANI, 2012).

A grande incidência de plantas aromáticas na China e na Índia levou às extrações de óleos essenciais. Também o Egito e, depois, a Mesopotâmia se destacaram no conhecimento e no emprego desses óleos e extratos vegetais em preparações de unguentos e bálsamos com finalidades cosméticas.

Assim, evidências arqueológicas datam os registros de utilização dos primeiros cosméticos como óleos, essências e tinturas para os cabelos, sendo também os primeiros perfumistas artesanais a pintar o contorno dos olhos e a tingir os cabelos com *hena*, além do uso de ceras de abelha, mel e leite.

Cleópatra, com sua notória vaidade, originou a pesquisa cosmética e um formulário, *Cleopatre Gynoecirium Libri*, editado durante seu reinado, onde estavam descritos os cuidados higiênicos e tratamentos de diversas afecções da pele, pomadas coloridas e linimentos à base de plantas e óleos vegetais, com finalidade terapêutica e cosmética.

Na Bíblia, também é possível encontrar relatos do uso de cosméticos, como a pintura de cílios de Jezebel com produto à base de carvão, os tratamentos de banho e de beleza com bálsamos para amaciar a pele de Ester e a lavagem com perfumes e óleos de banho de Jesus por Maria.

Do Oriente, o uso de produtos naturais difundiu-se para o mundo grego, e o formulário *Os cosméticos de Ovídio* mencionou receitas e pomadas da época à base de vegetais, bem como Arnauld de Villeneuve, um alquimista e médico catalão do século XIII, que registrou em seus manuscritos os primeiros experimentos para destilação de vegetais. Os gregos e os romanos foram os primeiros a produzir o sabão, e os atores do teatro romano valiam-se de maquiagens feitas por meio de pastas obtidas pela mistura de óleos e pigmentos extraídos de vegetais.

Já na Idade Média, popularizaram-se a maquiagem e os perfumes, já que os cuidados com higiene eram mínimos, época em que foi escrito *Trotula Minor*, ou *De Ornatu Mulieron*, uma espécie de guia para as mulheres com conselhos e remédios naturais para a sua beleza e o tratamento de doenças de pele.

Na Idade Moderna, destacava-se a produção de perfumes no reinado de Luís XIV, e, na Idade Contemporânea, os cremes caseiros à base de extratos vegetais, como pepino, limão e água de rosas. Por fim, o benefício quanto à higiene pessoal cresceu somente ao longo do século XIX, quando grandes países, como Inglaterra, França, Japão, Alemanha e Estados Unidos, começaram a produção de matérias-primas e o desenvolvimento do mercado de cosméticos, consolidando as primeiras indústrias somente no início do século XX.

Dessa época, até os dias atuais, o estudo voltado para os vegetais e a aplicação dos seus ativos em cosméticos, como extratos ou os princípios ativos isolados, recebe cada vez mais lugar na indústria moderna, motivados pelas diversas culturas tradicionais, como a chinesa, a indiana, e mesmo a do Egito antigo, priorizando a aproximação com a natureza e o uso de ingredientes naturais, especificamente os ingredientes vegetais, de uma maneira sistemática.

Esse conhecimento milenar com uma visão muito voltada para a medicina, para a cura, tem dado espaço ao entendimento de saúde como algo mais holístico, um entendimento mais amplo, que considera esse olhar não tão medicamentoso no tratamento de um problema, porém procura a manutenção do bem-estar, que se aproxima da cosmética. Nesse contexto, a cosmética deixa de ser vista como algo supérfluo e passa a ser vista como uma parte desse olhar da saúde num sentido mais amplo, motivo que proporcionou à fitocosmética seu papel de maior destaque.

Percebida como o segmento da cosmetologia que se volta ao estudo e à aplicação das substâncias de origem vegetal, a fitocosmética tem como grande aliada a biodiversidade brasileira, em que seu principal foco é o apelo natural, apresentando os extratos vegetais como produtos substitutos dos derivados minerais e animais.

Dessa forma, as plantas fornecem matérias-primas que podem ser aplicadas nas formulações cosméticas direta ou indiretamente. Como forma direta, destacam-se os óleos vegetais e os extratos da planta integral ou de partes dela, como sementes, folhas, flores e frutos. Quanto à forma indireta, destacam-se as substâncias isoladas de uma espécie vegetal, apenas o princípio ativo da planta, permitindo-se maximizar o efeito benéfico de uma planta sobre o tecido cutâneo ou a fibra capilar.

Assim, os cosméticos que contêm ativos naturais, de origem vegetal, cuja ação do produto é definida por esses ativos, são denominados fitocosméticos, e, por conterem ingredientes vegetais com efeitos biológicos, munem a pele e seus anexos de nutrientes necessários à manutenção de sua saúde.

Na fitocosmética, diversas áreas de conhecimento, como a botânica, a agronomia, a microbiologia, a química, a farmacologia, a toxicologia e a dermatologia, se inter-relacionam, a fim de proporcionar a melhor interação dos componentes vegetais com a pele humana.

Entre os principais ingredientes de origem vegetal utilizados nos fitocosméticos estão: óleos essenciais, extratos, corantes, pigmentos, polímeros, ceras, óleos e manteigas (CASTELLANI, 2012).

Os óleos vegetais representam uma grande importância entre os componentes utilizados pela indústria cosmética por serem fonte de obtenção de ácidos graxos, ésteres e álcoois graxos, que, transformados, constituem emulsionantes, emolientes, desengordurantes, espessantes, agentes formadores de filme, entre outros componentes essenciais nas formulações de cosméticos.

Seu uso direto nas formulações acolhe as necessidades de emoliência e lubricidade, qualidades importantes para um produto cosmético efetivo, proporcionando maciez e elasticidade à pele.

Além disso, os ácidos graxos presentes nos óleos vegetais, também encontrados na pele humana, participam dos processos de manutenção do manto hidrolipídico e da flexibilidade da pele. Portanto, correspondem a uma excelente base biocompatível, ou seja, possuem excelente afinidade natural com o tecido humano (AMARAL, 2015).

Os óleos essenciais constituem uma mistura complexa de compostos químicos de alta volatilidade e marcante característica aromática (Quadro 1). É importante que você saiba que a ação de cada óleo essencial se dá pelo conhecimento de suas moléculas, perfis determinados para tratamentos de sistema específicos. Então, todos os óleos essenciais são compostos pelas mesmas famílias moleculares, porém em proporções diferentes, o que determina seu campo de atuação específico no corpo humano.

Quadro 1. Composição dos óleos essenciais e características conforme grupo molecular

Constituintes	Características
Ácidos	Anti-inflamatórios; analgésicos, auxiliares na redução da temperatura e da pressão arterial
Cumarinas	Sedativos, anticoagulantes, antiespamódicos, anticonvulsivos, auxiliares na redução da temperatura e da pressão arterial
Lactonas	Poderosos mucolíticos e anticoagulantes
Cetonas	Tranquilizantes, sedativos, imunoestimulantes, cicatrizantes, anticoagulantes, mucolíticos e lipolíticos
Dionas	Anticoagulantes e espamolíticos
Éteres	Espamolíticos, equilibrantes, sedativos, antidepressivos e tranquilizantes
Aldeídos	Tônicos, estimulantes, anti-inflamatórios, imunoestimulantes e harmonizantes
Sesquiterpernos	Sedativos, hipotérmicos e anti-inflamatórios
Óxidos	Mucolíticos, expectorantes, anti-inflamatórios e descongestionantes
Ésteres	Espamolíticos, equilibrantes, tônicos e tranquilizantes
Álcoois diterpênicos	Funções hormonais
Álcoois sesquiterpênicos	Microbicidas, estimulantes, tônicos e anti-inflamatórios
Monoterpenos	Antissépticos, imunoestimulantes e espasmolíticos
Fenóis	Hipertérmicos, hipertensivos, tônicos, imunoestimulantes e microbicidas
Álcoois monoterpênicos	Microbicidas, imunoestimulantes, hipertérmicos, hipertensivos e neurotônicos

Fonte: Adaptado de Amaral (2015); Maluf (2008).

Enquanto os corantes naturais são substâncias orgânicas solúveis adicionadas nos produtos finais, os pigmentos naturais são insolúveis, sua principal diferença quanto ao tamanho da partícula e à solubilidade no meio. No entanto, ambos têm a finalidade de melhorar a aparência dos produtos cosméticos. Entre eles, podermos citar a clorofila e o betacaroteno (CASTELLANI, 2012).

Já os extratos vegetais são empregados como substância ativa isolada, extrato purificado ou extrato bruto.

> **Exemplo**
>
> Os fitoativos mais empregados na cosmetologia são os taninos, os flavonoides e as saponinas.
>
> Os taninos são compostos de origem vegetal capazes de precipitar proteínas. Por possuírem propriedades adstringentes, cicatrizantes e antissépticas, são utilizados na formulação de loções tônicas específicas para pele oleosa. Exemplo: *Hamamelis virginiana*.
>
> Os flavonoides são compostos presentes em isoflavonas, substâncias de ação antioxidante, ótimos ativos na prevenção do envelhecimento da pele. Exemplo: resveratrol da *Vitis vinífera* (uva rosa).
>
> As saponinas são ativos vegetais com propriedades tensoativas, de natureza triterpenoide ou esteroidal, com diversas ações, desde rubefaciência até detergência. Também são comumente empregadas nas formulações de shampoos como tensoativos suaves. Exemplo: *Centella asiatica* e *Calendula officinalis*.

As preparações cosméticas com o emprego de fitocosméticos podem ser muito variáveis, entre as quais se destacam: cremes, géis, loções, pomadas, *shampoos*, condicionadores, perfumes, dentifrícios e maquiagens diversas.

Como é possível perceber, os fitocosméticos são ricos em substâncias orgânicas, chamadas de fitoativos, e podem ser indicados no manejo de diversos tratamentos estéticos.

A seguir, você entenderá quais são as indicações dos fitocosméticos nas estéticas facial e corporal.

Indicações dos fitocosméticos na estética facial

Para que você compreenda a aplicação dos fitocosméticos na estética facial, é importante que relacione cada fitoativo com sua ação na pele. No entanto, como são muitos os fitocosméticos empregados nesta área, é impossível relacionarmos de forma específica cada um deles, então os abordaremos de uma forma mais ampla.

Primeiramente, um dos fitocosméticos mais utilizados nos tratamentos estéticos são os óleos essenciais, os quais podem ser aplicados na pele por meio de métodos diferentes (Quadro 2) (AMARAL, 2013).

- Massagem facial: diluídos em óleos vegetais ou em cremes neutros de base vegetal na proporção de 1 gota para 2,5 mL de óleo vegetal ou creme neutro e aplicados junto às manobras de massagem.
- Compressas faciais: aplicadas sobre a pele com diluição em óleos vegetais ou diretamente sobre a pele (apenas os óleos essenciais de melaleuca e de lavanda), sendo uma gota em áreas pequenas, como espinhas, e a mesma proporção para diluição da massagem. Logo acima, aplicam-se compressas de gaze ou toalha umedecida, sendo frias, para refrescar ou acalmar a pele, ou quentes, para emoliência, em procedimentos como limpeza de pele ou hidratação/nutrição facial.
- Máscaras faciais: aplicadas junto com máscara de argila, após sua diluição em água potável, acrescenta-se uma a três gotas dos óleos essenciais, a serem trabalhados conforme sua ação.
- Vapor: como emoliente pré-extração no vaporizador por meio da aplicação de duas gotas em uma pequena esponja, colocada na saída do vapor.

Quadro 2. Óleos essenciais e suas aplicações em estética facial

Principais óleos essenciais	Aplicação estética	Forma de aplicação
Alecrim	Melhora da circulação, revitalização do tecido, tonificante e estimulante	Compressa, creme/loção, massagem facial, máscara facial, vapor
Cipreste	Tonificante, adstringente, antiacne	Compressa, creme/loção, massagem facial, máscara facial
Eucalipto	Oxigenação dos tecidos, antioleosidade, antiacne	Compressa, creme/loção, massagem facial, máscara facial

(Continua)

(Continuação)

Quadro 2. Óleos essenciais e suas aplicações em estética facial

Principais óleos essenciais	Aplicação estética	Forma de aplicação
Gerânio	Clareador de manchas e antirrugas	Compressa, creme/loção, massagem facial, máscara facial, vapor
Laranja doce	Clareador de manchas	Creme/loção, massagem facial, máscara facial, vapor
Lavanda	Calmante, cicatrizante	Compressa, creme/loção, massagem facial, máscara facial, vapor
Melaleuca	Analgésico, antisséptico, cicatrizante, fungicida e bactericida	Compressa, creme/loção, massagem facial, máscara facial, vapor
Palmarosa	Anti-idade, regenerador de tecidos, antirrugas	Compressa, creme/loção, massagem facial, máscara facial
Ylang-ylang	Pele ressecada, emoliente e umectante	Creme/loção, massagem facial, máscara facial
Zimbro	Flacidez cutânea, pele envelhecida, desintoxicante	Creme/loção, massagem facial, máscara facial

Fonte: Adaptado de Amaral (2013); Corazza (2002).

Os extratos vegetais também são utilizados em inúmeras formulações tópicas devido aos seus princípios ativos e às suas ações na pele. Só a literatura internacional menciona 150 extratos vegetais aplicáveis em fitocosmética, fora os demais que estão em estudo ou ainda aguardam pesquisas específicas, sendo boas alternativas de aplicação natural. Costumam ser utilizados como extratos vegetais etanólico, glicólico e seco (CASTELLANI, 2012).

Entre estes estão os extratos frutais, florais, das folhas, das sementes e da casca, utilizados para as mais diversas funções, desde esfoliação física, química ou enzimática, até os bioativos de função específica, para clareamento de manchas, renovação cutânea, antissépticos, emolientes, umectantes, adstringentes, antioxidantes, descongestionantes, rubefacientes, vasoprotetores e antisseborreicos.

Os alfa-hidroxiácidos (AHAs) são ingredientes compostos por extratos de frutas, como maracujá, uva, limão, maçã, entre outras. Além disso, podemos citar entre os extratos frutais: abacaxi (*Ananas sativa*); acerola (*Malpighia glabra*), guaraná (*Paullinia cupana*), limão (*Citrus limon*), maçã (*Pyrus malus*), mamão (*Carica papaya*), maracujá (*Passiflora spp*), uva (*Vitis vinifera*), entre outros.

Os extratos de abacaxi e mamão podem ser empregados nos tratamentos faciais, como antiacne, antienvelhecimento ou de hidratação/nutrição, atuando como esfoliantes biológicos/enzimáticos, a fim de potencializar a permeação dos demais ativos, como tratamentos antiacne, hidratação, nutrição, clareamento de manchas e de rejuvenescimento facial. Já o maracujá tem efeito calmante e suavizante para tratamentos antiacne e de peles sensíveis ou sensibilizadas; ao passo que os de limão, maçã e uva são utilizados para tratamentos antienvelhecimento.

Como extratos florais, pode-se citar a calêndula (*Calendula officinalis*); das folhas, o agrião (*Nastartium officinalis*); das raízes, a bardana (*Arctium lappa*); das sementes, o aipo (*Apium graveolens*); e das cascas, o salgueiro (*Salix alba*).

Os extratos de calêndula, bardana e agrião são muito eficazes nos tratamentos antiacne, bem como o de salgueiro para tratamentos que necessitem de ação queratolítica, como *peelings* químicos antiacne, clareamento de manchas e de rejuvenescimento cutâneo.

Ainda muito utilizadas na estética facial estão as águas termais e as argilas, fontes de sais minerais importantes para promover e auxiliar nos processos metabólicos da pele, sendo utilizadas para hidratação profunda, nutrição e adsorção de sais minerais (AMARAL, 2015).

Como é possível perceber, são inúmeros os bioativos e as opções de produtos fitocosméticos para aplicação na estética facial, que podem atuar desde como higienizantes e esfoliantes a reguladores de funções cutâneas, associadas às funções de prevenção, proteção, manutenção e na melhora do aspecto das alterações cutâneas e fisiológicas da pele.

Indicações dos fitocosméticos na estética corporal

É importante que você considere a aplicação dos fitocosméticos na estética corporal como um tratamento diferenciado e natural, relacionando os fitoativos com sua ação na pele. No entanto, como são muitos os fitocosméticos empregados nesta área, também neste caso, serão abordados de uma forma mais ampla.

Para aplicação na estética corporal, destacam-se os óleos vegetais, os óleos essenciais, os extratos vegetais e as manteigas e ceras vegetais.

Os óleos vegetais podem ser aplicados diretamente sobre a pele, com adição ou não dos óleos essenciais, conforme sua ação específica desejada (Quadro 3).

Quadro 3. Óleos vegetais e suas aplicações em estética corporal

Principais óleos vegetais	Aplicação estética	Forma de aplicação
Argan	Emoliência e umectação cutânea, preserva a elasticidade da pele	Compressa, creme/loção, massagem, endermologia
Abacate	Nutrição e hidratação cutânea	Compressa, creme/loção, massagem, endermologia
Amêndoas doces	Antiestrias, promovem proteção e auxiliam na flexibilidade e no tônus cutâneo	Compressa, creme/loção, massagem, endermologia
Gérmen de trigo	Anticelulite, melhora circulação, ressecamentos, hidratação, rachaduras nos pés	Compressa, creme/loção, massagem, endermologia
Girassol	Hidratação, antiestrias, melhora na flexibilidade e no tônus cutâneo	Compressa, creme/loção, massagem, endermologia
Macadâmia	Retarda o envelhecimento da pele e aumenta sua flexibilidade	Compressa, creme/loção, massagem, endermologia
Rosa mosqueta	Cicatrizante, regenerador, antiestrias, antirressecamentos	Compressa, creme/loção, massagem, endermologia
Semente de uva	Hidratação, umectação, antiestrias, regeneração, auxilia no tônus e na flexibilidade da pele	Compressa, creme/loção, massagem, endermologia

Fonte: Adaptado de Amaral (2015).

Quanto aos óleos essenciais, eles também possuem indicações específicas conforme ação na pele e tratamento corporal (Quadro 4). Devem ser sempre diluídos em óleo vegetal ou creme neutro de base vegetal na proporção de 2% para cada 100 mL ou 100 g.

Quadro 4. Óleos essenciais e suas aplicações em estética corporal combinados com óleo vegetal

Principais óleos essenciais	Aplicação estética	Forma de aplicação
Alecrim e *grapefruit*	Anticelulite	Massagem modeladora ou drenagem linfática, endermologia
Cipreste, zimbro, alecrim e *grapefruit*	Gordura localizada	Massagem modeladora, endermologia
Menta piperita e alecrim	Melhora da circulação	Massagem modeladora, endermologia
Alecrim, *lemongrass*, laranja doce e palmarosa	Tratamento tônico para a pele	Massagem modeladora ou relaxante, endermologia
Alecrim, eucalipto e lavanda	Tônico muscular	Massagem modeladora, endermologia
Grapefruit, zimbro, cipreste, alecrim	Auxiliar no retorno venoso e linfático	Drenagem linfática
Laranja doce e gerânio	Manchas corporais	Máscaras corporais

Fonte: Adaptado de Amaral (2013).

Os extratos vegetais mais utilizados em estética corporal estão listados no Quadro 5, a seguir.

Quadro 5. Extratos vegetais e suas aplicações em estética corporal

Aplicação estética	Extrato vegetal
Adelgaçante	Alga fucus (*Fucus vesiculosus*); café (*Coffea arabia*); cavalinha (*Equisetum arvense*); guaraná (*Paullinia cupana*); hera (*Hedera helix*); limão (*Citrus limonum*); mamão (*Carica papaya*)
Antilipêmico	Agrião (*Nasturtium officinale*); alga espirulina (*Spirulina máxima*); alga fucus (*Fucus vesiculosus*); café (*Coffea arabia*); castanha-da-índia (*Aesculus hippocastanum*); cavalinha (*Equisetum arvense*); erva-mate (*Ilex paraguanienses*); guaraná (*Paullinia cupana*); hera (*Hedera helix*)
Descongestionante	Arnica (*Arnica montana*); capsium (*Capsium annum*); castanha-da-índia (*Aesculus hippocastanum*); erva-mate (*Ilex paraguanienses*); gengibre (*Zingiber officinale*); hera (*Hedera helix*); hortelã (*Mentha arvensis*); malva (*Malva silvestres*); manga (*Mangifera indica*); morango (*Fragaria vesca*)
Firmadores	Alga gracilária (*Gracilaria sp*); bétula (*Betula alba*); erva-mate (*Ilex paraguanienses*); uva (*Vitis vinífera*)
Rubefaciente	Capsium (*Capsium annum*); menta (*Mentha piperita*)
Vasoconstritor	Bétula (*Betula alba*); castanha-da-índia (*Aesculus hippocastanum*); hera (*Hedera helix*)
Vasoprotetor	Maracujá (*Passiflora incarnata*); sete ervas; castanha-da-índia (*Aesculus hippocastanum*); cavalinha (*Equisetum arvense*); hera (*Hedera helix*)

Fonte: Adaptado de Cardoso (2016).

Entre as ceras vegetais mais utilizadas para fitocosméticos na estética corporal, destacam-se: cera de carnaúba, candelila, de casca de laranja e de azeitona. Como manteigas: de bacuri, cacau, murumuru, ucuúba e karité (CASTELLANI, 2012).

Estas ceras e manteigas são utilizadas para fins de nutrição e como agentes biocompatíveis com a pele, a fim de melhorar sua emoliência e maciez por meio de cremes para massagem modeladora ou relaxante.

Referências

AMARAL, F. O uso de óleos essenciais na estética. *In*: PEREIRA, M. de F. L. (org.). *Spaterapia*. São Caetano do Sul: Difusão, 2013. p. 197-228.

AMARAL, F. *Técnicas de aplicação de óleos essenciais*: terapias de saúde e beleza. São Paulo: Cengage Learning, 2015.

CARDOSO, C. M. Z. Extratos glicólicos, vegetais e oleosos. *In*: SOUZA, V. M. de; ANTUNES JUNIOR, D. *Ativos dermatológicos*: dermocosméticos e nutracêuticos. São Paulo: Daniel Antunes Junior, 2016. cap. 16.

CASTELLANI, D. C. Cosmecêuticos botânicos. *In*: COSTA, A. *Tratado internacional de cosmecêuticos*. Rio de Janeiro: Guanabara Koogan, 2012. p. 339-356.

CORAZZA, S. *Aromacologia*: uma ciência de muitos cheiros. São Paulo: Senac, 2002.

MALUF, S. *Aromaterapia*: abordagem sistêmica. São Paulo: [s. n.], 2008.

Leituras recomendadas

MARQUES, M. A.; SANTOS, A. L. dos. Cosméticos ecologicamente corretos. *In*: PEREIRA, M. de F. L. (org.). *Cosmetologia*. São Caetano do Sul: Difusão, 2013. p. 43-53.

RUIVO, J. S. P. *Fitocosmética*: aplicação de extratos vegetais em Cosmética e Dermatologia. 2012. Dissertação (Mestrado em Ciências Farmacêuticas) — Universidade Fernando Pessoa, Porto, 2012. Disponível em: https://bdigital.ufp.pt/bitstream/10284/3574/3/T_JoanaRuivo.pdf. Acesso em: 24 mar. 2019.

Argilas e compostos minerais em cosméticos

Objetivos de aprendizagem

Ao final deste texto, você deve apresentar os seguintes aprendizados:

- Identificar os compostos minerais empregados na cosmetologia.
- Relacionar a composição de argilas minerais com sua ação na pele.
- Descrever as indicações de argilas e compostos minerais em cosméticos.

Introdução

As argilas são substâncias ricas em minerais, componentes importantes para os processos metabólicos da pele, desde a síntese e a degradação de moléculas essenciais à saúde até a participação em funções do sistema imune.

Como uma das mais antigas preparações cosméticas, há séculos a argila tem sido utilizada em misturas para a pele, e, embora seus componentes sejam os mesmos, pode ser encontrada em diversas cores, característica da presença dos minerais em maior concentração em sua composição, o que também lhe atribui propriedades específicas para cada tratamento estético. Já os compostos minerais são elementos importantes para os processos metabólicos do organismo e da pele, conferindo a melhora de suas ações fisiológicas e, consequentemente, de sua aparência.

Neste capítulo, você identificará os compostos minerais empregados na cosmetologia, a composição das argilas e as indicações cosméticas para os tratamentos estéticos.

Compostos minerais empregados na cosmetologia

A maioria dos componentes empregados nas formulações cosméticas são comuns ao seu cotidiano e extraídos da própria natureza. Entre as substâncias extraídas, encontram-se os minerais, substâncias necessárias ao metabolismo do organismo humano.

O uso de substâncias minerais para fins de tratamentos da pele foi descrito no texto médico mais antigo, registrado por volta de 1500 a.C., o papiro de Éber, do Egito antigo, em que a calamina, rica em óxido de zinco, era utilizada em enfermidades da pele e dos olhos, e os minerais verdes ricos em cobre, conhecidos como malaquitas, tratavam as feridas de queimaduras com prurido. Atualmente, sabe-se que os minerais são adicionados à formulação como pigmentos colorantes e bloqueadores de radiação ultravioleta em produtos cosméticos (SASSERO; MARTIN, 2012). Considerando-se essas formas de utilização dos minerais pelas civilizações mais antigas e atuais, é possível refletir sobre a importâncias desses elementos para a saúde da pele.

Como uma estrutura complexa, o organismo é repleto de peculiaridades anatômicas e fisiológicas que mantêm os seres humanos vivos e capazes de se relacionar com os meios em que vivem por meio dos cinco sentidos e da realização de diversas funções metabólicas. Isso tudo só é possível devido à função bioquímica adequada a cada célula, que responde aos estímulos em benefício de cada tecido, até chegar no organismo como um todo. Quando esses mecanismos são requisitados, há a necessidade de perceber as influências do meio ambiente envolvidas nesse processo, como a alimentação, que fornecerá os suplementos essenciais para realização dessas funções, e o estilo de vida, que ajudará a manter sua homeostasia, ou seja, seu equilíbrio fisiológico (LEITE JUNIOR; FERES, 2013).

Esses elementos essenciais são os minerais, ou oligoelementos, um conjunto de elementos químicos inorgânicos necessários ao metabolismo do organismo humano, principalmente por serem responsáveis pela formação de estruturas e diversos processos bioquímicos realizados pelas células.

Na área da estética e da cosmetologia, é possível trabalhar a reposição desses elementos essenciais, objetivando o equilíbrio fisiológico da pele, por meio do trabalho ortomolecular, que surgiu em 1960 com Linus Pauling, químico fundador da biologia molecular. Esse cientista defendia ser possível ter saúde quando as moléculas do corpo estão em constante equilíbrio, sendo que "orto" significa equilíbrio e "molecular", relativo às moléculas. Os minerais e as vitaminas já eram aplicados antigamente nas condutas médicas para restauração do equilíbrio molecular.

Assim, de maneira geral, tanto as dermopatias quanto os problemas estéticos são manifestações decorrentes das alterações dos elementos moleculares que participam da formação e da fisiologia dos tecidos cutâneos (LEITE JUNIOR; FERES, 2013).

Os oligoelementos podem ser aplicados topicamente sobre a pele, isoladamente por meio de séruns específicos ou como componentes de uma formulação cosmética, como cremes, loções, máscaras e outras formas cosméticas.

Agora que você já sabe o que são os oligoelementos e sua importância para o metabolismo cutâneo, é essencial que conheça os principais elementos minerais (Quadro 1), relacionando suas funções à fisiologia da pele e às formulações cosméticas, bem como à presença de outros elementos incorporados em cosméticos, mas que são considerados metais pesados e prejudiciais à saúde, como chumbo, mercúrio e arsênio.

Quadro 1. Compostos minerais e sua ação cosmetológica na pele

Elemento mineral	Ação cosmetológica na pele
Zinco	É um dos elementos químicos essenciais nos processos metabólicos de proteínas, ácidos nucleicos (DNA), para o bom funcionamento do sistema imune e a cicatrização dos ferimentos. Além disso, é utilizado como protetor solar em forma de óxido de zinco e em compostos com ácido pirrolidona carboxílico (PCA de zinco) para ação antisseborreica, bacteriostática, antifúngica, hidratante e regeneradora da pele; utilizado em produtos antiacne e anticaspa; comprovadamente reduz o dano celular e genético causado pela exposição aos raios ultravioletas e aumenta a resistência dos fibroblastos ao estresse oxidativo. Sua atividade apresenta algumas características: ■ é um componente da superóxido desmutase e da metalotioneína, ambas com forte ação antioxidante; ■ desloca íons metálicos mais perigosos causadores de radicais livres, devido à sua atividade oxidativa e redutora; ■ não tem capacidade de gerar radicais.

(Continua)

(Continuação)

Quadro 1. Compostos minerais e sua ação cosmetológica na pele

Elemento mineral	Ação cosmetológica na pele
Enxofre	Auxiliar na construção das proteínas, como queratina e colágeno, favorece a saúde dos cabelos e das unhas e colabora com o metabolismo energético.
Cobre	Os peptídeos de cobre bloqueiam a enzima 5α-redutase, influenciadora nos processos de alopecia androgenética e de acne vulgar. São excelentes agentes catalisadores das reações de destruição do ânion superóxido, impedindo o aumento de seu processo degenerativo nos tecidos cutâneos. Catalisa também a formação de ligações dissulfeto no processo de queratinização, a formação de colágeno, elastina, ácidos nucleicos e melanina por fazer parte da tirosinase, intervindo na pigmentação da pele e dos cabelos. Também possui ação anti-inflamatória, antisséptica e bacteriostática. Sua aplicação tópica associada ao zinco e à vitamina C estimula a produção de elastina.
Silício	Fundamental e indispensável, atua sobre o metabolismo celular, estimulando a biossíntese das fibras de sustentação da pele, como elastina, colágeno, bem como dos proteoglicanos e glicoproteínas. Reforça a membrana celular, aumentando a resistência à ação dos radicais livres, promove ação protetora sobre células cutâneas e normaliza seu teor hídrico. Sua diminuição desestrutura o tecido conectivo.
Magnésio	Participa de reações biológicas na derme, sua ação também está ligada à do cálcio e participa na produção de proteínas, na síntese e atividade de enzimas atuantes na pele e na síntese de ligação de energia como ATP. Energiza e tonifica a pele; sinergicamente com o zinco, promove a revitalização da pele; com a vitamina C, inibe a tirosinase, promove a síntese de colágeno e tem atividade antioxidante.

(Continua)

(Continuação)

Quadro 1. Compostos minerais e sua ação cosmetológica na pele

Elemento mineral	Ação cosmetológica na pele
Ferro	Importante na respiração celular e na transferência de íons; remineralizante responsável pelo aspecto de coloração saudável da pele como nutriente essencial para o metabolismo do oxigênio e função mitocondrial da pele; regula o DNA mitocondrial na síntese de células metabolicamente ativas basocelulares e estimula a síntese de colágeno e a cicatrização da pele. Importante na homeostasia da pele quanto à reparação de danos.
Selênio	Captação e neutralização de radicais livres, em particular aqueles formados pela radiação ultravioleta, sendo excelentes na formulação de protetores solares e cosméticos antioxidantes.
Alumínio	Varia de agente corante a adstringente, antiperspirante, espessante e despigmentante; alguns compostos de alumínio também aumentam a eficácia dos filtros ultravioletas, são à prova d'água, melhoram a dispersão de pigmentos e adsorvem a melanina já formada.
Titânio	Largamente utilizado em maquiagens, como pós compactos, *blushes*, sombras e esmaltes. Desempenha importante papel como filtro solar físico.
Estrôncio	Uso primário anti-irritante e anti-inflamatório; depilatório e pigmentos luminescentes.
Potássio	Uso combinado com PCA e ácido glicirrízico com propriedades hidratantes, anti-inflamatório, anti-irritante. Também utilizado em cremes de barbear.
Prata	Efeito antisséptico.
Cromo	Auxilia na síntese de lipídeos no fígado e no metabolismo da glicose, ativando a insulina e outras enzimas.
Iodo	Participa do metabolismo de lipídeos e estimula a cascata lipolítica.

Fonte: Adaptado de Sassero e Martin (2012); Leite Junior e Feres (2013).

Ressalta-se que muitos desses minerais, também classificados como íons metálicos, segundo à designação química e em contato direto, podem a afetar a pele e a saúde humana quando adicionados em concentração excessiva, causando dermatites por irritação ou alérgicas.

Alguns metais pesados, como mercúrio, chumbo, alumínio e arsênio, são relativamente densos e tóxicos em baixas concentrações, em que um dos seus maiores perigos se relaciona ao seu efeito bioacumulativo, uma vez que seu processo metabólico ou excreção decorre de 20 a 30 anos. Embora sejam pigmentos liberados pelos órgãos reguladores em dosagem máxima considerada como quantidade ínfima e segura, em produtos como tinturas capilares e maquiagem ainda são considerados como elementos que causam intoxicação a longo prazo (SASSERO; MARTIN, 2012).

Como é possível perceber, os compostos minerais são substâncias inorgânicas ricas em propriedades específicas e podem ser indicados no manejo de diversos tratamentos estéticos. Alguns deles também estão presentes e exercem um papel importante nas argilas minerais.

Composição das argilas minerais e sua ação na pele

Já há algum tempo, as argilas passaram a ser utilizadas para os tratamentos de pele e, para que você possa entender a ação das argilas e seus benefícios para a pele, é importante que, antes, você reflita quanto à sua origem e composição.

Como uma das mais antigas preparações cosméticas, as argilas já eram utilizadas pelos egípcios com a finalidade de cobrir a pele, protegendo-a do sol e conservando sua saúde. Além disso, era um dos componentes no embalsamento de múmias e para a preservação de alimentos de origem animal. Os vietnamitas e os coreanos também utilizavam os banhos de argila para tratar as queimaduras sérias da pele durante a guerra (SOUZA, 2016).

Pode-se dizer que a argila é um produto do tempo, decorrente do envelhecimento natural dos cristais das rochas, e, além de sua composição química e geológica, produz energia para manter suas qualidades terapêuticas. Assim, as argilas se originam das rochas sedimentares, conhecidas como feldspáticas, que se desmancharam ao longo de milhões de anos sob os efeitos de ações climáticas e que, durante esse tempo, recolhem os metais e componentes característicos do terreno em que se encontram. Paralelamente a esse processo de composição, ocorre a separação do quartzo, apresentando-se como um produto purificado e separado da natureza, o que garante que cada tipo de argila seja único e um processo exclusivo da terra, da água e do clima de determinado local. Dessa forma, são compostos minerais aluminossilicatos de dimensões microscópicas e formas laminares, alternando-se com moléculas de água e outros elementos, associados aos óxidos, o que lhes confere tonalidades diversas (SOUZA, 2016).

Em sua composição, há associações de elementos que facilitam as trocas calóricas, líquidas e iônicas, proporcionando propriedades normalizadoras na pele por meio de trocas energéticas, iônicas e radiônicas, desempenhadas pelos elétrons livres de seus minerais, como manganês, magnésio, alumínio, ferro, sílica, titânio, cobre, zinco, cálcio, fósforo, potássio, boro, selênio, lítio, níquel, sódio, entre outros.

As diversas constituições das argilas não modificam suas principais atuações, promovendo a ação absorvente, cicatrizante e antisséptica, uma vez que os minerais encontrados nas argilas agem como potencializadores de determinados efeitos, conforme a sua concentração. Quando esses minerais estão em doses ínfimas, são chamados de oligoelementos, mas seu efeito remineralizante se faz notar mesmo nessas quantidades como ativadores do metabolismo, antioxidantes, cicatrizantes, descongestionantes, purificadoras, refrescantes e revitalizantes. No entanto, a prevalência de um determinado elemento mineral na argila determina a sua coloração final e o tipo de indicação.

Saiba mais

Conforme as associações de seus minerais, as argilas também podem promover ações bactericida, antisséptica, regeneradora, esfoliação suave, absorvedora de impurezas, revigorante tecidual, ativadora da circulação, tensora, estimulante, aquecedora, refrescante, suavizante, firmadora e, ainda, com ação de absorver a oleosidade. Além disso, suas substâncias químicas e as toxinas promovem troca iônica e possuem ação catalisadora (aceleram) para muitas reações químicas.

A argila tem importantes propriedades cosméticas quando é utilizada em um sistema de troca entre a pele e os elementos da argila, que ocorre por meio da permeação dos oligoelementos na pele. Devido à capacidade de troca de cátions das argilas e à água, que é absorvida pelos queratinócitos, origina-se uma troca iônica, o que promove a entrada dos oligoelementos nos espaços intersticiais das células da derme e da epiderme, auxiliando na respiração celular e na transferência de elétrons (MEDEIRO; LANZA, 2013).

Os diferentes tipos e cores das argilas se diversificam de acordo com os minerais em maior concentração em sua composição, o que caracteriza importantes propriedades cosméticas no momento em que são utilizados na pele, ocasionando uma troca iônica entre os diversos elementos da argila, como ferro, silício, manganês, alumínio, cálcio e zinco. Por esse motivo, é importante que você observe, no rótulo das embalagens de argila, sua composição e fique atento para sua procedência e, principalmente, a ausência de corantes. Caso encontre corante em sua composição, recomenda-se que a argila não seja utilizada nos tratamentos cutâneos, pois, além da probabilidade de manchar a pele, as características específicas de cada cor também não estarão presentes.

O método de extração da argila evita sua contaminação e, ainda assim, recebe os processos de secagem, micronização e esterilização, a fim de conservar sua integridade e resguardar seus componentes naturais. Utiliza-se, para isso, o método de esterilização por ozônio, que, lentamente, está caindo em desuso devido ao método de esterilização por radiação, o que mantém as propriedades naturais da argila e suas propriedades minerais originais. Ademais, as argilas utilizadas para fins cosméticos e farmacêuticos devem seguir uma série de requisitos de segurança química (pureza, estabilidade, inércia química), física (tamanho da partícula, textura) e toxicológica (controlado teor de metais pesados) para oferecerem produtos com alto grau de qualidade (MATTIOLI *et al.*, 2016).

O tamanho do grão da argila também influencia na sua capacidade de transportar água e os minerais dissolvidos na água, uma vez que a superfície de cada grão constitui uma unidade de transporte de água, e, quanto menor o grão, maior sua quantidade por cm^2, quanto menor o grão, mais unidades de transporte de água haverá por cm^2. Por isso, é importante que você saiba que, para aplicação na pele, as argilas mais finas (granulometria baixa) respondem com melhores resultados para tratamentos calmantes, relaxantes, hidratantes, tonificantes, antioleosidade, antienvelhecimento, absorção de toxinas na pele e de resíduos de outros produtos químicos, limpeza ou medicamentos, ao passo que as argilas de granulometria mais alta (grânulos maiores) estão indicadas para os tratamentos esfoliantes e de renovação física (AMARAL, 2015).

Em função de suas diversas propriedades, como índice de refração, biofotônica, estrutura cristalina e frequência de suas cores, os efeitos terapêuticos da argila são eficazes e diversificados. Mesmo que não haja troca de elementos químicos entre a argila e a pele, essas propriedades permitem os estímulos de elementos já disponíveis no corpo humano, ativando-os ou estimulando-os a promover trocas iônicas, o que beneficia o equilíbrio energético (ARGILA

KIMPERLITO DO BRASIL, [2017]). A Figura 1 mostra a composição das moléculas da argila.

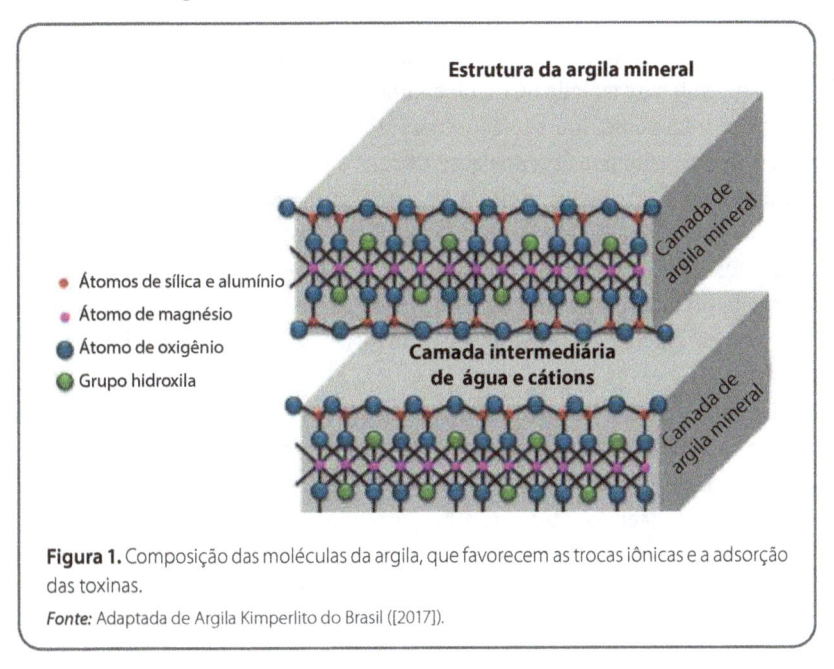

Estrutura da argila mineral

- Átomos de sílica e alumínio
- Átomo de magnésio
- Átomo de oxigênio
- Grupo hidroxila

Camada de argila mineral
Camada intermediária de água e cátions
Camada de argila mineral

Figura 1. Composição das moléculas da argila, que favorecem as trocas iônicas e a adsorção das toxinas.
Fonte: Adaptada de Argila Kimperlito do Brasil ([2017]).

As ligações entre os íons dentro das lâminas das células da pele são fortes, mas as ligações das folhas entre si são mais fracas, o que facilita a troca de elétrons da argila com o corpo. Os íons da argila ligam-se às toxinas presentes no tecido cutâneo devido à ação dos íons com a hidratação da argila. A argila, então, adsorve cobre, zinco, cádmio, chumbo, mercúrio, entre outros metais pesados e toxinas (ARGILA KIMPERLITO DO BRASIL, [2017]).

A descrição dessa ação permite que você observe a importância de não permitir que a argila fique seca junto à pele, pois, ao perder sua hidratação, devolve os íons das toxinas adsorvidas para a pele, perdendo seu efeito desintoxicante ou de adsorção de toxinas e metais pesados.

Como é possível perceber, são inúmeras as ações das argilas, as quais podem atuar desde esfoliantes até reguladores de funções cutâneas, associadas a funções de prevenção, proteção, manutenção e promotoras da melhora do aspecto das alterações cutâneas e fisiológicas da pele.

Indicações de argilas e compostos minerais em cosméticos

É importante que você considere a aplicação das argilas e dos compostos minerais, seja de forma isolada ou como componentes de formulações cosméticas, como um tratamento diferenciado e natural, relacionando-a à sua ação na pele.

Cada elemento que compõe a argila atua sobre a pele de acordo com suas características. Como exemplo, o ferro age como antisséptico e como catalisador de renovação celular; o silício, na reconstrução de tecidos da pele, hidratação e efeito calmante; zinco e magnésio são revigorantes; cálcio e potássio, na circulação e no fortalecimento do tecido; o titânio tem ação de fotoproteção, sendo um mineral capaz de refletir a radiação ultravioleta (UV) (MACHADO *et al.*, 2018).

Devido aos seus benefícios terapêuticos, a argila foi incluída em várias marcas cosméticas conceituadas e utilizada como ingrediente inorgânico cosmético. Pode fazer parte em formulações de cremes, máscaras, *shampoos* e loções, na concentração de até 40%, dependendo da ação desejada. Como a atividade da argila inicia quando esta é umedecida, pode ser usada quente ou fria, conforme o efeito final aspirado: atividade regeneradora ou calmante. São excelentes ingredientes para máscaras faciais ou corporais em concentrações de até 40% e constituem uma solução para todos os tipos de pele, mesmo as mais sensíveis, ou com condições específicas, como as peles acneicas ou peles envelhecidas ou fotoenvelhecidas.

Quando adicionada como ingrediente cosmético em uma máscara de rosto, a argila trabalha ao mesmo tempo como esfoliante e máscara, com as funções de limpar, nutrir e revitalizar a pele, por meio da eliminação de toxinas, da estimulação da microcirculação e pelas suas características específicas. Também pode acalmar e hidratar, dependendo do tipo de argila e dos ingredientes que lhe são adicionados. Assim, é possível entender a indicação de cada argila conforme as características de seus componentes principais (Quadro 2).

Quadro 2. Argilas e suas aplicações

Argila	Minerais de maior concentração	Indicação principal	Ação na pele
Argila amarela	Rica em dióxido de silício e silício, elemento catalisador para a formação da base do colágeno da pele.	Rejuvenescimento cutâneo.	Importância fundamental na reconstituição dos tecidos cutâneos e na defesa do tecido conectivo. Dotada de alta capacidade de troca de ânions e cátions, combate e retarda o envelhecimento cutâneo, nutrindo o tecido sem deixá-lo ressecado. Além de seu ótimo efeito tensor, também auxilia na melhora da circulação, tem ações hemostática, purificante, adstringente, remineralizante e age na elasticidade da pele, atuando na flacidez cutânea.
Argila branca (caulim/kaolin)	Composta por silicato de alumínio hidratado, resultante das alterações de rochas lavadas pela chuva, que lhe confere elevada propriedade cicatrizante. É também rica em ferro, alumínio, boro, potássio, cálcio e enxofre.	Tratamento de manchas e para peles sensíveis e delicadas.	Possui pH próximo da pele e seus principais benefícios são clarear, absorver oleosidade sem desidratar, suavizar, cicatrizar e catalisar reações metabólicas do organismo. Também se destacam os minerais de silício, que reduzem inflamações e têm ação purificante, adstringente, remineralizante, antisséptica e cicatrizante. Confere alto grau de hidratação e de antioxidantes. Ajuda na eliminação de toxinas superficiais da pele, ativando a regeneração celular, combate os radicais livres e fortalece o tônus da pele.
Argila cinza (wilkinita ou betonita)	Contém aproximadamente 60% de sílica. É retirada das regiões vulcânicas.	Edemas e peles oleosas.	Por sua alta concentração de sílica, tem grande afinidade com água, possui pH alcalino, ação antiedematosa, secativa e absorvente.

(Continua)

(Continuação)

Quadro 2. Argilas e suas aplicações

Argila	Minerais de maior concentração	Indicação principal	Ação na pele
Argila marinha	Rica em minerais, apresenta cor verde bem escura, obtida no fundo do mar.	Efeito desintoxicante e tonificante.	Tem grande concentração de algas marinhas, sendo excelente para purificar e tonificar a pele.
Argila marrom	Baixo percentual de ferro e elevado teor de silício, alumínio e titânio.	Eficaz antiacne e rejuvenescedor do tecido.	Possui efeito ativador da circulação e contribui para o equilíbrio e a revitalização celular. Por sua pureza, é uma argila rara.
Argila bege	Mistura das argilas marrom e branca.	Agrupa as propriedades das duas argilas.	
Argila preta (lama negra)	Alto teor de alumínio e silício e baixo potencial de ferro.	Tratamentos corporais e rejuvenescedores.	Raramente encontrada pura devido à profundidade de sua extração. Seu teor de titânio associado ao alumínio e ao silício age como excelente rejuvenescedor. Possui ação anti-inflamatória, absorvente, antitumoral, antiartrósica e antiestresse. Melhora a circulação periférica e favorece a reprodução celular. Ação estimulante, antitóxica, nutriente, antisséptica, redutora e adstringente.

(Continua)

(Continuação)

Quadro 2. Argilas e suas aplicações

Argila	Minerais de maior concentração	Indicação principal	Ação na pele
Argila rosa	Mistura das argilas branca e vermelha.	Peles cansadas e sem viço, sensíveis, delicadas, com vasinhos e rosácea.	Devolve luminosidade natural da pele, aumenta a circulação, absorve toxinas e hidrata a pele. Ação desinfetante, suavizante, emoliente, cicatrizante. Auxilia nos quadros de celulite e gordura localizada. Alto poder tensor para tratamentos de flacidez tissular, combate a desestruturação do tecido conectivo em virtude do envelhecimento, ação hidratante e antioxidante.
Argila verde (montmorilonita)	Óxido de ferro associado a magnésio, cálcio, potássio, manganês, fósforo, zinco, alumínio, cobre, silício, selênio, cobalto, molibdênio.	Peles oleosas e acneicas e cabelos oleosos.	pH neutro, ação absorvente, secativa, emoliente, antisséptica, bactericida, analgésica, cicatrizante, antiedematosa.
Argila vermelha	Rica em óxido de ferro e cobre.	Prevenção do envelhecimento cutâneo e redução de medidas.	Hidrata e previne o envelhecimento da pele, normalizando as funções do tecido conectivo, além de sua ação antiestressante e redutora de medidas. O óxido de ferro é importante na respiração celular e na transferência de elétrons. A epiderme fina, seca e com falta de elasticidade caracteriza a carência desse elemento.
Argila termal cosmética (barro, peloide, lama ou fango)	Constituída basicamente por águas, argila e plânctons, derivada do termalismo (terapia por água).	Tratamentos faciais e corporais em geral e *peeling* mineral.	Propriedades de limpeza, esfoliação (*peeling* mineral), clareadora, adstringente, hidratante, tensora (efeito *lifting*), absorvente, desintoxicante, depurativa, antioxidante, cicatrizante, anti-inflamatória, antisséptica, nutritiva, tonificante, revitalizante e ativadora da circulação sanguínea.

Fonte: Adaptado de Souza (2016).

Assim, a argila verde é empregada para tratamento de acne do tipo não inflamatória, para amenizar o aspecto de oleosidade, revigorar a pele, como agente de limpeza profunda, ação tonificante, adstringente, hidratante e cicatrizante (FERRARI *et al.*, 2012). Ainda para tratamento de sardas, a argila branca é indicada por ser um método não invasivo, como os *peelings* químicos e outros clareadores e despigmentantes, ter propriedade clareadora e poder ser aplicada em formulação como máscara facial, de fácil acesso no mercado de cosméticos. Além disso, é cicatrizante e absorvente de oleosidade, auxiliando no aspecto saudável e no rejuvenescimento da pele (GONÇALVES, 2011).

É possível associar os oligominerais às argilas em tratamentos específicos, como (LEITE JUNIOR; FERES, 2013):

- desintoxicação facial e corporal — argila verde;
- acne — enxofre, zinco, cobre e argila verde;
- rugas e flacidez — zinco, cobre, silício e argila amarela;
- hipercromias — selênio, zinco, cobre, silício e argila branca;
- gordura localizada e LDG (celulite) — cromo, magnésio e argila vermelha;
- hipotonia cutânea — silício, zinco, cobre, manganês e argila amarela;
- hipotonia nas mamas — silício, zinco, manganês e argila amarela;
- estrias brancas — silício, zinco, vitamina C, argila branca ou argila amarela.

A eficácia do tratamento da argiloterapia e dos compostos minerais pode ser potencializada com a associação a outros métodos terapêuticos, como mecanismos potencializadores, entre os quais está o uso de óleo essencial (LIMAS; DUARTE; MOSER, 2010).

Referências

AMARAL, F. *Técnicas de aplicação de óleos essenciais*: terapias de saúde e beleza. São Paulo: Cengage Learning, 2015.

ARGILA KIMPERLITO DO BRASIL. *[Boletim técnico]*. [2017]. Disponível em: https://braziliankimberliteclay.com/wp-content/uploads/2017/04/Brazilian-Kimberlite-Clay--Brochura-Portugues.pdf. Acesso em: 11 abr. 2019.

FERRARI, I. G. *et al*. Tratamento da acne do tipo não inflamatória com argila verde. *Revista de Iniciação Científica da Universidade Vale do Rio Verde*, v. 2, n. 2, 2012. Disponível em: http://periodicos.unincor.br/index.php/iniciacaocientifica/article/view/1756. Acesso em: 11 abr. 2019.

GONÇALVES, L. H. V. Avaliação dos efeitos da argila branca no clareamento das efélides. *Revista de Iniciação Científica da Universidade Vale do Rio Verde*, v. 1, n. 2, 2011. Disponível em: http://periodicos.unincor.br/index.php/iniciacaocientifica/article/view/466. Acessado em: 11 abr. 2019.

LEITE JUNIOR, A. C. L.; FERES, M. Ortomolecular aplicada à estética. *In*: PEREIRA, M. F. L. (org.). *Recursos técnicos em estética*. São Caetano do Sul: Difusão, 2013. v. 2.

LIMAS, J. R.; DUARTE, R.; MOSER, D. K. *A argiloterapia*: uma nova alternativa para tratamentos contra seborreia, dermatite seborreica e caspa. 2010. Artigo científico (Graduação em Cosmetologia e Estética) — Universidade do Vale do Itajaí, Itajaí, 2010. Disponível em: http://siaibib01.univali.br/pdf/Jaqueline%20Rosa%20de%20Limas%20e%20Rosimeri%20Duarte.pdf. Acesso em: 10 abr. 2019.

MACHADO, M. C. P. *et al*. Estudo do comportamento e caracterização de argilas bentoníticas após processo de liofilização. *Cerâmica*, v. 64, n. 370, p. 207–213, 2018. Disponível em: http://www.scielo.br/pdf/ce/v64n370/1678-4553-ce-64-370-207.pdf. Acesso em: 10 abr. 2019.

MATTIOLI, M. *et al*. Mineralogical characterization of commercial clays used in cosmetics and possible risk for health. *Applied Clay Science*, v. 119, part. 2, p. 449–454, 2016.

MEDEIRO, S. A.; LANZA, M. V. S. Ação das argilas em tratamentos estéticos: revendo a literatura. *Cadernos de Estudos e Pesquisas*, v. 17, n. 38, p. 89–96, 2013. Disponível em: http://revista.universo.edu.br/index.php?journal=1studospesquisa2&page=article&op=view&path%5B%5D=1316&path%5B%5D=982. Acesso em: 10 abr. 2019.

SASSERO, M. G. M.; MARTIN, S. L. Íons e metais cosmecêuticos. *In:* COSTA, A. *Tratado internacional de cosmecêuticos*. Rio de Janeiro: Guanabara Koogan, 2012.

SOUZA, V. M. Argilas, máscaras de argilas e peel-off. *In*: SOUZA, V. M.; ANTUNES JUNIOR, D. *Ativos dermatológicos*: dermocosméticos e nutracêuticos. São Paulo: Daniel Antunes Junior, 2016.

Leituras recomendadas

DARÉ, R. G. *et al*. Significância dos argilominerais em produtos cosméticos. *Revista de Ciências Farmacêuticas Básica e Aplicada*, v. 36, n. 1, p. 59–67, 2015. Disponível em: http://seer.fcfar.unesp.br/rcfba/index.php/rcfba/article/view/208. Acesso em: 10 abr. 2019.

FERNANDES, P. M. *et al*. Membranas de polisulfona/argila: influência de diferentes argilas na propriedade de barreira. *Matéria* (Rio de Janeiro), v. 23, n. 1, 2018. Disponível em: http://www.scielo.br/pdf/rmat/v23n1/1517-7076-rmat-S1517-7076201700010317.pdf . Acesso em: 10 abr. 2019.

MAPRIC. *Boletim técnico*: argilas. [201–?]. Disponível em: http://www.mapric.com.br/pdf/Boletim655_19072016-16h39.pdf. Acesso em: 10 abr. 2019.

MEDEIROS, G. M. S. *O poder da argila medicinal*: princípios teóricos, procedimentos terapêuticos e relatos de experiências clínicas. Blumenau: Nova Letra, 2013.

TOYOKI, B. K.; OLIVEIRA, A. C. T. *Argiloterapia*: levantamento dos constituintes e utilizações dos diferentes tipos de argila. 2015. Trabalho de Pesquisa (Curso de Estética e Cosmetologia) — Faculdades Metropolitanas Unidas, São Paulo, 2015 Disponível em: http://belezain.com.br/adm/uploads/argilok144.pdf. Acesso em: 10 abr. 2019.

Cosméticos de massagem

Objetivos de aprendizagem

Ao final deste texto, você deve apresentar os seguintes aprendizados:

- Descrever os emolientes empregados em cosméticos e relacioná-los ao grau de permeação cutânea.
- Distinguir os ativos cosméticos anti-inflamatórios, rubefacientes, vasotônicos e óleos voláteis.
- Identificar os riscos de exposição aguda e crônica aos agentes rubefacientes e óleos voláteis.

Introdução

A massagem é definida como técnicas específicas que utilizam o toque de forma rítmica e metódica, comprimindo músculos e tecidos, para promover benefícios estéticos ou terapêuticos com diferentes finalidades — a maioria delas usa o toque e as mãos. O tipo geralmente empregado se trata da modeladora, com movimentos de deslizamento, amassamento e pressão vigorosos sobre a pele. Já a relaxante promove não somente o relaxamento, como também uma série de benefícios, que podem ser mecânicos, químicos, reflexos e psicológicos.

Os cosméticos de massagem são geralmente emulsões, contendo quantidades suficientes de emolientes, substâncias oleaginosas que têm a finalidade de formar uma película protetora na superfície da pele, melhorando a hidratação, a proteção e a maciez, bem como promover a espalhabilidade do produto e o deslizamento das mãos, evitando o atrito entre a pele de quem aplica e a de quem recebe a massagem.

Neste capítulo, você estudará a formulação de um produto para massagem, as principais matérias-primas utilizadas, os princípios ativos incorporados, seus benefícios e como ocorre a permeação dessas substâncias através da pele.

Formulação cosmética e massagem

A principal característica de uma formulação cosmética para uso em massagem é a elevada concentração de substâncias denominadas emolientes, que têm como finalidade diminuir o atrito entre a pele de quem aplica e a de quem recebe a massagem, facilitando o deslizamento das mãos.

Contudo, antes de entender as formulações, é bom rever a estrutura da pele e as formas de permeação de substâncias ativas através dela. A pele tem como principal função a proteção do organismo e se divide em epiderme e derme, separada do restante do corpo pela tela subcutânea, ou hipoderme (Figura 1).

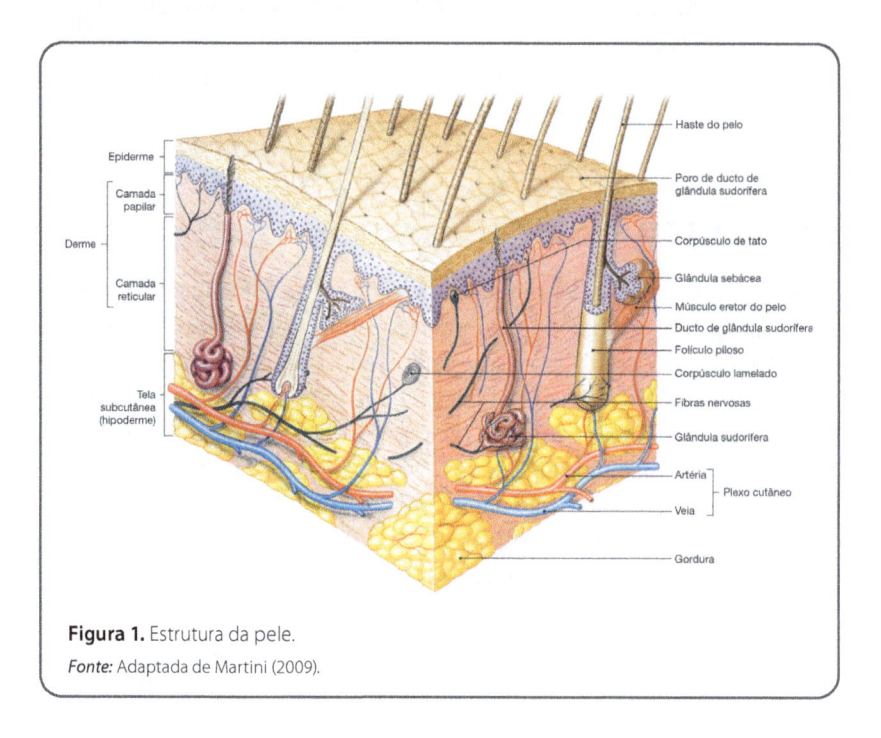

Figura 1. Estrutura da pele.
Fonte: Adaptada de Martini (2009).

Para entender como ocorre a permeação de substâncias através da pele, deve-se conhecer a estrutura da epiderme, sua camada mais superficial constituída, por sua vez, de quatro camadas, de baixo para cima, chamadas de basal, espinhosa, granulosa e córnea. De modo geral, pode-se dividi-la em camada córnea e epiderme viável (as demais camadas em que as células possuem núcleo). A córnea, mais externa, está em contato direto com o meio ambiente e protege a pele da entrada de substâncias nocivas ao organismo e da saída de substâncias importantes, como a água. Devido à sua estrutura, composta de corneócitos (células da camada córnea) altamente queratinizadas e envoltas por bicamadas de lipídeos, ela é conhecida como barreira cutânea (RIBEIRO, 2010).

> **Fique atento**
>
> Em algumas regiões, como palmares e plantares, há uma quinta camada denominada lúcida.

Muitas substâncias ativas não conseguem permear de forma efetiva pelas demais camadas da epiderme, sendo nessa barreira que se deve intervir para permitir a permeação das substâncias através da pele. Nesse sentido, as substâncias precisam ter lipofilia para atravessar a camada córnea, mas serem suficientemente hidrofílicas para atravessar a epiderme viável e a derme, possuir baixo peso molecular, não ser irritantes e nem alergênicas.

O tipo de formulação, bem como a presença de substâncias emolientes e princípios ativos dependem da finalidade da massagem, a qual pode ser classificada em quatro tipos (GUIRRO; GUIRRO, 2004; KEDE; SABATOVITCH, 2004; RIBEIRO, 2010).

- Massagem relaxante: procedimento utilizado para aliviar a tensão e o estresse, prevenindo seu agravamento, e pode ser aplicado em crânio, face e ombros, com movimentos que avançam para outras regiões do corpo ao longo do tempo.
- Massagem terapêutica: procedimento aplicado em condições patológicas, indo além do relaxamento.
- Drenagem linfática: massagem que favorece a eliminação de impurezas por meio da estimulação do sistema linfático e realiza movimentos sistemáticos, orientando a linfa pelos vasos linfáticos e reduzindo a pressão interna.
- Massagem modeladora ou redutora: procedimento que usa movimentos de deslizamento rápidos e vigorosos. Sua formulação deve conter uma grande quantidade de emolientes para evitar o atrito, pode-se utilizar também outros ativos, como hiperemiantes, crioterápicos, lipolíticos, anti-inflamatórios, antiedematosos e os que melhoram a microcirculação.

Emolientes

As emulsões são sistemas bifásicos formados por dois líquidos imiscíveis, intimamente dispersos como gotículas por meio de substâncias denominadas emulsionantes. Essas formulações adquirem viscosidades diferentes, dependendo da concentração do espessante usado e, por isso, se classificam de acordo com sua consistência em cremes (alta viscosidade), loções cremosas (média) e leites (baixa). Para a elaboração de cosméticos de massagem, há mais interesse nos cremes (LEONARDI, 2008; MARTINI, 2009; VANZIN; CAMARGO, 2011).

Nas formulações de emulsões, há a necessidade de incorporação de substâncias graxas, ou emolientes, os quais são apolares e, quando aplicados sobre a pele, provocam suavidade, flexibilidade e amaciamento, diminuindo os sinais de ressecamento e a coesão entre as células da camada córnea, bem como auxiliando o estrato córneo a manter sua capacidade de retenção de água na superfície cutânea. Já as propriedades de um material graxo na pele dependem de suas características químicas, de acordo com o número de átomos de carbono em sua cadeia, o número e a localização de duplas ligações e a presença de grupos funcionais específicos (CORRÊA, 2012; GOMES; DAMAZIO, 2009).

O sensorial dos emolientes é influenciado também pelo tipo de cadeia carbônica, linear ou ramificada, geralmente as últimas proporcionam sensorial mais leve. Em relação ao tamanho da cadeia, quanto maior ela for, maior será a sensação gordurosa (sensorial desagradável e pegajoso). As duplas ligações na cadeia carbônica dos triglicerídeos permitem que eles permaneçam líquidos em temperatura ambiente a baixas temperaturas. Quando as duplas ligações são conjugadas (–C=C–C=C–), o aspecto líquido é mais efetivamente mantido, porém, sua presença predispõe as substâncias graxas à oxidação e, assim, os antioxidantes são essenciais em formulações que contêm esses compostos.

As principais classes de substâncias graxas usadas como emolientes são ácidos graxos, álcoois graxos, ésteres graxos, ceras, hidrocarbonetos e silicones (REBELLO, 2004; CORRÊA, 2012; SOUZA, 2017).

- Ácidos graxos: são formados por meio da ligação de uma série de átomos de carbono, ligados entre si por ligações simples (saturados) ou duplas (insaturados). Essa região da molécula é denominada cauda e composta de uma cadeia hidrocarbonada ligada a um grupo carboxila. Os ácidos graxos de cadeia curta apresentam de 4 a 6 átomos de carbono;

os de cadeia média, de 6 a 12; e os de cadeia longa, de 16 a 22. Além de emoliência, são excelentes agentes de consistência para formulação (espessantes). Por exemplo, ácido esteárico.
- Álcoois graxos: são álcoois graxos alifáticos de cadeia longa e, além de emoliência, proporcionam viscosidade às emulsões (espessantes). Por exemplo, álcool cetílico, álcool estearílico, álcool cetoestearílico, álcool oleílico, álcool behênico, entre outros.
- Ésteres graxos: são obtidos por esterificação de um álcool graxo e um ácido graxo, podem ser líquidos ou sólidos.

Exemplo

Os ésteres graxos podem ser:
- Líquidos, produzidos quando o álcool e/ou o ácido são de cadeia curta. Por exemplo, miristato de isopropila, isononanoato de cetoestearila, estearato de octila, entre outros.
- Sólidos (ceras), sendo a reação entre um ácido e um álcool de cadeia longa. Por exemplo, palmitato de cetila, miristato de miristila, monoestearato de glicerila e ceras naturais, como cera de abelha, carnaúba, espermacete, etc.

- Triglicerídeos: são ésteres de glicerol com três ácidos graxos, sendo os óleos vegetais sua principal fonte, em que esses ácidos que os compõem variam de acordo com o número de carbonos que apresentam. Por serem extraídos de plantas, têm estrutura complexa, uma vez que, durante o processo de extração, podem ser obtidos outros componentes que provocam benefícios à pele, como anti-inflamatórios e antioxidantes. Por exemplo, óleo de abacate, óleo de amêndoas doces, óleo de avelã, óleo de andiroba, óleo de calêndula, óleo de gergelim, óleo de jojoba, óleo de maracujá, óleo de oliva, óleo de prímula, óleo de semente de uva, etc.
- Hidrocarbonetos: são derivados do petróleo e compostos apenas de átomos de hidrogênio e carbono, com remoção das impurezas que geralmente fazem parte destes produtos. Por exemplo, óleo mineral, parafina e isoparafina.
- Lanolina: é uma substância graxa extraída da lã do carneiro, apresenta características únicas e consiste em uma mistura complexa de ésteres, porção ácida e alcoólica. Por meio de processos industriais, pode-

-se obter diversos derivados dela, com vantagens importantes sobre a natural, como lanolina anidra, líquida, álcoois da lanolina e álcoois da lanolina etoxilado.
- Silicones: são constituídos de silício combinado com oxigênio, bem como polímeros inertes, resistentes às diferentes temperaturas e à oxidação. Geralmente, eles conferem toque suave à formulação, com redução da pegajosidade. Por exemplo, ciclometicone, dimeticone, dimeticonol, trimetilsiloxissilicato, etc.

Exemplo

Um material graxo de baixa massa molecular pode ocasionar uma sensação menos gordurosa sobre a pele, como o ácido láurico e o mirístico.

Fique atento

Veja como se organizam os componentes básicos de uma formulação cosmética (LEONARDI, 2008), por meio da fórmula geral de uma emulsão:
- emulsionantes;
- espessantes;
- emolientes;
- água;
- umectantes;
- conservantes (antioxidantes, quelantes e antimicrobianos);
- fragrância (opcional);
- corretores de potencial hidrogeniônico (pH).

Permeação cutânea

A principal barreira que se opõe à entrada de substâncias ativas na pele é a camada córnea. Devido à composição das membranas celulares em bicamadas de fosfolipídios, em que suas regiões lipofílicas (capazes de repelir água) ficam voltadas para o exterior, e a região hidrofílica permanece na parte interna da membrana, o percurso de muitos ativos em direção às demais camadas da pele é dificultado.

Devido a essa lipofilia da camada córnea, ativos que podem ser incorporados em carreadores oleosos penetram com mais facilidade nela. Entretanto, os ativos lipofílicos têm mais dificuldade em penetrar nas demais camadas da epiderme, porque estas apresentam maior teor de água do que a córnea (CHORILLI et al., 2007; LEONARDI, 2008; RIBEIRO, 2010).

Com isso, em geral, as substâncias emolientes formam um filme protetor na camada córnea, conhecido como oclusão, protegendo a pele do ressecamento por evitar a perda de água transepidérmica através dela. Entretanto, as técnicas de massagem permitem a permeação cutânea de algumas substâncias ativas, pois melhoram o fluxo sanguíneo e, associadas ao aumento da temperatura corporal, facilitam a entrada dos cosméticos na pele.

Fique atento

A função da barreira é conhecida como seletividade natural da pele, pois permite a passagem de algumas substâncias através dela (as moléculas pequenas e preferencialmente lipofílicas) e impede a passagem de outras (como as moléculas maiores e as hidrofílicas) e a perda de água.

Princípios ativos usados em cosméticos de massagem

Há muitos princípios ativos usados em formulações cosméticas para massagem a fim de, principalmente, proporcionar alívio de alguns sintomas, além de melhorar a hidratação e a textura da pele. Alguns ativos, elencados a seguir, objetivam também facilitar a permeação de outras substâncias através das camadas da pele, uma vez que estimulam a circulação sanguínea. Vários desses princípios são extraídos de plantas e, devido à sua composição química variada, possuem mais de uma propriedade biológica.

- Anti-inflamatórios: a inflamação pode ser provocada por agentes nocivos ao organismo em tecidos vascularizados, como os microrganismos. Essas substâncias têm como finalidade reduzir os sintomas da inflamação (dor, edema, calor e eritema) e impedir possíveis infecções.

Muitos extratos vegetais usados em cosméticos para massagem possuem propriedades anti-inflamatórias, conforme apresentado no Quadro 1 (GOMES; DAMAZIO, 2009).

Quadro 1. Princípios ativos anti-inflamatórios e vasoatônicos

Princípio ativo	Ação	Veículos usados	Concentração de uso
Ginkgo biloba	Atua na circulação periférica e tem ação antioxidante e anti-inflamatória	Gel Loção Creme	1–3%
Castanha-da-índia	Possui propriedades antiedema e anti-inflamatória, reduz a permeabilidade capilar	Gel Loção Creme	1–3%
Camomila	Apresenta propriedades calmante, anti-inflamatória, emoliente, normalizadora e purificadora da pele	Gel Loção Creme	5–12%
Calêndula	Tem ação anti-inflamatória, calmante, cicatrizante e antisséptica	Gel Loção Creme	2–10%
Centella asiática	Atua nos fibroblastos, estimula a síntese de colágeno e atua na microcirculação periférica	Gel Loção Creme	2–6%

Fonte: Adaptado de Gomes e Damazio (2009).

- Rubefacientes: ativos que provocam hiperemia local e possuem ação irritante, aumentando a circulação no local de aplicação, principalmente por dilatar os capilares sanguíneos, com isso, ajudam a dissipar reações inflamatórias e aumentam a temperatura corporal. O nicotinato de metila é um ativo amplamente utilizado e apresenta ação vasodilatadora em cinco minutos após a aplicação, mantendo seu efeito por até 60 minutos e diminuindo em até duas horas. Quimicamente, trata-se de um metil éster da niacina usado como ingrediente ativo rubefaciente em preparações tópicas. A presença de grupo metila facilita a penetração do nicotinato de metila através da pele, com boa lipofilicidade, permitindo a rápida absorção após a administração tópica. Promove, ainda, o aumento da circulação sanguínea e é usado em produtos de massagem para promover a permeação de ativos na pele (METHYL..., 2017, documento *on-line*). Durante a penetração tecidual na derme, o nicotinato de metila é hidrolisado em ácido nicotínico (Quadro 2).

Quadro 2. Características do nicotinato de metila

Princípio ativo	Mecanismo de ação	Veículos usados	Concentração de uso
Nicotinato de metila	Provoca a vasodilatação do sangue dos capilares periféricos, localizados nas papilas dérmicas das camadas superiores da derme adjacentes à junção epiderme-derme. Essa ação envolve a liberação de prostaglandina D2, mas é incerto qual tipo de célula da pele seja exatamente responsável pela liberação de prostaglandina)	Gel Loção Creme	0,025–1%

- Vasotônicos: ativos que regulam a tonicidade vascular e estimulam a circulação sanguínea periférica (GOMES; DAMAZIO,2009; LEONARDI; CHORILLI, 2010) (Quadro 1).
- Óleos essenciais: compostos voláteis e lipossolúveis, extraídos de diversas partes das plantas aromáticas e usados em massagens terapêuticas denominadas aromaterapia, bem como no tratamento e na prevenção de problemas de saúde devido às suas propriedades biológicas. Os diferentes aromas atuam para reestabelecer a energia por meio de estímulos emocionais, psíquicos e mentais, pois o olfato apresenta conexão com as emoções, agindo em funções vitais como a sensibilidade, o sono, a memória, etc. Quando aplicados sobre a pele ou inalados, eles são absorvidos pela corrente sanguínea e metabolizados no organismo.

Os óleos escolhidos para serem usados na aromaterapia têm como finalidade melhorar o bem-estar físico e emocional (HOARE, 2010) e devem sempre ser diluídos em um carreador, que pode ser um veículo cosmético (cremes de massagem, loções) ou óleos fixos, conforme demonstrado na Figura 2. Entre os mais usados, encontram-se o de lavanda, alecrim e melaleuca (BIZZO; HOVELL; REZENDE, 2009; HOARE, 2010). No Quadro 3, estão elencados alguns óleos essenciais e suas propriedades terapêuticas (HOARE, 2010).

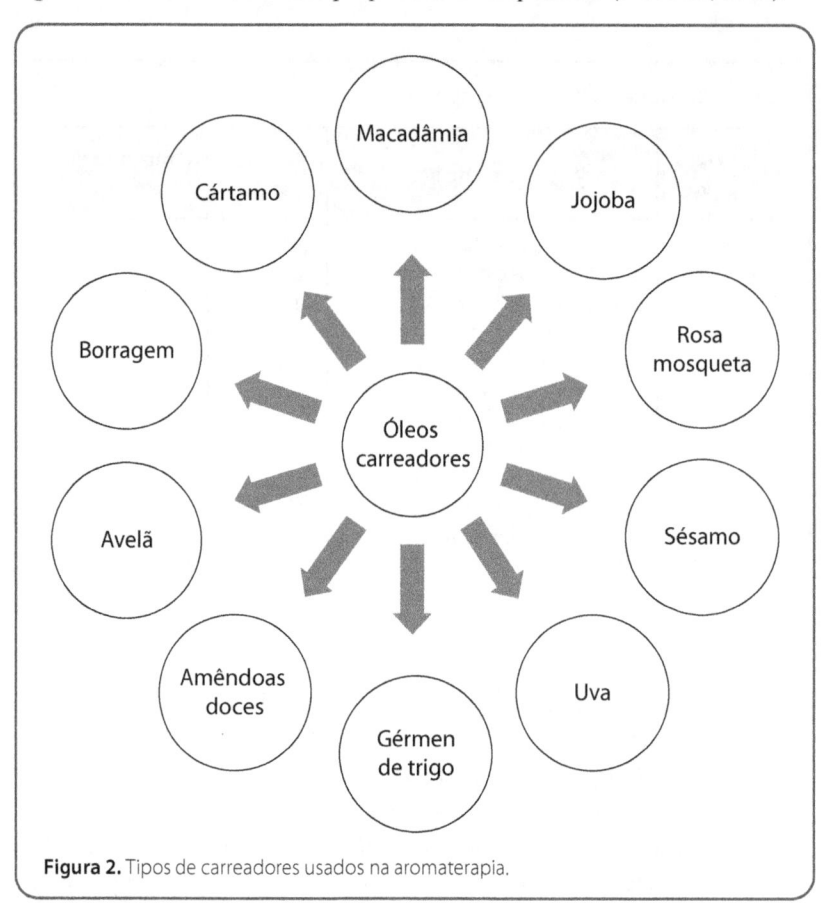

Figura 2. Tipos de carreadores usados na aromaterapia.

Quadro 3. Alguns óleos essenciais e suas propriedades terapêuticas

Nome botânico	Nome popular	Indicações terapêuticas no sistema nervoso
Boswellia carteri	Olíbano	Ansiedade, tensão nervosa e insegurança
Cedrus atlantica	Cedro do Atlas	Tensão nervosa, ansiedade, exaustão e estresse
Chamaemelum nobile	Camomila	Enxaqueca, tensão nervosa e insônia
Citrus aurantifolia	Limão Taiti	Fadiga mental, ansiedade e depressão
Citrus aurantium var. *amara*	Néroli	Ansiedade, depressão, tensão nervosa e síndrome pré-menstrual
Citrus bergamia	Bergamota	Ansiedade, depressão, raiva e estresse
Coriandrum sativum	Coentro	Enxaqueca, nevralgia e exaustão nervosa
Foeniculum vulgare	Erva-doce	Má circulação e celulite
Lavandula angustifolia	Lavanda	Dores de cabeça, insônia, variação de humor e tensão nervosa
Melissa officinalis	Melissa	Tensão nervosa, distúrbios nervosos, dores de cabeça e ansiedade
Mentha piperita	Hortelã-pimenta	Dores de cabeça, enxaqueca e fadiga
Ocimum basilicum	Manjericão	Ansiedade, depressão, enxaqueca, dores de cabeça e tensão nervosa
Pelargonium graveolens	Gerânio	Tensão nervosa e estresse
Rosmarinus officinalis	Alecrim	Dores de cabeça, fadiga mental e exaustão nervosa
Zingiber officinale	Gengibre	Debilidade, exaustão nervosa e confusão (estimula a memória)

Riscos dos agentes rubefacientes e óleos voláteis

Os cosméticos não são isentos de riscos, porque qualquer produto que entre em contato com a pele pode provocar, principalmente, reações de hipersensibilidade (risco agudo), o que pode ser uma característica intrínseca ao usuário. Assim, a Agência Nacional de Vigilância Sanitária (Anvisa) elaborou um guia para avaliação da segurança dos produtos cosméticos para que os fabricantes evitem ao máximo a exposição das pessoas a esses riscos (BRASIL, 2012).

Contudo, muitas vezes, o risco não está associado ao produto em si, mas, sim, ao seu uso inadequado e às concentrações utilizadas nas formulações, que podem levar à exposição crônica (risco crônico). Assim, sempre se estabelece concentrações mínimas e máximas efetivas, pois ultrapassar as máximas acarreta em risco para a saúde.

As reações mais comumente observadas na pele, devido ao uso de cosméticos, incluem as listadas a seguir.

- Irritação — reações que ocorrem no local de aplicação, acompanhadas por prurido, ardência, vermelhidão e/ou destruição do tecido.
- Sensibilização — reações alérgicas que envolvem mecanismos imunológicos e podem aparecer em local diferente do que foi aplicado o produto. Sua manifestação é imediata ou tardia.
- Efeito sistêmico — reações que ocorrem quando substâncias são absorvidas pela via transcutânea.

Geralmente, as manifestações observadas na pele são devido à composição dos ingredientes usados no preparo da formulação e, por isso, o conhecimento químico de todos os componentes da fórmula é muito útil ao formulador, bem como a obtenção de informações a respeito da toxicologia dos produtos de forma individualizada ou em associação com outros componentes.

Em relação aos rubefacientes, sobretudo ao nicotinato de metila, amplamente utilizado nas clínicas de estética, a Câmara Técnica de Cosméticos (CATEC) da Anvisa, por meio do Parecer Técnico nº 5, de 23 de agosto de 2005, determina que cosméticos contendo essa substância sejam classificados como grau 2, realizando-se testes de segurança e eficácia do produto acabado, pois eles apresentam risco potencial em provocar reações adversas (BRASIL, 2005).

Quando os produtos contendo nicotinato de metila forem usados na pele, deve-se ter alguns cuidados para evitar reações no usuário e no profissional, por exemplo, realizar o teste de sensibilidade dérmica no cliente (atrás da orelha ou no antebraço). Como a utilização de luvas na massagem é inviável, aconselha-se borrifar a solução de nicotinato de metila na pele ao final do procedimento (BRASIL, 2005; LEONARDI; CHORILLI, 2010).

O interesse por plantas aromáticas com finalidades terapêuticas tem crescido nos últimos anos, assim, a qualidade e a segurança dos óleos essenciais obtidos delas devem ser avaliadas. Como as plantas possuem uma variabilidade muito grande de componentes químicos, para a comercialização desses óleos, segue-se critérios de qualidade, como nome científico da planta, parte utilizada para a extração e tipo de composto químico majoritário. O controle de qualidade previne as possíveis contaminações biológicas e químicas, a prevenção da degradação dos compostos, a determinação de impurezas e a adulteração de óleos essenciais com aqueles fixos.

Não se deve esquecer que os óleos essenciais podem provocar reações adversas e efeitos indesejados. Muitas pessoas acreditam que, por se tratar de produtos naturais, são isentos de tais reações, porém, sua toxicidade, em geral, é maior do que a planta que o contém, pois se encontra de forma concentrada. Além disso, devido à sua elevada lipossolubilidade e ao baixo peso molecular, eles atravessam as membranas biológicas. Assim, apesar de apresentarem inúmeros benefícios para a saúde, tornam-se um risco se forem utilizados de forma incorreta (HOARE, 2010).

Com isso, são estabelecidos critérios para a utilização dos óleos essenciais na pele, que são constituídos de substâncias concentradas e não devem ser aplicados puros na superfície cutânea, pois podem causar irritações e queimaduras. Assim, precisam sempre ser diluídos em um carreador, para posterior aplicação na pele. Além disso, recomenda-se fazer o teste de sensibilidade cutânea para verificar a segurança e se o paciente gosta do aroma (HOARE, 2010).

Link

Saiba mais sobre as informações do nicotinato de metila no *site* da Anvisa, disponível no *link* a seguir.

https://goo.gl/dWJCHJ

Link

Conheça o conteúdo do *Guia para Avaliação de Segurança de Produtos Cosméticos* da Anvisa no *link* a seguir.

https://goo.gl/ejq6ul

Referências

BIZZO, H. R.; HOVELL, A. M. C.; REZENDE, C. M. Óleos essenciais no Brasil: aspectos gerais, desenvolvimento e perspectivas. *Química Nova*, São Paulo, v. 32, n. 3, p. 588–594, 2009. Disponível em: http://quimicanova.sbq.org.br/detalhe_artigo.asp?id=309. Acesso em: 17 dez. 2018.

BRASIL. Agência Nacional de Vigilância Sanitária. *Guia de segurança de produtos cosméticos*. 2. ed. Brasília: Anvisa, 2012. 71 p. Disponível em: http://portal.anvisa.gov.br/documents/106351/107910/Guia+para+Avalia%C3%A7%C3%A3o+de+Seguran%C3%A7a+de+Produtos+Cosm%C3%A9ticos/ab0c660d-3a8c-4698-853a-096501c1dc7c. Acesso em: 17 dez. 2018.

BRASIL. Agência Nacional de Vigilância Sanitária. *Parecer Técnico nº. 5, de 23 de agosto de 2005*: avaliação toxicológica do nicotinato de metila. Brasília, 2005. Disponível em: http://portal.anvisa.gov.br/informacoes-tecnicas13?p_p_id=101_INSTANCE_WvKKx2fhdjM2&p_p_col_id=column-2&p_p_col_pos=1&p_p_col_count=2&_101_INSTANCE_WvKKx2fhdjM2_groupId=106351&_101_INSTANCE_WvKKx2fhdjM2_urlTitle=publicacao-cosmeticos-parecer-tecnico-n-5-de-23-de-agosto-de-2005&_101_INSTANCE_WvKKx2fhdjM2_struts_action=%2Fasset_publisher%2Fview_content&_101_INSTANCE_WvKKx2fhdjM2_assetEntryId=109307&_101_INSTANCE_WvKKx2fhdjM2_type=content. Acesso em: 17 dez. 2018.

CHORILLI, M. *et al*. Aspectos gerais em sistemas transdérmicos de liberação de fármacos. *Revista Brasileira de Farmácia*, Rio de Janeiro, v. 88, n. 01, p. 7–13, 2007. Disponível em: http://www.rbfarma.org.br/files/PAG07a13_ASPECTOS.pdf. Acesso em: 17 dez. 2018.

CORRÊA, M. A. *Cosmetologia*: ciência e técnica. São Paulo: MedFarma, 2012.

GOMES, R. K.; DAMAZIO, M. G. *Cosmetologia*: descomplicando os princípios ativos. 3. ed. São Paulo: LMP, 2009.

GUIRRO, E.; GUIRRO, R. *Fisioterapia dermato-funcional*: fundamentos, recursos patologias. 3. ed. Barueri: Manole, 2004.

HOARE, J. *Guia completo de aromaterapia*. São Paulo: Pensamento, 2010.

KEDE, M. P. V.; SABATOVICH, O. *Dermatologia estética*. São Paulo: Atheneu, 2004.

LEONARDI, G. R. *Cosmetologia aplicada*. 2. ed. São Paulo: Santa Isabel, 2008.

LEONARDI, G. R.; CHORILLI, M. *Celulite*: prevenção e tratamento. São Paulo: Pharmabooks, 2010.

MARTINI, F. H. *Anatomia humana*. 6. ed. Porto Alegre: Artmed, 2009.

MARTINI, M. C. *Tratado de cosmetologia*: estética: cosmética. São Paulo: Andrei, 2009.

METHYL niconitate. *Drug Bank*, [s. l.], 6 Sep. 2017. Disponível em: https://www.drugbank.ca/drugs/DB13882. Acesso em 17 dez. 2018.

REBELLO, T. *Guia de produtos cosméticos*. 9. ed. São Paulo: Senac, 2004.

RIBEIRO, C. *Cosmetologia aplicada a dermoestética*. 2. ed. São Paulo: Pharmabooks, 2010.

SOUZA, G. B. *Formulário farmacêutico magistral*. 2. ed. São Paulo: MedFarma, 2017.

VANZIN, S. B.; CAMARGO, C. P. *Entendendo cosmecêuticos*: diagnósticos & tratamento. 2. ed. São Paulo: Santos, 2011.